KLAUS OBERBEIL

NEUGEBOREN
DURCH
BIOSTOFFE

KLAUS OBERBEIL

NEUGEBOREN DURCH BIOSTOFFE

JUNG SEIN, SCHÖN SEIN, FIT SEIN
DURCH DIE WIRKUNG VON VITAMINEN, SPURENELEMENTEN,
ENZYMEN UND MINERALIEN

SÜDWEST

INHALT

VORWORT

Wenn Sie sich im Einklang mit der Natur ernähren, d.h. ausschließlich von frischen Produkten, bleiben Sie jung bis ins hohe Alter.

Geht es Ihnen auch so? Manchmal blickt man in den Spiegel und glaubt, ein Zeitraffer hätte einem Jahre des Lebens gestohlen: Das Haar ist dünn und brüchig, der Blick glanzlos, die Haut welk und grau. Nicht selten geschieht dies, wenn man so richtig schön durchgefeiert hat, mit viel Alkohol, ohne Schlaf, in rauchgeschwängerter Luft und mit nichts als ein paar Kartoffelchips oder Pralinen als kümmerlichen Nährstofflieferanten.

Wenn Sie sich dann ein Wochenende erholen, mit viel Schlaf, gesundem Essen und sauerstoffreicher Luft, kehrt die Jugend wieder in Ihr Gesicht zurück. Im Spiegel sehen Sie eine glattere, gut durchblutete Haut, in neuer Lebenserwartung funkelnde Augen, und im Kamm bleiben viel weniger Haare zurück.

Was ist geschehen? Wie kommt es zu diesem raschen Altern und der verblüffend schnell wiedergewonnenen Jugendlichkeit? Altersforscher, die sogenannten Gerontologen, haben festgestellt, daß wir an jedem Tag, ja in jeder Minute und Sekunde der Normalzeit entweder davonlaufen oder hinter ihr zurückbleiben. Für unser Inneres, unseren eigenen biologischen Altersprozeß ist die reale Zeit unerheblich. Die Natur ist über den Ablauf der Zeit, wie wir sie in Sekunden und Stunden eingeteilt haben, erhaben. Die Natur hat nämlich in Jahrmilliarden ihr eigenes Zeitmaß entwickelt, mit der Sonne als ihrer mächtigen Verbündeten und mit den Freien Radikalen als Sendboten und Regulatoren des Alterns, Lebens und Sterbens – sowohl bei den Tieren und Pflanzen als auch bei den Menschen.

Um jung zu bleiben oder wieder jung zu werden, brauchen wir uns lediglich den sanften Dogmen der Natur zu unterwerfen. Erstaunlicherweise geschieht dann mit uns dasselbe wie mit allen Pflanzen und Tieren in freier Natur: Wir altern kaum, bleiben bis an unser Lebensende jung und behalten stets dasselbe Körpergewicht.
Die Natur nimmt aber nicht jeden als Freund auf. Sie stellt eine Bedingung, oder besser gesagt, sie diktiert die Regeln. Ihr Grundsatz lautet: Jugend und Schönheit kommen aus dem Stoffwechsel, also

von innen, z.B. über die Blutgefäße ins Gesicht oder in die Augen. Niemals läßt sich Jugendlichkeit in Form von Rouge, Tusche, Haarfestiger oder Make-up von außen auftragen. Wäre dies das Gesetz, dann könnten sich all die wundervollen farbigen Blumen auf der Welt ihre Schönheit selbst aufmalen, denn Schönheit und Anmut sind im Pflanzen- und auch im Tierreich – und ein wenig auch bei uns Menschen – Voraussetzung zum Überleben der Art, die Basis aller Fortpflanzung.

Die Natur arbeitet in ganz schlichten Vorgängen. Alles, was in der Natur geschieht, verläuft in simplen Mechanismen – auch das Älter- oder Altwerden. Nicht wir selbst werden alt, sondern unsere rund 70 Billionen Körperzellen altern, wenn wir sie nicht verantwortungsvoll mit Biostoffen, d.h. Vitaminen, Mineralien, Spurenelementen, Kohlenhydraten, Eiweiß, Fettsäuren und Wasser, ernähren bzw. vor Freien Radikalen und anderen Krankheitserregern schützen. „Wer mit 50 Jahren aussieht wie 50, ist selbst schuld", behaupten amerikanische Biochemiker zu Recht. „Mit 50 Jahren aussehen wie 35 und mit 40 wie 25 ist kein Problem." Denn Jugendlichkeit ist ein ganz einfacher physiologischer Vorgang, den die Natur nach Kräften unterstützt. Vorausgesetzt, man meint es ernst mit dem Jüngerwerden und Jungbleiben.

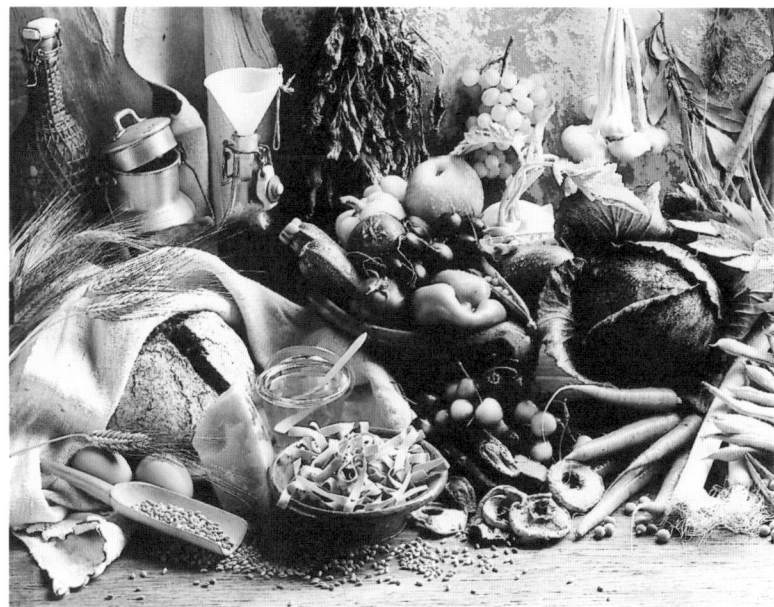

Schönheit und frisches Aussehen kommen von innen heraus. Nicht Kosmetikstudios, sondern die richtigen Lebensmittel sind der Jungbrunnen Ihrer Haut.

JUGEND AUS DEM STOFFWECHSEL

Wer die Funktion des Stoffwechsels kennt, kann seine Ernährung und seine Lebensweise gezielt umstellen und sich dadurch verjüngen.

Wenn Sie in den Spiegel schauen, sehen Sie immer nur Äußerlichkeiten: Gesicht, Haare, Zähne, Busen, Bauch, Po oder Oberschenkel. Wir machen uns dann vielleicht Sorgen wegen Runzeln, Falten oder Krähenfüßen. Daß sich diese typischen Alterserscheinungen aber auch im Innern entwickeln, kommt uns nicht in den Sinn. Dabei ist jedes Fältchen im Gesicht ein Symptom für unzählige „Runzeln" im Körperinnern.

Den Zustand Ihrer Gesundheit können Sie jederzeit an Ihrem Äußeren ablesen. Ist der Körper gesund, gefällt Ihnen auch das Spiegelbild.

Übrigens: Es ist gar nicht ausgeschlossen, daß Sie sich in 30 Tagen um bis zu fünf Jahre „verjüngen". Dazu ist es aber unumgänglich, daß wir unseren eigenen Stoffwechsel kennenlernen.

DIE KÖRPERZELLE - EIN WUNDER DER NATUR

Viele Menschen glauben, daß große Tiere große, kleine Tiere dagegen kleine Körperzellen haben. In Wirklichkeit sind die Zellen meist ungefähr gleich groß. Für die Größe der Tiere und der Pflanzen spielt lediglich die Anzahl der Zellen eine Rolle. Ein Walfisch besitzt wesentlich mehr Körperzellen als ein kleiner Vogel, und eine mächtige Eiche hat mehr Zellen als ein Gänseblümchen. Die Menschen bestehen aus etwa 70 Billionen Zellen, während ein Meerschweinchen nur rund 100 Milliarden Zellen besitzt.

Obwohl eine „normale" Körperzelle nur etwa 25 Mikrometer, das sind 25 millionstel Meter, groß ist, entpuppt sie sich bei genauerem Hinsehen als ein blühendes und üppiges Wesen. Sie besteht aus mindestens einer halben Million Einzelteilen.

Körperzellen werden täglich von Freien Radikalen angegriffen, die aus Schad- und Giftstoffen entstehen, welche wir täglich mit der Nahrung aufnehmen.

Das emsige Leben in der Zellmembran

In der Zellmembran, der ölig feuchten Schicht um die Zelle, herrscht ein so mannigfaltiges Leben wie auf der Erde. Sie ist gespickt mit winzig kleinen Landeplätzen, Rezeptoren für Nährstoffe und Hormone sowie mit Zell-Taxis, sogenannten Trägerproteinen, die in jeder Minute Millionen Moleküle ins Zellinnere schleusen. Ganze Armeen von Immunkörpern schützen die Zelle vor Eindringlingen wie Freien Radikalen, Viren, Bakterien, Pilzen, Gift- und Schadstoffen.

In Tausenden Minibläschen, den Vesikeln, sind Rohstoffe – z.B. für die Hormon- oder Peptidproduktion – eingelagert. Und mitten in diesem lebendigen Durcheinander warten Hunderttausende unterschiedlicher Enzyme auf den Kontakt mit sogenannten Substraten, das sind die Substanzen, die von den Enzymen in chemischen Reaktionen umgebaut werden.

An die Zellmembran schmiegen sich mikroskopisch dünne Blutkapillaren und Arteriolen an. Ihre zarten Gefäße bestehen nur noch aus einer einzigen Zellschicht. Das ist wichtig, denn nur so können aus dem

Blut Nährstoffe wie Vitamine und Mineralien in die Zellmembran einströmen, um von dort weitergeleitet zu werden.

Dieser faszinierende Grenzbereich zwischen Blutgefäßen und Zellen ist für Biochemiker spannender als jedes Kino. Da versuchen z.B. krankheitserregende Mikroorganismen die Grenzkontrollen ins Zellinnere zu durchbrechen. Jede unserer 70 Billionen Zellen wird pro Tag allein 10 000mal von Freien Radikalen angegriffen. Doch das Immunsystem spürt jedes feindliche Wesen zielsicher auf, um es sofort unschädlich zu machen.

Feind jeder Körperzelle: Die Freien Radikale

Die Vorgänge im Blutkreislauf sind spannend wie ein Krimi. Vitamine werden zu Zellen geschleust, Abfallprodukte sind abzutransportieren, und plötzlich wird die Versorgung gestört: Viren greifen den Körper an!

Neben Viren, Bakterien und Pilzen sind die Freien Radikalen ernstzunehmende Krankheitserreger, die aus Schad- und Giftstoffen entstehen, die jeder mit der Nahrung und der Atemluft in sich aufnimmt. Sie können sich aber ebensogut unter starker Sonneneinstrahlung oder als Folge eines gestörten Stoffwechsels entwickeln, bei dem Fäulnis- und Gärungsstoffe im Körper angehäuft werden.

Freie Radikale sind ungesättigte Moleküle, d.h., sie besitzen nur ein einzelnes Elektron. In der Natur dagegen kommen immer nur Moleküle mit Elektronenpaaren vor. Ist eine Zelle geschwächt, z.B. durch mangelnden Immunschutz, dann reißt die Verbindung zwischen den Elektronen, und es entstehen zwei ungesättigte Moleküle, die nun andere, gesunde Zellen angreifen, um ihnen ein Elektron zu entreißen. Diese angegriffenen Zellen müssen sich wiederum bei ihren Nachbarzellen das fehlende Elektron holen, und so entsteht ein Kreislauf, an dessen Ende Erkrankungen wie Krebs entstehen können. Die Vermehrung der Freien Radikale und ihre Ausbreitung im Körper läuft in einem rasanten Tempo ab – deshalb sind sie so gefährlich.

Die Gefahren eines ungesunden Lebens

Ob ein Mensch jung und gesund, alt und verbraucht aussieht, entscheidet sich in der Zellmembran, die die Zelle umwickelt. Wenn wir uns ungesund ernähren, unvernünftig leben und viel Streß unterworfen sind, ist das die Zellen versorgende Blut meist leer an lebenswichtigen Biostoffen. Statt 100 Prozent Magnesium, Kupfer, Chrom, Phosphor, Schwefel oder bestimmter Vitamine und Fettsäuren sind in Alarmsituationen oft nur noch acht bis 15 Prozent der dringend benötigten Biostoffe vorhanden.

Für die Zellmembran hat das verhängnisvolle Folgen. Zunächst sterben Nährstoffrezeptoren ab, die z.B. Glukose oder Vitamine aufnehmen können. Dies vollzieht sich nach dem natürlichen Prinzip, daß alles, was nicht unablässig benötigt und beansprucht wird, verkümmert. Es kann also geschehen, daß innerhalb von zwei oder drei Wochen nur noch ein Viertel der ursprünglichen Rezeptoren für eine spezielle Aminosäure (Eiweißbaustein) oder für das Mineral Calcium zur Verfügung steht. Auch für viele andere Biostoffe können die ursprünglich zahlreichen Rezeptoren ausgedünnt sein.

Mangelhafte Ernährung führt zu kurzfristiger Unterversorgung. Nährstoffrezeptoren werden abgebaut, die die Biostoffe zu den Organen und Zellen transportieren.

Wenn jetzt das Blut durch gesunde Nahrung wieder mit Nährstoffen aufgefüllt wird, stehen nicht mehr genügend Rezeptoren zur Verfügung, um sie aufzunehmen und die Zellen mit all diesen Biostoffen zu speisen. Vitamine, Spurenelemente, Fettsäuren usw. können von den Körperzellen jetzt nur noch begrenzt angenommen werden.

Auch die Anzahl der Trägerproteine, die Nährstoffe ins Zellinnere schaffen, schrumpft. Außerdem verändert sich die sogenannte Viskosität, der Feuchtigkeitsgrad der Zellschale. Das ölig-feuchte Milieu, in dem diese Rezeptoren, Enzyme, Trägerproteine usw. sitzen, besteht zu mehr als zwei Fünfteln – in der Nervenzelle sogar zur Hälfte – aus Cholesterin. Wenn dieser lebenswichtige Fettstoff nicht durch spezielle Substanzen wie z.B. den B-Vitaminen Cholin und Inositol flüssig gehalten wird, wird er ranzig. Dadurch verklebt die Zellmembran, und Zehntausende sogenannter Mikrovilli verstopfen; doch gerade durch diese fingerartigen Ausbuchtungen der Zellmembran kommen die Nährstoffe in feinsten Kanälchen ins Zellinnere. Nach und nach stirbt jetzt das einst so blühende Leben in der Zellmembran. Auch Immunkörper sterben in großen Mengen ab, so daß aggressive Sub-

Ohne Biostoffe kann der Körper sich nicht entwickeln und ist antriebsschwach. Deshalb sind Vitamine, Mineralien, Spurenelemente, Eiweiß, Fettsäuren und Wasser so wichtig.

stanzen, Bakterien oder Viren, offene Türen vorfinden, um in die Zellen einzudringen.

Bei Mangelernährung sind nie nur ein paar Hundert oder Hunderttausend Zellmembranen betroffen, sondern stets alle 70 Billionen. Wenn Sie im Spiegelbild gerötete Augen, häßliche, gelbe Flecken und dünne faltige Hautpartien, schlaffe Wangen oder brüchiges dünnes Haar entdecken, dann ist zumindest die Membran der Zellen sehr angegriffen und krank. Sind die Zellen dagegen gut versorgt, erweisen sie sich als sehr dankbar, indem sie die garstigen Vorboten frühen Alterns wieder verscheuchen.

Interessantes über die Zellmembran

● Die feine Schicht aus Fettstoffen und Eiweiß schließt sich schützend um das Zytoplasma, das wäßrige Zellinnere. Umgeben ist die Zellmembran von der extrazellulären Flüssigkeit außerhalb der Zellen.

● Ungesättigte Fettsäuren, wie sie z.B. in Pflanzenölen enthalten sind, machen die Membran widerstandsfähig und halten sie flexibel und flüssig.

● Durch unzählige mikroskopisch winzige Poren und Kanälchen strömen Moleküle oder Ionen (Atomteilchen) in die Membran und in die Zelle ein. Andere werden durch Proteine befördert.

● Bei Streß und Mangelernährung wird jede Zellmembran, auch Plasmamembran genannt, täglich bis zu 1,4 Millionen mal von Bakterien, Viren, Pilzen, Giftmolekülen oder Freien Radikalen angegriffen.

● Immunschutz und die ölig-feuchte Viskosität, der notwendige Flüssigkeitsgrad der Membran, sind allererste Voraussetzung für Gesundheit und jugendliches Aussehen.

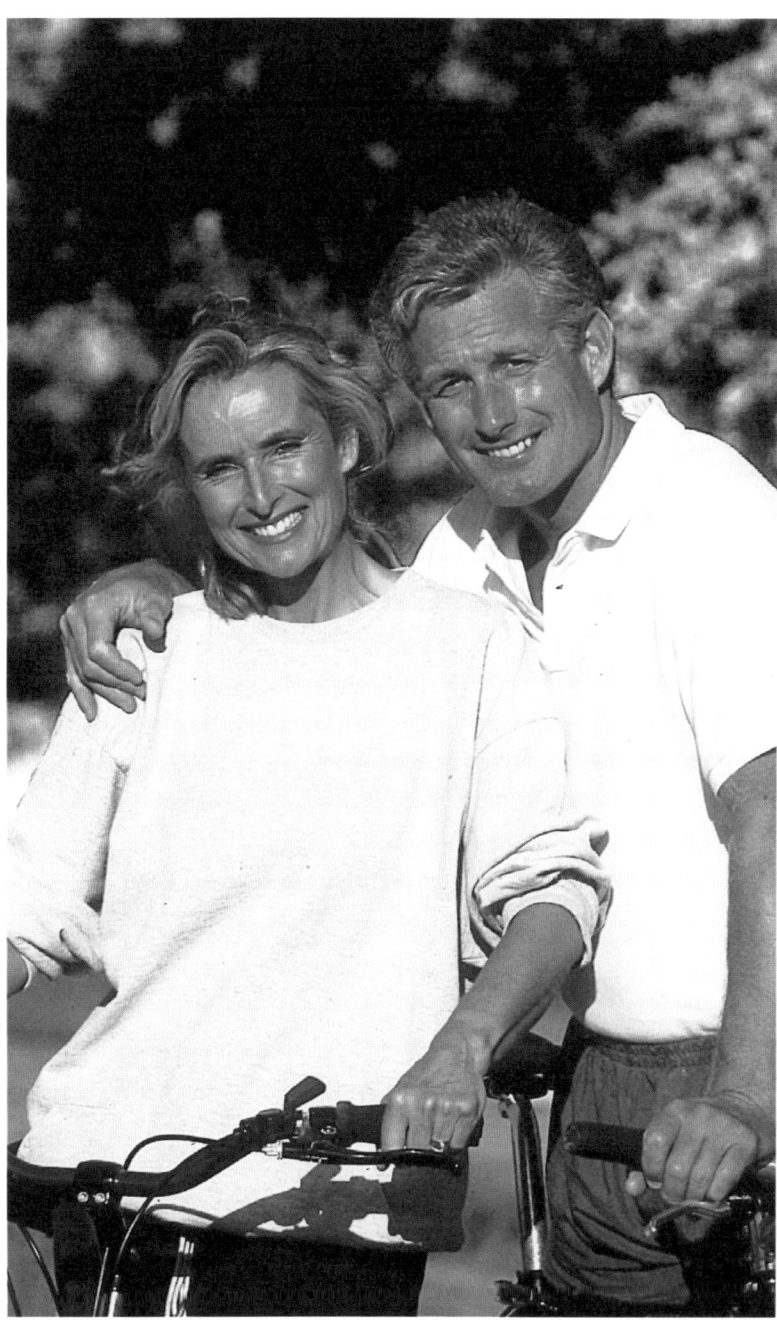

Wohlbefinden und Ausstrahlung sind die Folge einer gesunden Ernährung. Wenn Sie Ihre Körperzellen konsequent mit den notwendigen Biostoffen versorgen, fühlen Sie sich auch in reiferen Jahren noch jung und fit.

Extrazelluläre Flüssigkeit –
Das Verjüngungsbad der Zelle

Ein erwachsener Mensch besteht zu etwa 54 Prozent aus Wasser, etwa die Hälfte davon ist Bestandteil der Körperzellen, die andere Hälfte gehört zur extrazellulären Flüssigkeit – eine Art nährstoffreiches Bad, in dem alle Zellen schwimmen. Unsere Körperzellen stoßen nämlich nicht direkt aneinander, sondern sind durch diese extrazelluläre Flüssigkeit voneinander getrennt. Sie ist für unser jugendliches Aussehen von größter Bedeutung.

Natrium und Kalium steuern den Wasserhaushalt

Ein 70 Kilo schwerer Mensch hat also rund 38 Liter Körperwasser in sich, 19 Liter davon sind extrazelluläre Flüssigkeit.

Zwei Mineralstoffe steuern die Wasserkonzentrationen: Natrium bindet Wasser, Kalium wirkt wasserausscheidend. Natrium ist Hauptbestandteil unseres Kochsalzes. Je salzreicher wir essen, desto mehr Wasser bindet unser Organismus. Biochemisch sieht das so aus: In der extrazellulären Flüssigkeit ist 100mal mehr Natrium enthalten als in der Zelle selbst. Umgekehrt enthält die Zelle 100mal mehr Kalium als die extrazelluläre Flüssigkeit. Dies ist die Basis der sogenannten Diffusion, der Tendenz der Moleküle, sich von einem Ort hoher Konzentration zu einem Ort niedriger Konzentration hinzubewegen.

Straffe, glatte Haut ist die Folge von ausreichend Wasser im Körper. Gerät der Wasserhaushalt aus dem Gleichgewicht, wird die Haut faltig und stumpf.

Mit anderen Worten: Die Nährstoffzufuhr in die Zellen wird u.a. durch das Ungleichgewicht von Natrium und Kalium in der Flüssigkeit außerhalb und innerhalb der Zellen gesteuert. Ein solcher Wasseraustausch kann enorme Dimensionen annehmen. In einem roten Blutkörperchen – das auch eine Körperzelle ist – kann in jeder Sekunde 100mal soviel Wasser durch die Zellmembran und zurück gepreßt werden, wie die Zelle selbst Flüssigkeit enthält. Wissenschaftler nennen diesen Wasseraustausch Osmose. Es ist ein ganz simpler Vorgang, der jedoch überall in der Natur, auch bei den Tieren und Pflanzen, lebensbestimmend ist. Wenn er außer Kontrolle gerät – weil es am Nährstoffgleichgewicht mangelt –, schwillt die Körperzelle an und platzt, weil zuviel Wasser in sie einströmt. Oder – was den Altersprozeß erheblich beschleunigt – sie schrumpft, trocknet aus und stirbt. Wenn die Konzentration an Salzen bzw. Elektrolyten in der Flüssigkeit in- und außerhalb der Zelle ausgewogen ist, spricht man von einem isotonischen Zustand. Dann ist die Wasserbewegung gering. Wenn aber die Salzkonzentration außerhalb der Zelle niedriger ist als in ihr, dann ist die extrazelluläre Flüssigkeit hypotonisch. Solche Zellen können gefährlich anschwellen. Wenn die Konzentration an Salzen außerhalb der Körperzelle höher ist als in der Zelle, spricht man von einer hypertonischen extrazellulären Flüssigkeit. In einem solchen Zustand, der z.B. eintreten kann, wenn man zu salzreich ißt, strömt immer mehr Wasser aus der Zelle durch ihre Membran in die extrazelluläre Flüssigkeit, und die Zelle stirbt schließlich.

Zuviel Wasser macht dick – zuwenig Wasser macht faltig

Manch einer glaubt, er hätte zu dicke Speckpolster am Bauch, dabei schleppt er vielleicht nur 1 1/2 Liter Wasser zuviel mit sich herum. Ein solcher Wasserbauch kann schnell entstehen, weil auch der Nährstoffaustausch von der Darmschleimhaut ins Blut über Salzionen gesteuert wird; so hat die Natur in uns Millionen und Milliarden winzigster Blutkapillaren mit Anschluß an die Darmwände und ihren Milliarden Zotten eingebaut. 30 Prozent des vom Herzen ausgestoßenen Bluts fließt über zwei große Arterien in dieses labyrinthische Gefäßsystem.

Zuviel Salz in der Nahrung führt zum Austrocknen und dann zum Absterben von Zellen. Erhöhter Salzgehalt in der extrazellulären Flüssigkeit läßt Wasser aus der Zelle fließen.

Durch allerfeinste Kanälchen von nur millionstel Millimeter Durchmesser schlüpfen dann Vitamine, Mineralien, kleine Eiweißkörper und andere Biostoffe aus dem Darm in ein Blutgefäß, um vom Blut geschwind mitgenommen und zu den Körperzellen gebracht zu werden.

Der Bauchraum ist sensibel für die Aufnahme von Wasser. Wenn wir zuviel Salz zu uns nehmen, nimmt die extrazelluläre Flüssigkeit erheblich zu. Wer dann noch über eine schwache Bauchmuskulatur oder über ein schlaffes Bindegewebe verfügt, ist nicht unbedingt der Typ, der gesucht wird, wenn Fotos für Bademoden gemacht werden.
Ein Austrocknen der Zellen unter Salzeinfluß wird aber ebenso im Gesicht, am Hals, im Brustbereich und an anderen Stellen des Körpers sichtbar. Es gibt Menschen, die altern optisch innerhalb von acht Wochen um mehr als fünf Jahre nur deshalb, weil sie viel zu salzreich essen. Aus den abgestorbenen Zellen wird schnell Eiweißmüll, der sich mit ranzigem Cholesterin und hartem, unverwertetem Calcium zu Krusten unter der Haut verbindet.

Damit sich die Zellen in der extrazellulären Flüssigkeit weiterhin jung- und gesundbaden können, müssen Sie den Salzkonsum drosseln. Mit seinem despotischen Eigengeschmack deckt Salz ohnehin die Geschmacksvielfalt z.B. von Gemüse rigoros zu. Salzärmer essen heißt deshalb mehr genießen.

Sehr vernünftig ist es, mehr kaliumreiche Lebensmittel wie Nüsse, Vollkorn, Avocados, Bananen auf den Speiseplan zu setzen. Kalium ist nämlich jenes Mineral, das allen Zellen ihre sogenannte ionische Kraft verleiht und damit einen dynamischen Zellstoffwechsel in Gang setzt.

„Weniger Salz, mehr Kalium" lautet die Devise der modernen Ernährung. Das heißt im Alltag: weg mit dem Salzstreuer und her mit Vollkornprodukten aller Art.

Interessantes über die extrazelluläre Flüssigkeit

● Der Nährstofftransport in die Zelle funktioniert nur, wenn dem elektrisch geladenen Ion in der extrazellulären Flüssigkeit ein entgegengesetzt geladenes Ion in der Zelle gegenübersteht. Wenn z. B. ein Natrium-Ion aus der Zelle gepumpt wird, muß ein Kalium-Ion aus der extrazellulären Flüssigkeit in die Zelle zurückfließen. Fehlt jedoch Kalium, dann bleibt das Natrium in der Zelle, und die Nährstoffzufuhr ist gestoppt.

● Salz enthält Natrium. Weil Natrium Wasser bindet, führt ein zu salzreiches Essen zu hohen Wasseransammlungen im Körper – übrigens auch im Blut, was den Bluthochdruck erhöhen kann.

● Bei Nährstoffmangel besteht die Gefahr eines osmotischen Ungleichgewichts und der Austrocknung von Zellen. Man kann dann innerhalb weniger Wochen äußerlich um Jahre altern.

Das faszinierende Leben in der Zelle

Das Erstaunlichste an den Körperzellen ist, daß sie so lebendig und beweglich sind. Aus der Zellmembran ragen wurmartige Gebilde, die sogenannten Zilien, die sich wie die Arme eines Tintenfischs ständig regen und die Lage der Zelle in der extrazellulären Flüssigkeit verändern. Die schon erwähnten fingerartigen Mikrovilli stülpen sich aus und ziehen sich wieder ins Zellinnere zurück, der Zellkern kann rotieren, die vielen tausend Organellen des Zellplasmas ändern im wäßrigen Zellinnern ständig ihre Lage, Zellteile schließen sich zusammen und trennen sich wieder. Und währenddessen fließen und strömen über ein atemberaubendes Kanallabyrinth Millionen und Abermillionen Nähr- und Abfallstoffe hin und her, während gleichzeitig in jeder Sekunde Zehntausende chemischer Reaktionen stattfinden.

Eine gute Versorgung des Körpers schließt neben der Ernährung mit Biostoffen genügend Schlaf, Ruhe und möglichst wenig Streß mit ein.

„Ob Sie es glauben oder nicht, so eine Zelle kann richtig glücklich sein", sagte ein amerikanischer Biochemiker. Tatsächlich freuen sich alle Körperzellen, solange sie mit Nährstoffen versorgt werden. Wenn dies der Fall ist, bleiben sie ihr Leben lang in ihrem gesunden Aufbau gleich. Dann sieht man es einer Zelle nicht an, ob sie zum Körper eines 70jährigen oder eines 30jährigen gehört.

Um körperlich und geistig jung zu sein und es auch zu bleiben, müssen Sie sich mehr um die 70 Billionen Körperzellen kümmern. Sie sollten auch etwas mehr über sie wissen.

Gesundheit und Krankheit in 70 Billionen Zellen

Umgeben von der Zellschale, der Membran, bildet das Zytoplasma mit seiner halben Million oder noch mehr Einzelteilen das Zellinnere. Es ist dickflüssig, die Zellelemente schwimmen darin, sie werden lediglich durch eine Art feines Zellgerüst, das endoplasmische Retikulum, locker gehalten.

Das wichtigste in der Zelle ist der Zellkern mit seinen Nukleinsäuren, das sind Eiweißkörper, die leider gern von den Freien Radikalen angegriffen werden. Wenn diese aggressiven Moleküle nicht gleich in der Zellmembran von der Immunabwehr abgefangen werden, dringen sie zielstrebig zum Zellkern vor, um ihn anzuknabbern. Wenn der Zellkern, der alle Chromosomen mit den Erbanlagen enthält, erst einmal angegriffen ist, wird die Zelle instabil und „alt". Dies geschieht, wenn Sie krank sind, nervlich gestreßt sind, wenn Sie bis tief in die Nacht in Kneipen oder auf Partys herumsitzen oder wenn Sie sich hauptsächlich von Pommes frites und Kuchen ernähren.

Interessant ist, daß der Mensch die ausgeprägte Fähigkeit besitzt, zerstörte Zellkerne durch den Einbau neuer Nukleinsäuren wieder zu reparieren. „Alte" Zellen werden dadurch wieder „jung". Tiere haben diese Fähigkeit nicht in dem Maße, deshalb leben z.B. Hunde oder Katzen nicht so lange wie Menschen. Wenn Zellkerne angegriffen werden, kann sich die Struktur der Gene in den Chromosomen verändern – nach neuesten Erkenntnissen ist das die Ursache zahlreicher Krankheiten wie z.B. Krebs.

Gesunde Zellen enthalten Hunderttausende Organellen – Zellelemente, die jeweils eine bestimmte Funktion ausfüllen. Darunter sind bis zu 200 000 oder noch mehr Eiweißfabriken, sogenannte Ribosomen; außerdem die Lysosomen, die für die Nahrungs- und Abfallversorgung zuständig sind; oder der Golgi-Komplex, der Zellstoffe speichert, transportiert oder aus der Zelle entfernt.

Die arbeitsamen und intelligenten Ribosomen

Wer sich ohne Grund müde und schlapp fühlt, ist krank – auch wenn der Arzt nichts findet. Oft liegt es an einer ungenügenden Verarbeitung von Biostoffen.

Wenn ein Mensch müde und schlapp ist und sich ständig alt fühlt, fehlen ihm fast immer Ribosomen. Zellen mit vielen Ribosomen können Eiweiß viel schneller verarbeiten als kränkliche Zellen, in denen aufgrund ungesunder Ernährung nur noch wenige Ribosomen existieren. Wenn Sie nur von Kantinenkost und Fertignahrung leben und um jeden Apfel einen großen Bogen machen, sinkt die Anzahl der Ribosomen in den Körperzellen kontinuierlich ab. Es gibt Menschen, die in ihren Zellen gerade noch 15 000 Ribosomen haben und sich wundern, warum sie schon morgens beim Zähneputzen müde sind.

Ribosomen sind nur etwa 25 millionstel Millimeter groß, sie wiegen ungefähr soviel wie 100 Eiweißmoleküle. Die Ribosomen sind hochintelligent. Sie wissen ganz genau, in welcher Abfolge sie Aminosäuren, also Eiweißbausteine, aneinanderreihen müssen, damit sie dem Muster der Zellkernmoleküle oder anderer Moleküle entsprechen, die von den Ribosomen als Hormone, Verdauungsenzyme oder Teile der Zellmembran verschickt werden.

Die zelleigene Müllabfuhr

Lebenswichtig für die Zellen ist, daß zerstörte Zellteile oder Abfall durch Enzyme möglichst schnell abgebaut werden, damit es nicht zu einer Anreicherung von Fäulnis- oder Gärungsstoffen kommt. Wenn die Zelle ausgehungert und nicht mehr zu retten ist, öffnen sich die Lysosomen; das sind Zellbläschen, die ihre Enzyme ins Zytoplasma ausschütten und die Zelle auflösen. Die Enzyme fressen die ganze Körperzelle von innen auf und beseitigen sie. Es ist ein natürlicher Selbstreinigungsprozeß im Körper, der im Normalfall dafür sorgt, daß neue, junge Zellen heranwachsen können.

Gegen eines allerdings sind selbst die ehrgeizigen Lysosomen macht-los: Lipofuscine, Verklumpungen aus totem Eiweiß, unverdaulichen Fetten und zerstörten Enzymen, die man auch als Altersflecken – z.B. an den Händen – kennt. Solange sie lediglich optische Schönheitsfeh-ler sind, sind Lipofuscine harmlos. Es gibt sie aber auch im Gehirn, wo sie zu schwerem geistigen Zerfall führen können, sowie überall sonst im Körper. Bei älteren oder alten Menschen können sie bis zu sieben oder zehn Prozent des Gesamtvolumens der Herzmuskelzellen ausmachen – eine der Ursache für die zahlreichen Herzkrankheiten.

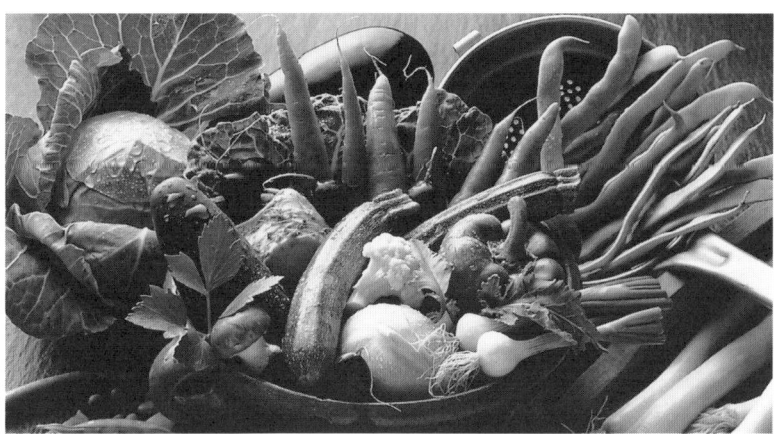

Je besser Sie sich ernähren, desto besser ist Ihr Korper ver-sorgt und desto mehr kann er leisten! Ein Mangel an Biostoffen wirkt sich sofort auf alle Zellen aus.

Der Ursprung aller Energie

Was die Zellen – und damit letztlich den Menschen – so richtig fit und vital macht, sind die Mitochondrien, die Brennkammern, in denen die Körperzellen die Energie entfachen. Bis zu 1000 Mitochondrien be-sitzt jede einzelne Zelle. Sie sind ein Wunderwerk der Natur.

Diese Brennkammern zur Herstellung von Körperenergie sind mikroskopisch winzige Säckchen mit einem stark gefältelten Inneren, in dem sich ständig ein hochexplosives Geschehen abspielt. Hunderttausende oder Millionen Elektronen rasen hier in einem scheinbaren Chaos in Lichtgeschwindigkeit durcheinander und erzeugen Energie. Geschürt wird dieser Ofen durch Brennstoffe wie Glukose aus den Kohlenhydraten oder Triglyzeride aus dem Fett.

Eine große Anzahl Enzyme, Trägerproteine und Hormone sind unablässig an diesem lebenswichtigen Verbrennungsprozeß beteiligt. Je mehr Energie eine Körperzelle zur Verfügung stellen muß, desto mehr und desto größere Mitochondrien besitzt sie. Dementsprechend haben die energieaktivsten Zellen, nämlich die in den Herzmuskeln, auch die meisten Mitochondrien. Mit dem schnell entflammbaren „Brennholz" aus Glukose kommen sie nicht mehr aus. Sie benötigen lange Fettsäuren mit mehr als 16 Kohlenstoffatomen, die viel mehr Energie entfachen.

Energie heißt das Zauberwort, das Fitneß und Vitalität verspricht. Wer beim Joggen schlapp macht, weiß davon ein Lied zu singen.

Unter Kontrolle gehalten wird diese Energiegewinnung durch ein spezielles Immunsystem, das Zelle und Mitochondrien besonders vor Freien Radikalen schützt. Diese Moleküle mit einem ungesättigten Elektron (in der gesunden Natur treten Elektronen stets paarweise auf), begeben sich liebend gern mitten in die Energieherstellung der Zellen, um hier ihr fehlendes Elektron aus einem anderen Molekül herauszureißen. Das jetzt ungesättigte Atom muß sich nun woanders ein Elektron suchen – und dieser Vorgang setzt sich als Kettenreaktion in Lichtgeschwindigkeit fort, so daß das Mitochondrium oder sogar die ganze Zelle zu schmelzen droht. Daß z.B. Pflanzenzellen den hochexplosiven Vorgang der Photosynthese überhaupt beherrschen, ohne dabei zu explodieren, verdanken sie ihrem enorm potenten Immunsystem.

Auf die Nahrung kommt es an!

Je nährstoffreicher die Kost ist, desto mehr Energie produzieren die Körperzellen und desto frischer, vitaler und jünger fühlen Sie sich. Je „leerer" die Lebensmittel sind – Zucker, helle Teigwaren usw. –, desto weniger und desto kleinere Mitochondrien entwickeln Sie in der Folge zunehmenden Energiemangels.

Die Körperzellen arbeiten nicht eigenständig, sie schließen sich zu einem Gewebe zusammen. Aus speziellen Zelltypen entsteht dann z.B. Epithelgewebe, das Schichten auf Organen, in Blutgefäßen oder auf Schleimhäuten bildet. Aus anderen Zelltypen bauen sich Bindegewebe, Organe oder Muskeln auf.

Die 70 Billionen Körperzellen haben einen steten und unstillbaren Hunger auf sämtliche Biostoffe wie Vitamine, Mineralien, Eiweiß, Fettsäuren oder Glukose. Sie lassen sich nicht täuschen. Wenn z.B. die Konzentration von Chrom, mehrfach ungesättigten Fettsäuren oder Vitamin B2 im Blut zurückgeht, reagieren sämtliche 70 Billionen Zellen mit Mangelerscheinungen. Die Zellen - und damit der Mensch – bleiben nur dann jung, wenn die rund 100 notwendigen Nährstoffe Tag für Tag in ausreichendem Maß zur Verfügung stehen.

Der Körper ist der Spiegel des Lebensstils: Ein ungesundes Leben schwächt die Abwehrkräfte und fördert Krankheiten. Die Folge ist vorzeitige Alterung.

Interessantes über die Körperzellen

● Jeder Mensch besitzt rund 70 Billionen Körperzellen.

● Jede einzelne Zelle besteht aus mindestens einer halben Million Einzelteilen.

● Körperzellen sind wie kleine Kinder: Je gesünder sie gefüttert werden, desto lebendiger und energischer sind sie.

● Zum Schutz gegen Bakterien, Viren, Pilze, Schad- und Giftstoffe oder Freie Radikale sind Körperzellen auf einen kompletten Immunschutz angewiesen.

● Körperzellen haben eine unterschiedliche Lebensdauer. Schleimhautzellen, z.B. im Darm, existieren oft nur wenige Tage, rote Blutkörperchen leben bis zu 120 Tage lang, andere Zellen wiederum ein Jahr oder noch länger.

● Wer über gesunde Körperzellen verfügt, altert äußerlich kaum.

Die Verjüngungskur für 70 Billionen Körperzellen

Damit die Körperzellen jung bleiben, brauchen sie eine salzarme, nährstoffreiche Kost: Obst, Gemüse und eine regelmäßige Vitaminkur.

● Nehmen Sie 30 Tage lang Soja-Lecithin (aus dem Reformhaus oder der Apotheke) nach Packungsbeilage ein. Die darin enthaltenen B-Vitamine Cholin und Inosital halten das Cholesterin transportfähig, verwertbar und sorgen für ein gesundes ölig-feuchtes Milieu der Zellmembran.

● Bringen Sie reichlich Nukleinsäuren – das sind Eiweißkörper – auf den Tisch; sie sind ein wichtiger Rohstoff für die Reparatur beschädigter Zellkerne. Enthalten sind sie in allen jungen Pflanzen bzw. Pflanzenteilen, also in Keimen, Samen, Nüssen, Kernen, Hülsenfrüchten, jungen Blättern.

● Verwenden Sie beim Kochen weniger Salz, essen Sie gleichzeitig kaliumreiche Lebensmittel wie Nüsse, Vollkornprodukte, Fleisch und Früchte, am besten Avocados und Bananen. Damit sorgen Sie für einen idealen Wasserhaushalt in allen Zellen.

● Essen Sie grundsätzlich nur nährstoffreiche Lebensmittel: Obst, Salat, Rohkost, Gemüse, Vollkornprodukte, Käse, Fleisch, Fisch usw. Und lassen Sie alle nährstoffarmen Lebensmittel weg: Fertiggerichte, Dosengemüse, helle Teigwaren, Zucker, Süßes, süße Getränke.

● Panzern Sie Ihre Zellen mit Abwehrkörpern. Ideal ist eine 30-Tage-Kur mit Antioxidantien: die Vitamine A, C, E und das Spurenelement Selen als kombinierte Packung aus der Apotheke. Ansonsten essen Sie viel frisches Obst, gelbes und dunkelgrünes Gemüse und verwenden Sie kaltgepreßte Pflanzenöle.

WIE FUNKTIONIERT EINE GESUNDE VERDAUUNG?

Man mag es zwar kaum für möglich halten: Ein schlaffer Busen und Po, viel zu früh sichtbare Krähenfüße um die Augen, Krampfadern, ein welker Bauch oder graues Haar hängen in erster Linie mit der Verdauung zusammen. In Magen und Darm entscheidet sich nämlich, ob die Nährstoffe aus dem Mittagessen vom Körper aufgenommen oder ob sie unverwertet ausgeschieden werden. Der Verdauungstrakt ist schnell beleidigt, wenn Sie ihn lieblos behandeln. Er verliert dann die Lust am engagierten Mitwirken im Organismus und kümmert sich nicht mehr um Vitamine, Aminosäuren oder andere Biostoffe.
Verhängnisvoll sind die Folgen, wenn man ohnehin nährstoffarm ißt. Das ganze Bemühen von Stoffwechsel und Zellen, dem Körper seine kräftigende Jugendlichkeit möglichst lange zu erhalten, wird dann torpediert.

Voraussetzung für jugendliches Aussehen ist eine gesunde Verdauung!
Ein schlaffer Busen, Krampfadern und ein welker Bauch sind Folgen falscher Ernährung.

Was passiert im Magen?

Genau genommen beginnt die Verdauung schon im Mund. Hier produzieren Speicheldrüsen pro Tag einen bis eineinhalb Liter Speichel, der Amylase enthält, ein Enzym, das Stärke – z. B. in Kartoffeln oder Nudeln – zu Zucker bzw. Glukose abbaut oder diesen Stoffwechselabbau einleitet. Sie können diese Enzymwirkung selbst testen, indem Sie beispielsweise ein Stückchen weißen, ungerösteten Toast auf die Zunge legen und eine Minute lang im Mund lassen. Nach und nach entwickelt sich der feine, süße Geschmack von Zucker.

Der Magen ist ein langes, dehnbares Gebilde, das etwa die Form eines J hat. Seine Schleimhaut ist übersät mit Zehntausenden winziger Ausbuchtungen oder Spalten, die mit Sekretionsdrüsen besetzt sind. Sie scheiden die speziell für die Eiweißverwertung wichtigen Pepsinenzyme, Salzsäure sowie zahlreiche andere Substanzen aus. Salzsäure bestimmt den Säuregehalt oder pH-Wert des Magensafts. Wenn die Magensäure auf besonders niedrige pH-Werte von 2,5 bis 1,5 absinkt, wird sie zur säurehaltigsten Substanz im ganzen Körper. Magensäure kann dann so ätzend sein, daß sie Löcher in Teppiche brennen könnte. Damit diese Säure den Magen nicht auffrißt, wird die Magenschleimhaut durch eine spezielle Schleimschicht geschützt. Außerdem werden die Schleimhautzellen hier besonders schnell wieder ersetzt. Entscheidend ist, daß Magensäure meist nur dann entsteht, wenn Nahrung in den Magen fließt.

Magensäure garantiert eine gesunde Verdauung

Wenn Ihr Magen nicht richtig funktioniert, leidet Ihre Gesundheit: Allergien, Neuralgien und Hautkrankheiten können die Folge sein.

90 Minuten nach einer Mahlzeit ist die Ausschüttung von Salzsäure aus den Magenzellen am höchsten; sie hält etwa drei Stunden an. Allerdings orientieren sich die säureproduzierenden Zellen an der Konsistenz des Nahrungsbreis. Enthält er viel Kohlenhydrate, wird wenig Salzsäure ausgeschüttet; ist jedoch viel Eiweiß enthalten, dann schütten die kleinen Drüsen extrem viel Pepsin und vor allem Salzsäure aus. Ein niedrigen pH-Wert – also viel Säure – ist auch für die Verwertung von Eisen, Calcium und Vitamin B12 unerläßlich. Die Säure tötet zudem Bakterien, Viren und andere Krankheitserreger schon im Magen. Am Mageneingang, gleich am Ausgang der Speiseröhre, ist der Magensaft übrigens noch nicht so säurehaltig. Der pH-Wert beträgt dort etwa 7, während er zum Magenausgang hin bis auf Werte von 3 oder noch weniger absinkt. Deshalb findet die Eiweißverdauung vorwiegend im unteren Magenbereich statt. Hingegen werden bis zu 60 Prozent der leicht verdaulichen Kohlenhydrate wie Brot, polierter Reis und Nudeln schon im vorderen Magenteil verdaut.

Eiweiß fördert die Verwertung von Biostoffen

Um die Zellen mit allen nötigen Biostoffen überreich zu füttern und sich selbst jung und gesund zu halten, muß in allererster Linie der Magen intakt sein. Stimmt die Verdauung schon im Magen nicht, setzt sich die ungenügende Nährstoffverwertung im Darm fort. Eine ganz entscheidende Rolle dabei spielt die Verwertung von Eiweiß mit Hilfe der Magensäure.

Nach neuen Erkenntnissen produzieren die meisten Menschen in der westlichen zivilisierten Welt von ihrem 35. Lebensjahr an immer weniger Magensäure. Es gibt Menschen, die schon mit 50 Jahren überhaupt keine Magensäure mehr ausscheiden. Dies hat verhängnisvolle Folgen: Die Eiweißvorverdauung im Magen klappt nicht, im oberen

Dünndarm fallen damit zu viele Eiweißgroßmoleküle an, die durch eiweißzersetzende Enzyme der Bauchspeicheldrüse nur noch ungenügend in kleine Peptide oder Aminosäuren – die kleinsten Eiweißbausteine – zerlegt werden können. Die großen Eiweißbrocken fangen dann an zu faulen, wodurch Polyamine entstehen, Eiweißgifte, die allerlei Schäden anrichten können: Allergien, Hautkrankheiten, Neuralgien und andere Beschwerden.

Die flinken Vitamine sind von der Natur bevorzugt, sie schlüpfen behend durch die Darmschleimhaut ins Blut und gelangen so schnell zu allen Körperzellen. Ganz anders hingegen die Mineralstoffe. Sie können meistens nicht allein schwimmen, sondern brauchen ein Eiweißschiffchen, in dem sie durch das Labyrinth der Blutgefäße transportiert werden. Wenn Eiweiß fehlt, werden kostbare Mineralstoffe ausgeschieden, obwohl alle Körperzellen heißhungrig auf sie warten.
Es ist deshalb wichtig, daß der Magen nach Vorschrift funktioniert und seine Pflichten auch gern erfüllt.

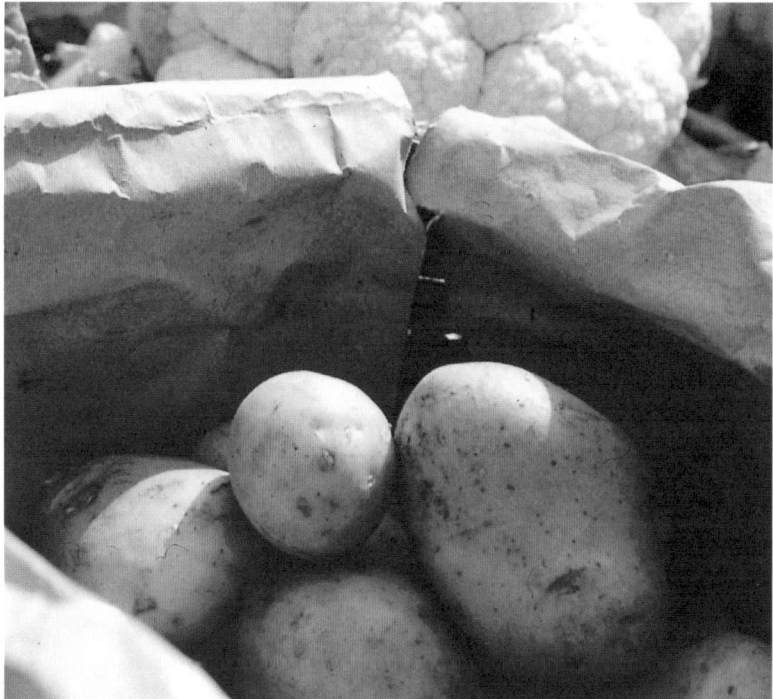

Um Ihren Magen-Darm-Trakt gesund zu halten, sollten Sie ausreichend Ballaststoffe zu sich nehmen. Sie sind vorwiegend in Kartoffeln, Gemüse, Obst und Vollkornprodukten enthalten und regen die Darmmuskulatur an.

Der Darm: Rohstofflieferant des Stoffwechsels

Nur wenn die Darm-schleimhaut gesund ist, können auch alle wertvollen Nährstoffe aus dem Nahrungs-brei zu den Zellen gelangen.

In Abständen von ungefähr drei Minuten pumpt der Magen schubwei-se den zum Teil schon verdauten Nahrungsbrei in den Dünndarm. Dieses schlauchartige Gebilde ist etwa sieben bis acht Meter lang und hat einen Durchmesser von ungefähr vier Zentimetern.

Aus der faltenreichen Schleimhaut des Darms ragen unzählige mikro-skopisch winzige Zotten ins Darminnere. Sie sind so unendlich fein, daß die Darmschleimhaut fast wie Samt wirkt. Falten und Zotten sind bedeckt mit einer dünnen Epithelzellschicht aus sogenannten Mikro-villi, das sind noch viel feinere, kaum mehr sichtbare Zotten. In einer gesunden Darmschleimhaut ist jeder Quadratmillimeter mit 200 000 solcher Mikrovilli besetzt. Dadurch entsteht eine wesentlich größere Kontaktfläche, als wenn die Darmschleimhaut glatt wäre. Die Innen-wände eines menschlichen Dünndarms haben daher eine Gesamt-fläche von rund 300 Quadratmetern – das ist die Fläche eines Tennis-platzes!

Die Zellen in der Darmschleimhaut sind sehr kurzlebig, sie werden meist schon nach zwei bis drei Tagen erneuert. Täglich schilfern etwa 17 Milliarden Zellen mit einem Gesamtgewicht von rund 250 Gramm ab. Sie werden – wie die Nahrung auch – von Darmenzymen abge-baut und entlassen dabei ihre eigenen Zellenzyme, die bei der Verdau-ung der Mahlzeiten fleißig mitwirken.

Ein gesunder Darm ist lebensnotwendig

Viele Menschen im Alter von 30 Jahren oder jünger besitzen die Darmschleimhaut eines 80jährigen, schnelle Alterungsprozesse sind ihnen damit vorherbestimmt. „Du bist aber alt geworden", oder „Du siehst alt aus, bist du krank?" bekommen solchen Frauen und Männer oft zu hören.

Entscheidend für den Zustand einer Darmschleimhaut ist, wie schwammig dick sie ist und welches Gewicht sie hat. Eine Darm-schleimhaut mit sehr vielen Zotten und langen Mikrovilli ist natürlich viel üppiger als eine, die aufgrund schlechter Ernährung nur noch mit einem kümmerlichen Restbestand solcher Zotten versehen ist.

Je mehr Nährstoffe in den Darm gelangen, desto mehr Darmzellen bilden sich in der Epithelschicht der Darminnenwand. Dieser Neuauf-bau geht überraschend schnell vonstatten. Schon nach einer Woche kann die Darmschleimhaut regelrecht aufblühen, dann können bis zu

60 Prozent mehr Nährstoffe aus dem Nahrungsbrei herausgezogen und ins Blut versandt werden. Dieser Nährstoffschub wirkt sich überall im Körper verjüngend aus, nicht nur auf der Haut, sondern auch im Körperinneren.

Bakterien helfen verdauen

Während im Magen Bakterien vernichtet werden, und der Dünndarm nur wenige dieser Mikroorganismen enthält, steigt die Anzahl der verdauungsfördernden Bakterien zum Darmende hin an. In den oberen Dünndarmabschnitten finden sich pro Milliliter Darminhalt 100 bis 1 000 Bakterien, im Dickdarm steigt diese Konzentration bis auf 100 Billionen an. In einem gesunden Dickdarm machen 400 verschiedene Bakterienarten ein Drittel des gesamten Trockengewichts des Stuhls aus, sie erfüllen für den Stoffwechsel etwa die gleiche immense Arbeit wie die Leber. Für die Versorgung mit Biostoffen sind sie von allergrößter Bedeutung. Sie verdauen nicht nur fleißig, sondern produzieren auch unermüdlich bestimmte Aminosäuren und Vitamine wie Vitamin K, Biotin, Folsäure, Vitamin B1 und Vitamin B12.

Bakterien im Darm fördern den Stoffwechsel im Körper. Durch winzigste Kanälchen gelangen die Nährstoffe dann ins Blut.

Wenn Magen und Darm nicht kerngesund sind und auf Hochtouren arbeiten, können Sie Gesundheit, Schönheit und Jugendlichkeit vergessen. Alles Glück der Erde hängt – so pathetisch dies auch klingen mag – in allererster Linie von einem funktionierenden Magen-Darm-Trakt ab. Selbst geringfügige Schäden führen hier in einer Kettenreaktion zu massiven Schäden im Immunsystem, in den Zellen, Organen, im Gehirn und im Nervensystem.

Der Weg der Biostoffe vom Darm ins Blut

Faszinierend und abenteuerlich ist der Weg der Nährstoffe durch die verschlungene Darmschleimhaut ins Blut, das sie schließlich zu den Körperzellen transportiert. Da gibt es mikroskopisch winzige, wassergefüllte Kanälchen. Im Dünndarm haben sie einen Durchmesser von etwa 15 millionstel Millimeter, im Dickdarm sind sie noch viel dünner: ca. 4 millionstel Millimeter.

Gesteuert über ein feines, verästeltes Hormonsystem und angetrieben von elektrisch geladenen Ionen wechseln die Biostoffe vom Darm ins Blut. Dabei spielt Natrium die Hauptrolle: Die elektrische Spannung zwischen Natrium und Kalium wird zum Motor des Nährstofftransports. Dieser Austausch ist eines der großen Meisterwerke der Natur. Moderne Biochemiker sind sich einig: Wenn sich sämtliche Wissenschaftler auf der Erde bis zum Jahr 3 000 ausschließlich der Aufgabe widmen würden, nur einen einzigen solchen Nährstofftransport nachzubauen – sie würden kläglich scheitern.

Ein Erwachsener nimmt mit der Nahrung täglich 1 bis 2 Liter Flüssigkeit auf, außerdem preßt er weitere 6 bis 10 Liter Flüssigkeit in den Magen-Darm-Trakt, in Form von Magen- oder Darmverdauungssäften. Lediglich 1 Liter dieser großen Flüssigkeitsmenge fließt in den Dickdarm weiter. Zusätzlich wird mit all den Nährstoffen, die durch die unzähligen Wasserkanälchen den Darm verlassen, dem Darm sehr viel Flüssigkeit entzogen: pro Stunde 1/5 bis 7/10 Liter.

Ballaststoffe unterstützen den Darm

Ballaststoffe, wie z.B. Kartoffeln, regen die Darmmuskulatur an. Die Verdauung wird effektiver, und weniger Fettmoleküle gelangen ins Blut.

Ganz wichtig für einen gesunden Darm sind Ballaststoffe: Zellulose, Hemizellulose, Pektin, Lignin und andere Substanzen, die Pflanzen Halt geben. Im Darm saugen sie sich mit Verdauungssäften voll und stimulieren die Darmmuskulatur zu einer erhöhten Tätigkeit. Der Nahrungsbrei wird dann viel schneller durch den Darm befördert und schließlich als breiiger Stuhl problemlos ausgeschieden. Der Vorteil: Mit den Verdauungssäften werden auch reichlich Gallensäure, Cholesterin und andere Fettstoffe gebunden, so daß weniger Fettmoleküle in den Blutkreislauf gelangen.

Im oberen Dünndarm werden die Ballaststoffe noch kaum verdaut, und so finden die Dickdarmbakterien hier reichlich Nahrung; die letzten wertvollen Nährstoffmoleküle werden jetzt aufgenommen und zu den Körperzellen versandt. Ein an Ballaststoffen reicher Nahrungsbrei arbeitet mit der zottenreichen Darmschleimhaut optimal zusammen. Die fleißigen Darmzellen teilen und vervielfältigen sich viel schneller, die unzähligen weichen Darmzotten entwickeln sich zu einem üppigen Nährstoffparadies.

Die schon erwähnten Mikrovilli sind bei Vegetariern nicht wurm- oder fingerförmig, sondern viel breiter und fleischiger ausgebildet, und sie besitzen zahllose zusätzliche Windungen und Fortsetzungen, die die Fläche der verdauungsfähigen Schleimhaut noch einmal wesentlich vergrößern.

Der gesunde Magen-Darm-Trakt

● Essen Sie grundsätzlich keine Riesenportionen, sondern lieber mehrere kleine Mahlzeiten. Ihr Magen faßt 1 bis 1 1/2 Liter Nahrung, kann sich aber auf ein Volumen von 6 Litern und mehr ausdehnen, wenn er vollgestopft wird. Das ruiniert selbst die robusteste Magenschleimhaut.

● Sorgen Sie dafür, daß Ihr Magen in Schwung kommt und wieder mehr Magensäure produziert. Wichtigste Voraussetzung: Die sogenannten Parietalzellen in der Magenschleimhaut müssen mehr Wasserstoff-Ionen ausstoßen, nämlich 4 Millionen mal mehr, als im Blut enthalten sind. Diese Ionen bilden dann zusammen mit dem Chlor Salzsäure. Angekurbelt wird diese Produktion durch den Nervenreizstoff Acetylcholin aus dem vegetativen Nervensystem. Dazu muß man mehr Cholin zu sich nehmen, ein Hauptbestandteil dieses Nervenstoffs. Ideal ist die 30-Tage-Kur mit Soja-Lecithin aus dem Reformhaus oder der Apotheke. Cholin ist der Hauptbestandteil von Lecithin.

Damit Ihr Magen-Darm-Trakt Sie fit und jung hält, essen Sie Ballaststoffe und Nahrung mit viel Karotenen, wie z.B. Brokkoli, Vitamin A und Lecithin. Wichtig: Trinken Sie viel!

● Ballaststoffe sind für einen gesunden Darm unerläßlich. Deshalb müssen täglich ballaststoffreiche Lebensmittel auf den Tisch: Vollkornprodukte, Rohkost, Obst, Gemüse, Kartoffeln. Aber ubertreiben Sie nicht, und stopfen Sie sich nie mit Ballaststoffen voll: Mehr als 40 oder 50 Gramm Ballaststoffe pro Tag brauchen Sie nicht. Ab 60 Gramm wächst die Gefahr einer Dickdarmerweiterung, außerdem werden bestimmte Mineralien wie Calcium, Zink, Eisen schlecht verwertet.

● Karotene und Vitamin A sind der wichtigste Schutz für die empfindlichen Magen- und Darmschleimhäute. Diese Lebensmittel sollten deshalb häufig auf den Tisch: Leber, Karotten, Spinat, Brokkoli, Kopfsalat, grüne Erbsen, Bohnen, Grünkohl, Tomaten, Avocado. Ideale Obstsorten sind Aprikosen, Papaya, Pfirsich, Melonen.

Die Bauchspeicheldrüse:
Der beste Freund des Verdauungstrakts

Die Bauchspeicheldrüse produziert die Enzyme Insulin und Glukagon. Ein Mangel daran führt zu Diabetes, Müdigkeit und Nervosität.

Wenn Körperzellen lange jung und gesund geblieben sind, verdanken sie dies in erster Linie einer gesunden Bauchspeicheldrüse. Sie ist 15 bis 20 Zentimeter lang und wiegt etwa 80 Gramm. Ihre Aufgabe ist es, Verdauungsenzyme an den Darm abzugeben und verschiedene Hormone zu produzieren. Die wichtigsten sind Insulin, das Glukose in den Zellen einbaut, und Glukagon, das die Leber zur Abgabe von Glukose ins Blut stimuliert. Diese beiden Hormone regulieren den Glukose- bzw. Blutzuckerspiegel. Ein Insulinmangel führt zur Zuckerkrankheit, ein Glukagonmangel zu Müdigkeit, Nervosität und Gereiztheit.

Die Leistung der Bauchspeicheldrüse

Die Bauchspeicheldrüse ist ein fleißiges, aufopferungsvolles Organ, das unermüdlich Tag und Nacht arbeitet, als wichtigster Teil des Stoffwechsels oft derart hingebungsvoll, daß es zum Zusammenbruch kommt. Kein Organ wird dabei so schlecht behandelt oder sogar gequält wie die Bauchspeicheldrüse.

Schon beim Anblick oder beim Geruch einer delikaten Mahlzeit stimuliert das vegetative Nervensystem die Bauchspeicheldrüse zur vorsorglichen Extraproduktion von Enzymen. Wenn dann der Magen beginnt, seinen Nahrungsbrei an den Darm abzugeben, schüttet die Bauchspeicheldrüse jede Menge Fettenzyme, Kohlenhydratenzyme und Eiweißenzyme aus. Gesteuert wird dieser komplexe und sensible Vorgang ähnlich wie im Magen und Darm durch zahlreiche Hormone und Nerven-Peptide. Auch hier spielt das B-Vitamin Cholin – wie schon bei der Produktion von Magensäure – eine herausragende Rolle. Die Stimulation cholinabhängiger Neuronen erhöht ganz wesentlich die Verdauungsqualität der Säfte in der Bauchspeicheldrüse.

Die Bauchspeicheldrüse reagiert auf die Nahrungsqualität

Wie kein anderes Organ reagiert die Bauchspeicheldrüse sofort auf die Beschaffenheit der Nahrung. Sie pumpt jeden Tag 1 1/2 Liter hochkonzentrierte Flüssigkeit in den Dünndarm. Wenn aber die Kost hauptsächlich aus Currywurst, Schwarzwälder Kirschtorte und Cola besteht, sinkt die Enzymkonzentration in diesem Saft beständig ab.

Da es bei dieser Nahrung fast nichts zu verdauen gibt, produziert die Bauchspeicheldrüse kaum Enzyme. Die Folge ist ein an Nährstoffen leerer Verdauungsbrei, der nicht richtig verdaut wird. Da halten die 70 Billionen Körperzellen umsonst Ausschau nach Vitaminen, Spurenelementen, Fettsäuren oder Eiweiß.

Gleichzeitig bauen sich die Zellstrukturen und das Nervengewebe in der Bauchspeicheldrüse ab. Das Organ beginnt zu schrumpfen. Wenn dann gesunde Kost (Obst, Rohkost, Gemüse, Käse usw.) den Darm erreicht, wird sie nur noch zum Teil verdaut, weil die Bauchspeicheldrüse nicht ausreichend Enzyme zur Verfügung stellen kann. Sie braucht selbst mehrere Wochen, um ihre normale Leistungsfähigkeit wieder herzustellen.

Die Feinde der Bauchspeicheldrüse

Ruiniert wird die Bauchspeicheldrüse vor allem durch Zucker, Süßigkeiten, süße Getränke sowie durch schnell lösliche Glukose, die in hellen Teigwaren, Mehlprodukten oder poliertem Reis enthalten ist. Wenn Sie einen Teller Spaghetti oder ein Stück Kuchen essen, schießen schon wenig später Milliarden Glukosemoleküle ins Blut. Gleichzeitig arbeiten die Zellen in den sogenannten Langerhans-Inseln der Bauchspeicheldrüse mit Hochdruck an der Produktion und Ausschüttung von Insulin. Denn nur dieses Hormon kann die Glukose aus dem Blut abbauen bzw. in den Körperzellen einbauen und so den Blutzuckerspiegel wieder senken. Normal sind 70 bis 105 Milligramm Glukose pro zehntel Liter Blut.

Torten, Cola und Spaghetti senken den Blutzuckerspiegel. Insulin und Glukagonreserven sind schnell erschöpft. Ihr Aussehen übrigens auch!

Doch nun ereignet sich das Unglück: Der Blutzuckerspiegel fällt weiter – auf einen zu tiefen Wert. Wenn er unter 70 liegt, sind alle Gehirn- und Nervenzellen betroffen, denn ihr einziger Energielieferant ist Glukose, und bei Konzentrationen von weniger als 70 Milligramm sind sie unterversorgt.

Um das Gehirn und die Nerven wieder mit Energie aufzufrischen, pumpt nun die Bauchspeicheldrüse ihr „Gegenhormon" ins Blut: Glukagon. Es öffnet in der Leber die Glukosespeicher, und schon strömen wieder Milliarden Glukosemoleküle ins Blut und heben den Blutzuckerspiegel an.

Wenn Sie nun wieder Brot, Pizza, Gebäck, Schokolade, Cremespeisen oder Bonbons essen, Cola oder süße Limonade trinken, versiegt die Glukagonproduktion, und die Bauchspeicheldrüse muß erneut bis zur Erschöpfung arbeiten, um ausreichend Insulin zur Verfügung zu stellen.

Bei diesem ständigen Auf und Ab sinken die Glukosewerte oft auf 60, 50 Milligramm oder noch tiefer ab. Längst ist die Bauchspeicheldrüse erschöpft, sie wird unfähig, größere Mengen Insulin und Glukagon herbeizuschaffen. Gehirn und Nerven verlangen nach Glukose, ihrer Energiequelle. In diesem Fall greifen viele instinktiv zu Süßem oder auch zu Alkohol, um sich kurzfristig mit frischem Blutzucker zu versorgen. Ein verhängnisvoller Kreislauf beginnt.

Derart geschundene Bauchspeicheldrüsen sind nicht mehr in der Lage, die nötigen Enzyme zur Verwertung von Eiweiß, Fetten oder Kohlenhydraten zu produzieren. Das Spiegelbild offenbart rückhaltlos die Folgen: Man sieht viel älter aus, als man eigentlich ist.

Erste Hilfe für Ihre Bauchspeicheldrüse

● Fort mit Zucker, allem Süßen, süßen Getränken, hellem Mehl und Teigwaren.

Reduzieren Sie tierische Fette, essen Sie eiweißreiche Kost und Vollkornprodukte, und verbannen Sie alle Süßigkeiten von Ihrem Speiseplan! So beugen Sie Diabetes vor.

● Essen Sie komplexe Kohlenhydrate, das sind Kartoffeln, Vollkornprodukte, Gemüse sowie Naturreis. Die darin enthaltene Glukose wird nach und nach dem Blut zugeleitet. Dabei kann sich Ihre geplagte Bauchspeicheldrüse erholen.

● Drosseln Sie Ihren Fettkonsum, speziell tierische Fette.

● Frühstücken Sie eiweißreich, mit 1 Scheibe kaltem Braten oder magerem Schinken bzw. etwas Hühnerbrust oder Magerkäse. Essen Sie dazu Knäckebrot.

● Nehmen Sie 30 Tage lang ein Pankreatin-Arzneimittel (aus der Apotheke). Es enthält Enzyme für die Eiweiß-, Kohlenhydrat- und Fettverdauung und bringt den Dünndarm wieder auf Trab.

Die Leber: Das Hauptquartier des Stoffwechsels

Mit einem Gewicht von etwa 1 1/2 Kilo ist die Leber das größte Organ. Sie enthält viele Millionen Hepatozyten, die Leberzellen, die eine Besonderheit aufweisen: Sie sind auf einer Seite mit einer Gallenkapillare, auf der anderen Seite mit einer Blutkapillare verbunden.
Die Leber kontrolliert den Zucker-, also den Glukosestoffwechsel, beherrscht aber auch den Stoffwechsel von Fetten und Eiweiß. Sie versorgt die Gallenblase mit Gallensaft, der wichtig für die Fettverdauung ist, entgiftet den Körper und speichert wichtige Biostoffe.

Die Leber als Stoffwechselfabrik

Aus den Arterien fließt frisches Blut in die Leber und durchspült sie; aus den Venen kommt das Blut in die Leber, das zuvor Magen, Darm, Milz und Bauchspeicheldrüse passiert hat. Es macht 70 Prozent des Bluts in der Leber aus. In diesem Blut finden sich all die Biostoffe, die von der großen Stoffwechselfabrik Leber be- und verarbeitet werden. Weil Fettmoleküle im wäßrigen Blut nicht schwimmen können – sie würden sich an den Gefäßwänden ablagern –, werden sie von der Leber in Eiweißhüllen verpackt. So entstehen die Lipoproteine, Fetteiweißstoffe. Sie werden unterschieden in Fetteiweißstoffe mit sehr geringer Dichte, das sind Moleküle, die mehr als 50 Prozent Fett und 20 Prozent Cholesterin enthalten, Fetteiweißstoffe mit 10 Prozent Fett und 50 Prozent Cholesterin und ,,gute" Fetteiweißstoffe, die hauptsächlich aus Phosphorfettstoffen bestehen und nur 10 Prozent Fett und ganz wenig Cholesterin enthalten. Lipoproteine sind die Transportschiffchen für Triglyzeride, jene Fettmoleküle, die entweder in den Körperzellen zu Energie verbrannt oder aber in den Fettzellen als Speckpolster gehortet werden.

Kontrollorgan des Zuckerstoffwechsels ist die Leber. Sie entgiftet den Körper, reguliert den Fetthaushalt und speichert Biostoffe.

Der tägliche Kampf der Leber

Nach einem fetten Schweinebraten mit Semmelknödeln schwimmen der Leber Billionen Fetteiweißstoffe mit sehr geringer Dichte zu; zusätzlich stellt sie selbst große Mengen davon her, die meisten davon übrigens nicht aus Fett, sondern aus Kohlenhydraten. Wenn die Konzentration an Triglyzeriden im Blut höher ist als 200 Milligramm pro zehntel Liter, wird das Blut wolkig.

Die „guten" Fetteiweißstoffe entstehen in der Leber auf andere Weise. Wenn Sie cholesterinreich essen (z. B. Eier, denn jedes Eigelb enthält ca. 230 Milligramm Cholesterin), bildet die Leber Milliarden Fetteiweißstoffe mit wenig Fett und wenig Cholesterin, die das überschüssige Cholesterin aus dem Blut in die Leber zurückbefördern, damit es über den Darm ausgeschieden werden kann.

Wenn Sie zu fett, zu süß und zu viele schnell lösliche Kohlenhydrate essen (Nudeln, polierter Reis, Brot) und dazu auch noch Alkohol trinken, wird die Leber extrem belastet. Sie stellt dann in großen Mengen Lipoproteine und Cholesterin her, wodurch die Gefahr einer Verfettung wächst. Eine Fettleber entsteht nämlich ebenso aus Nahrungsfett wie aus selbst hergestellten Triglyzeriden, wenn überhaupt kein Fett gegessen wird, sondern Süßes, helle Teigwaren usw.

Alkohol wird in der Leber teilweise in Triglyzeride umgesetzt, der eigentliche Schaden, der zu Leberzirrhose führen kann, entsteht aber u. a. durch Freie Radikale, die aus Fettmolekülen hervorgehen und die Leberzellen von innen angreifen.

Wenn Sie gerne fett essen und Sie dazu auch noch regelmäßig Alkohol trinken, ist Ihre Leber stark gefährdet. Freie Radikale, die aus Fettmolekülen hervorgehen, greifen die Leber an und können die gefürchtete Leberzirrhose verursachen.

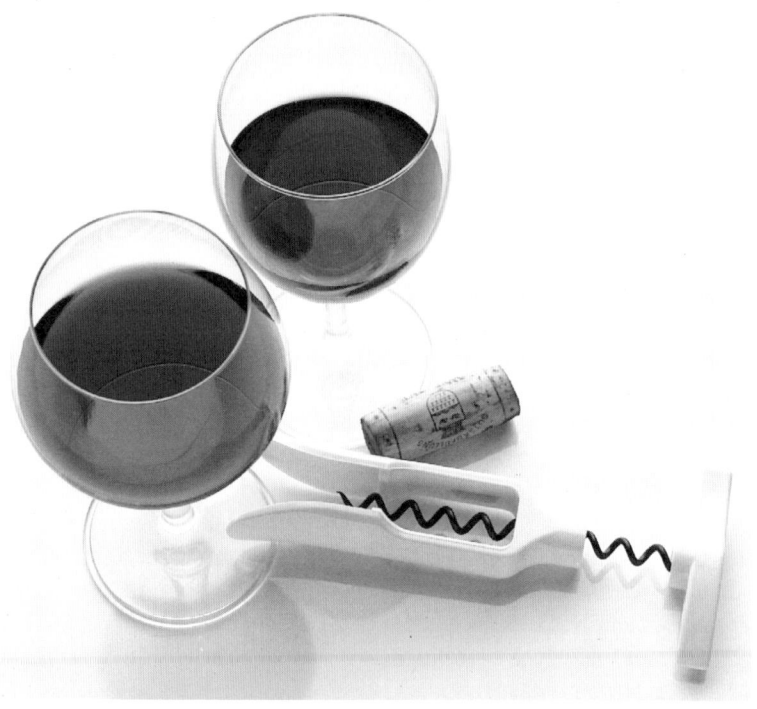

Eine teilweise zerstörte Leber macht alle Bemühungen um ein hübscheres, jugendlicheres Aussehen zunichte – und zwar endgültig. Unter der stetig nachlassenden Leberleistung zerfällt nach und nach der ganze Organismus.

Das B-Vitamin Cholin als Helfer der Leber

Wichtigste Verbündete der Leber sind sogenannte lipotrope Substanzen, das sind Moleküle, die Fett transportfähig und verwertbar machen, so daß es sich nicht – wie z. B. in der Leber – ablagern kann. Eine regelrechte Verjüngungskur für die Leber bringt das B-Vitamin Cholin, das besonders reich in Soja-Lecithin enthalten ist.

Das Zaubermittel für eine gesunde, aktive Leber ist das B-Vitamin Cholin. Cholinmangel führt nach neuester Erkenntnis zu Krebs.

Bei gesunder Kost erhält die Leber ausreichend Cholin. Es ist vorwiegend in Leber, Eigelb, Vollkornprodukten, Keimen und Samen enthalten; Gemüse und Obst sind hingegen sehr arm an Cholin. Die beste Quelle ist Soja-Lecithin, in dem Cholin in seiner biologisch aktivsten Form, als Phosphatidyl-Cholin, vorkommt. Cholin wird allerdings auch im Darm hergestellt: aus den Aminosäuren Methionin und Serin unter Beteiligung von Folsäure und Vitamin B12.

Cholin-Mangel führt selbst bei Menschen, die überhaupt keinen Alkohol trinken, zu einem entgleisten Wachstum der Leberzellen. Triglyzeride werden dann so stark gelagert, daß sie die gesamte Leber fast bis zum Platzen ausfüllen können. Betroffen davon ist wahrscheinlich mehr als jeder fünfte oder vierte, möglicherweise jeder dritte Erwachsene über 35 Jahren.

Wenn sich in der verfettenden Leber Triglyzeride häufen und ständig neue hinzukommen, hat das angegriffene Organ ohne Cholin keine Chance, sie loszuwerden. Um sie ins Blut zu schicken, muß die Leber Fettmoleküle in Eiweißhüllen entwickeln und damit Fetteiweißstoffe produzieren. Ihr wesentlicher Bestandteil ist aber Cholin. Das fettähnliche B-Vitamin kann durch keine andere Substanz ersetzt werden.

Wenn die Leber überfordert ist

Ohne Cholin gerät die Leber in einen dramatischen Überlebenskampf. Nach neuesten Erkenntnissen wirkt Cholin-Mangel sogar karzinogen, kann also Leberkrebs verursachen – und zwar ohne Einfluß anderer krebserregender Substanzen.

Biochemisch kommt es jetzt zu aufregenden Vorgängen: Im verzweifelten Bemühen, alle unerwünschten und hochgefährlichen Triglyzeride unterzubringen, stellt die Leber immer mehr Leberzellen her.

Deshalb wird eine Fettleber immer größer. Beim Bau dieser neuen Zellen werden massenweise Nukleinsäuren für den Einbau in die Zellkerne verarbeitet. Dies geschieht in Organellen, mikroskopisch winzigen, zelleigenen Eiweißfabriken, die unter der ungesund aufge-blähten Produktion immer schwächer und ungeschützter werden.

Freie Radikale nutzen jetzt die Chance, die wunde Zelle anzugreifen. Ohne ausreichend Cholin sind die Nukleinsäuren, also die Bausteine der neuen Zellkerne, nur von ungenügender Qualität, sie können ihre genetischen Informationen nicht ausreichend in die Chromosomen des Zellkerns einbauen. Die dadurch bedingte Genschwäche wird zum Anreiz für krebserregende Substanzen.

Cholin ist vor allem in Leber, Eigelb, Vollkornprodukten, Keimen und Samen enthalten. Ein wahres Cholinparadies findet sich in Soja-Lecithin.

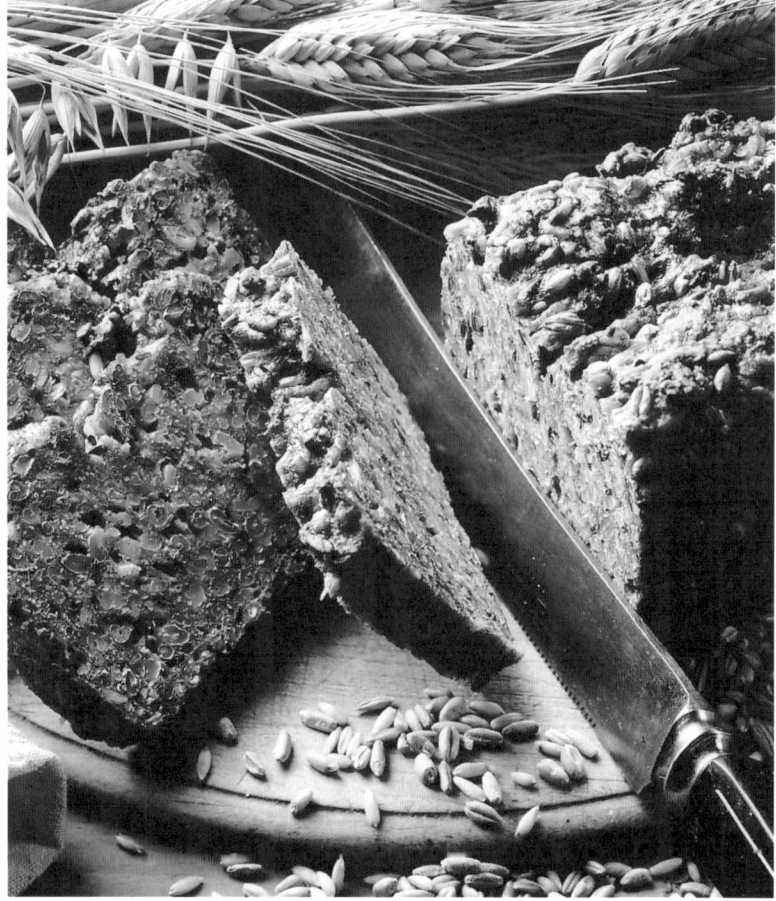

Bislang hat noch kein Wissenschaftler zusammengezählt, wie viele chemische Reaktionen eine gesunde Leber ausführt. Biochemiker schätzen, daß es pro Sekunde etwa 400 Billiarden oder mehr sind. Sicher ist jedoch, daß eine teilweise verfettete Leber oft nur noch zehn Prozent dieser wichtigen Stoffwechselprozesse ausführen kann, obwohl sie aus mehr Zellen als eine gesunde besteht.

Jünger und vitaler mit einer gesunden Leber

● Essen Sie keine hellen Teigwaren, kein helles Brot und keine Mehlprodukte. Sie machen Ihre Leber zu fett, und es fehlt diesen Nahrungsmitteln das B-Vitamin Cholin, mit dessen Hilfe das Fett aus der Leber entfernt wird.

● Verzichten Sie auf Süßes und süße Getränke, denn auch daraus macht die Leber Triglyzeride.

● Trinken Sie pro Tag nicht mehr als 50 Gramm reinen Alkohol, das entspricht 1 Liter Bier oder 1/2 Liter Wein.

● Nehmen Sie als Nahrungsergänzung Soja-Lecithin aus dem Reformhaus. Es enthält das biologisch aktive Phosphatidyl-Cholin, das Ihre Leber von Fettproblemen befreit.

● Erhöhen Sie den Anteil an Ballaststoffen in der Nahrung; essen Sie Vollkornprodukte, Obst, Salat, Rohkost, Gemüse, Kartoffeln, Naturreis. Die Ballaststoffe saugen sich im Darm mit Verdauungssäften voll und werden schnell ausgeschieden. Dabei führen sie Fettmoleküle und fettige Rückstände mit, so daß der Leber viel weniger Fett aus dem Darm zufließt.

Um Ihre Leber fit zu halten, meiden Sie Weißmehlprodukte und Süßigkeiten. Nehmen Sie mehr Ballaststoffe zu sich und reduzieren Sie Ihren Alkoholkonsum.

Interessantes über den Stoffwechsel

● Der Stoffwechsel umfaßt das gesamte System von Nahrungsverdauung, Nährstofftransport, Energiegewinnung, besonders aber den Abbau und Umbau von Biostoffen und die Ausscheidung von Abfallprodukten.

Die treibende Kraft der gesamten Verdauung ist der Stoffwechsel. Er transportiert Nährstoffe, gewinnt Energie, verwertet Biostoffe und selektiert Abfallprodukte.

● Zu diesem Zweck finden in den 70 Billionen Körperzellen ständig chemische Reaktionen statt, viele von ihnen nahezu in Lichtgeschwindigkeit.

● Hormone und Nerven-Peptide, die Beauftragten des Gehirns, stimulieren und kontrollieren in jeder Sekunde Milliarden Enzyme, die die eigentliche Stoffwechselarbeit verrichten.

● Alle Stoffwechselvorgänge werden unterteilt in anabolische und katabolische. Anabolisch bedeutet aufbauend, es betrifft den Aufbau und die Verknüpfung kleiner oder größerer Moleküle in den Körperzellen. Katabolisch bedeutet abbauend und energieerzeugend, es betrifft chemische Reaktionen zur Freisetzung von Energie und den Abbau von Abfallprodukten.

● Der Stoffwechsel ist eine hochsensible Einheit, die leicht gestört wird: durch einen angeborenen oder entwickelten Enzymmangel, z. B. bei Unverträglichkeit von Milchzucker, bestimmten Vollkornsubstanzen wie Gluten usw., oder durch Fehlernährung und einen damit verbundenen Nährstoffmangel.

DIE VERSORGUNG DES GANZEN KÖRPERS

Alle Biostoffe, die in Magen und Darm aufgenommen oder von der Leber verarbeitet wurden, müssen zu den 70 Billionen Körperzellen transportiert werden. Allein zu diesem Zweck hat die Natur das System der Blutgefäße erfunden, das selbst die hinterste Zelle im kleinen Zeh versorgt. Weil jede Zelle Anschluß an dieses System hat, existieren unzählige größere, kleine und winzige Blutleitungen. Alle Blutgefäße eines menschlichen Körpers aneinandergereiht ergeben eine Länge von 100 000 Kilometer. Durch dieses erstaunliche Labyrinth pumpt das Herz in jeder Minute rund 5 Liter Blut. Wenn es ständig in ausreichender Konzentration alle 100 lebenswichtigen Biostoffe enthält, brauchen Sie sich um Ihre Gesundheit und körperliche Fitneß nie Sorgen zu machen.

Der Blutkreislauf als Lebensader

Die festen Bestandteile des Bluts – Blutkörperchen und Blutplättchen – machen etwa 40 bis 50 Prozent des Bluts aus, der Rest ist das wäßrige Plasma, in dem die Nährstoffe schwimmen. Den größten Anteil haben Proteine, die Eiweißkörper, die acht Prozent des gesamten Plasmas ausmachen. Rund ein Drittel des Eiweißes in der Nahrung wird für die Herstellung von Blut-Albuminen, die u. a. für den Nährstofftransport zuständig sind, und andere Plasmaproteine verbraucht.

Ein tausendstel Liter Blut enthält rund 5 Millionen rote Blutkörperchen, insgesamt besitzt jeder 25 Milliarden davon. Das Zytoplasma, das wäßrige Innere jedes einzelnen Blutkörperchens, enthält rund 300 Millionen Hämoglobin-Moleküle. Sie transportieren den lebenswichtigen Sauerstoff zu allen Körperzellen.

Auch die weißen Blutkörperchen, die sogenannten Leukozyten, sind im Blut zahlreich vertreten. Es gibt verschiedene Arten. Drei Viertel aller weißen Blutkörperchen bestehen aus Neutrophilen; jeder einigermaßen gesunde Erwachsene produziert davon pro Tag rund 125 Milliarden. Im Knochenmark, dem Herstellungsort der Blutkörperchen, stehen außerdem für jedes einzelne Neutrophile weitere 100 in Reserve. Bei einer Infektion, z. B. durch einen Virus, können inner-

Um körperlich fit zu sein, muß Ihr Blut 100 wichtige Biostoffe enthalten. Fünf Liter Lebenssaft werden pro Minute durch 100.000 Kilometer von Blutgefäßen gepumpt!

halb einer Stunde 2,5 Billionen Neutrophile als körpereigene Abwehrkraft ins Blut geschickt werden.

Blut als Transportweg der Biostoffe

Vitamin C und E schützen das Blut vor Freien Radikalen und machen es immun. Essen Sie täglich einen Apfel, eine Kiwi und viel Gemüse. Trinken Sie täglich den Saft zweier Zitronen.

Während Eiweiß, Kohlenhydrate, Fettmoleküle und die Mineralstoffe Calcium, Kalium, Schwefel, Natrium, Chlor, Magnesium und Phosphor in größeren Mengen im Blut befördert werden, sind Spurenelemente nur in verschwindend geringen Mengen im Blut vorhanden. Ein tausendstel Liter Blut enthält 60 milliardstel Gramm Jod, etwa 1 milliardstel Gramm Mangan und lediglich 0,2 milliardstel Gramm Chrom. Diese geringen Mengen reichen aus, um alle 70 Billionen Körperzellen zu versorgen. Doch leider hat nur etwa jeder 14. Erwachsene von allen lebensnotwendigen Biostoffen eine ausreichende Konzentration in seinen 5 bis 6 Litern Blut.

Die Geschwindigkeit, in der die Biostoffe im Blut transportiert werden, ist unterschiedlich. In der Aorta, dem größten Blutgefäß, schießt das Blut im rasanten Tempo von 33 Zentimetern pro Sekunde vorwärts. In den winzig kleinen Kapillaren hingegen, aus denen die Körperzellen ihre Biostoffe zapfen, fließt das Blut in einer Geschwindigkeit von nur einem Millimeter pro Sekunde. Das ist wichtig, denn nur so kann die Zelle in aller Ruhe Nährstoffe übernehmen und Abfallstoffe ans Blut abgeben.

Bei der Aufgabe, auch die Gehirnzellen zu versorgen, hat es das Blut schwerer. Gehirnzellen sind nämlich besonders geschützt, damit nicht unerwünschte Nährstoffe oder Eindringlinge wie in anderen Zellen durch die zahllosen wassergefüllten Kanälchen ein- und ausgehen. Deshalb fehlen diese Zugangswege in die Gehirnzellen, sie sind ersetzt durch zahlreiche Eingänge, die nur fettlösliche Substanzen – darunter auch Alkohol und Nikotin – problemlos passieren können; das ist der Grund, warum Alkohol und Nikotin so schnell im Gehirn wirksam werden. Der Hauptzweck der sogenannten Blut-Hirn-Schranke ist, die Gehirnzellen vor den Nährstofffluktuationen im Blut – mal mehr, mal weniger Eiweiß, Hormone, Mineralien usw. – zu schützen.

Das Blut versorgt und verjüngt nicht nur jede Körperzelle, sondern es will selbst versorgt und ständig verjüngt sein. Anders kann es seine Aufgaben nicht wahrnehmen. Wenn Sie z. B. zu fett essen, können die Fettwerte im Blutplasma so stark ansteigen, daß das Blut nur noch schwerfällig dahinfließt. Das Blut ist dann ebenso „krank", wie wenn Sie zu salzreich essen und die Blutmenge dadurch ansteigt; das Natrium im Salz gelangt ins Blutplasma und bindet zusätzliches Wasser.

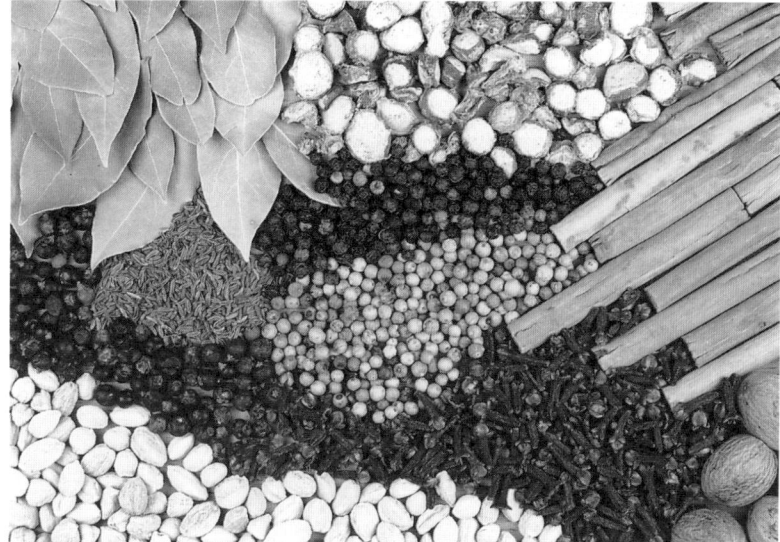

Zu salzreiches Essen behindert den Nähr-stofftransport des Blutes. Verwenden Sie beim Kochen ver-stärkt Kräuter und Gewürze!

Das nährstoffreiche Blut lockt Freie Radikale an

Weil das Blut mit all seinen Blutkörperchen und den Biostoffen das reinste Schlaraffenland für die Freien Radikale ist, muß es entsprechend geschützt werden. Der beste Immunschutz ist immer noch der, bei dem das korpereigene Immunsystem selbst kaum gebraucht wird. Mit anderen Worten: Unter den Nährstoffen, die im Blut schwimmen, müssen ausreichend Immunsubstanzen sein. Die wichtigsten sind Vitamin C und Vitamin E. Vitamin C ist der ärgste Feind aller Viren und Bakterien, die es wagen, ins Blut vorzudringen. Wer wenig Gemüse und kaum Obst ißt, hat eine Plasmakonzentration von Vitamin C bei etwa 0,4 Milligramm pro zehntel Liter Blut oder noch weniger. Da freuen sich die Krankheitserreger, denn niemand stört sie, wenn sie die Blutkörperchen, Hormone und andere Biostoffe im Blut angreifen oder verschlingen. Täglich ein Apfel, eine Kiwi und der Saft von zwei Zitronen steigert die Vitamin-C-Werte im Blut auf über 2 Milligramm pro zehntel Liter Blut. Außerdem setzen sich massenweise Vitamin-C-Moleküle an die weißen Blutkörperchen und erhöhen deren Immunkraft bei der Abwehr.

Vitamin E schützt das Blut

Damit Sie und Ihr Blut jung bleiben, beachten Sie fünf Regeln: wenig Salz, kaum Fett, eiweißreiche Kost, z.B. Fisch, zwischendurch Nüsse und immer viel Obst!

Vitamin E schützt vor allem die Fettstoffe und die Blutkörperchen im Blut vor Freien Radikalen. Dabei ist ein Verhältnis von 0,8 Milligramm Vitamin E zu 1 Gramm Fettsubstanz bei Erwachsenen normal; Kinder brauchen weniger Vitamin E im Blut.

Das wichtige Vitamin E steckt in Weizenkeimen, Sonnenblumen- und Sojaöl, Nüssen, Samen und Kernen. Bei Streß und Mangelernährung sinkt das Verhältnis bei vielen Menschen bis unter 0,1 Milligramm Vitamin E zu 1 Gramm Fettsubstanz pro zehntel Liter Blut. Jetzt wird das Blut ungeschützt und schwach, es befördert nur noch einen Teil seiner Biostoffe zu den Körperzellen. Das wäre weiter nicht schlimm, wenn das Blut nach einer einmaligen Reise durch den Kreislauf wieder ausgeschieden würde. Aber jeder Tropfen Blut kreist pro Tag 1000mal durch den Körper und wird bei mangelndem Immunschutz immer „älter".

Meistens ist das Blut morgens gesünder als abends, weil sich das Immunsystem stets im Schlaf oder Ruhezustand aufbaut. Viele 30- oder 40jährige Frauen und Männer, die unter Streß stehen, haben spätabends das Blut von 70- oder 80jährigen.

So bleibt Ihr Blut frisch und gesund

● Vermeiden Sie allzu salzreiches Essen.

● Essen Sie nicht zu fett.

● Sorgen Sie für ausreichend Eiweiß in der Nahrung: Magerkäse, Sojaprodukte, Fleisch, Fisch, Geflügel.

● Essen Sie Sonnenblumenkerne, Knabbereien aus Soja, Nüsse oder Keime, wenn Sie zwischendurch Hunger haben. Darin ist viel Vitamin E enthalten. Verwenden Sie in der Küche, z. B. beim Salatanmachen, kaltgepreßte Pflanzenöle mit viel Vitamin E.

● Essen Sie sehr viel frisches Obst. Das darin reichlich enthaltene Vitamin C schützt die Blutkörperchen und lebenswichtige Biostoffe. Außerdem unterstützt es die weißen Blutkörperchen im Blutplasma. Vitamin C baut auch Vitamin-E-Moleküle wieder auf, die im Kampf gegen Freie Radikale zerstört wurden.

Die Nieren: Ein Filter für das Blut

700 bis 800 Liter Blut fließen jeden Tag durch die beiden Nieren, dabei trennen sich 200 Liter Flüssigkeit aus dem Blut und strömen durch rund 2 Millionen Nephronen, das sind feinste Nierenfilterchen. Von diesen 200 Litern werden rund 1,5 Liter in das Nierenbecken ausgeschieden und als Urin an die Blase abgegeben. Der Rest fließt ins Blut zurück.

Achten Sie auf Ihre Nieren! Gesunde Nieren festigen Ihre Zähne und Knochen, Ihre Haare wachsen schneller, und Ihre Haut bekommt ein frisches Aussehen.

Sinn dieses Umwegs ist, daß die Nieren das Blut auf seinen Nährstoffgehalt prüfen. Wenn z. B. zu viele bestimmte Aminosäuren oder Spurenelemente im Blut enthalten sind, werden sie an den Urin abgegeben. Wenn dem Körper hingegen bestimmte Biostoffe fehlen, werden diese möglichst komplett wieder ins Blut zurückgepumpt. Tag und Nacht, in jeder Sekunde wachen die Nieren mit allergrößter Aufmerksamkeit über die Zusammensetzung des Bluts. Sie helfen mit, die 70 Billionen Körperzellen stets ausreichend zu versorgen.

Außerdem sind die Nieren die Müllabfuhr, sie trennen alle Schadstoffe oder Schlacken aus dem Blut und leiten sie an den Urin weiter. Darüber hinaus haben die Nieren noch eine ganze Reihe anderer Aufgaben: Sie wirken z. B. bei der Kontrolle des Blutdrucks und beim Calciumstoffwechsel mit.

Gesunde Nieren machen jünger und zufriedener
Diese unablässigen Anstrengungen der Nieren können Sie tatkräftig unterstützen. Sie können beide Nieren wie ein Instrument dazu benutzen, daß die Knochen und Zähne fester werden, daß Sie sich frischer und unternehmungslustiger fühlen, daß die Haare schneller wachsen und die Haut besser durchblutet wird. Tatsächlich altern Menschen rasch oder wirken älter, weil ihre Nieren nur mit 70 oder 80 Prozent Leistung arbeiten. Wird diese Unterfunktion reguliert, dann werden die Nieren zur Quelle ganz neuer Lebensimpulse.

Eine unzureichende Ernährung schwächt die Nieren
Selbst die geringfügigste Mangelernährung – ganz speziell Eiweißmangel – wirkt sich ungünstig auf die Filterfunktion der Nieren aus und beeinträchtigt ihre Fähigkeit, den Urin zu konzentrieren und mit Säure anzureichern. Dieses ständige Ausscheiden von Säure aus dem

Blut in den Urin ist für die Gesundheit enorm wichtig. Die Säure wird dabei an Phosphorsubstanzen gebunden.

Bei Phosphormangel in der Nahrung wird Phosphor aus den Nierenfiltern wieder ans Blut abgegeben, denn Phosphor ist lebensnotwendig und fehlt bei der Säureausscheidung. Es kann dann zur sogenannten Azidose kommen, einem Absinken des pH-Säure-Werts im Blut bis unter 7,38 und einer Zunahme der Wasserstoffionen im Blut. Das Blut wird saurer. Die harmloseste Folge: Basische, die Säure ausbalancierende Nährstoffe im Blut werden unnötig aufgebraucht und fehlen bei der Zellversorgung.

Biostoffe für die Nieren

● Machen Sie die Soja-Nieren-Kur; Soja enthält sehr viel Eiweiß! Es erhöht den Blutfluß durch die Nieren und die Filterrate, es kann den Durchmesser zu enger Nierenfilter etwas vergrößern und steigert so die Gesamtleistung der Nieren. Das Programm: 30 Tage statt Fleisch Tofuprodukte essen. Es gibt sie reichlich, z. B. in Bio-Läden.

Machen Sie eine Soja-Nieren-Kur und setzen Sie 30 Tage Tofu statt Fleisch auf Ihren Speiseplan. Essen Sie viel wäßriges Obst und phosphathaltige Kost, wie z.B. Eier, Samen und Käse.

● Essen Sie nicht zuviel tierisches Eiweiß; also nicht jeden Tag zwei- oder dreimal Fleisch! Sonst entstehen Eiweißabfälle, die sich in den Nierenkanälchen ablagern und zu Gicht oder Arthritis führen können.

● Sorgen Sie für eine gesunde phosphathaltige Kost: Vollkornprodukte, Eier, Samen, Nüsse, auch Fleisch, Fisch, Geflügel, Käse und Gemüse.

● Trinken Sie möglichst wenig süße Limonaden oder Cola. Die darin reichlich enthaltenen Phosphate führen zu einem Ungleichgewicht mit dem Gegenspieler des Phosphors im Stoffwechsel, dem Calcium, und belasten Ihre Nieren eher.

● Essen Sie viel wäßriges Obst: Melonen, Äpfel, Birnen, Beeren, Zitrusfrüchte usw. Das darin enthaltene Wasser ist das beste Durchspülmittel für Ihre Nieren. Lassen Sie dafür lieber den weitverbreiteten Unsinn, große Mengen Mineralwasser zu trinken. Es schadet den Nieren eher, als daß es hilft.

SCHÖNHEIT KANN MAN ESSEN

Es klingt verführerisch und ein klein wenig unglaubwür-
dig: Eine glatte, gut durchblutete, seidige Haut, farbkräf-
tiges, glänzendes Haar, ausdrucksstarke Augen und schöne Zähne kann man sich anessen. Anders ausgedrückt:
Häßliche, unansehnliche Runzeln und Falten, brüchiges,
dünnes Haar, einen glanzlosen Blick ohne Charisma, ein
mürbes Zahnfleisch oder kranke Zähne kann man weg-
essen.

Hinweise darauf gab es schon lange: Kinder, die in ihrer
Jugend gesund leben und essen, Tiere in freier Natur, die
bis an ihr Lebensende dasselbe jugendliche Aussehen
und stets das gleiche Körpergewicht behalten, zeigen es.
Den Hinweisen folgen jetzt die Beweise, dank moderner
Geräte zur Analyse, mit denen Biochemiker den Stoffwechsel unserer Körperzellen ganz genau untersuchen
und sogar beobachten können. Sie sehen – als liefe es im
Kino auf einer großen Leinwand ab –, was eine Zelle alt
und welk macht.

Die heutigen Stoffwechselexperten, besonders an den Eli-
te-Schulen der modernen Biochemie an der University of
California, sind entzückt von diesen neuen Untersu-
chungstechniken. „Man kann mit 50 aussehen wie 30 –
kein Witz", erklären Wissenschaftlerinnen. „Entscheidend ist allein, was morgens, mittags und abends sowie
als Snack auf dem Teller liegt."

*Essen Sie sich schön!
Bekannt ist, daß
Menge und Inhalt der
Nahrung Einfluß auf
das Gewicht haben.
Neu hingegen:
Auch das attraktive
Äußere kommt aus
der Küche.*

So wird Ihre Haut wieder jung

Wer täglich die Kantine oder Mensa besucht und den Pizza-Service bestellt, braucht sich über alte Haut nicht zu wundern.

Sie hat es nicht leicht, die Haut. Mit 2 oder 2 1/2 Quadratmeter Gesamtfläche ist sie das größte Organ. Doch die 13 Millionen Hautzellen pro Quadratzentimeter bekommen oft nur 40 Prozent der Biostoffe wie Eiweiß, Vitamine, Spurenelemente usw., die sie für ihre Gesundheit brauchen. Von speziellen für das Bindegewebe wichtigen Biostoffen wie den Aminosäuren Prolin oder Glycin, dem Vitamin B6, Vitamin C oder dem Spurenelement Zink schickt ihnen der Darm über das Blut manchmal nur karge 15 Prozent oder noch weniger. Spezielle Hautschutzstoffe wie Vitamin A, Vitamin E oder das Spurenelement Selen fehlen mitunter ganz. Wie soll da die Haut noch hübsch aussehen?

Ein Beispiel: Wenn wir mit Kaffee, Brötchen, Marmelade und Butter frühstücken, mittags in der Kantine essen – nicht selten nährstoffleere Fertiggerichte –, abends eine Pizza vertilgen und als Zwischengerichte Cremespeisen, Kuchen, Kartoffelchips oder Schokoriegel vernaschen, ist schon beim Zubettgehen das Bindegewebe der Haut bis zu 45 Prozent unterversorgt, und in den Hautzellen herrscht Alarmstimmung.

Hautzellen wollen gesund ernährt sein

Hautzellen leben – genau wie der Mensch, auch wenn sie keine Seele haben. Hautzellen haben auch Angst, vor allem vor Freien Radikalen, die jede noch so geringfügige Schwäche der Zellen sofort unbarmherzig nutzen, um in ihrer Freß- und Zerstörungswut die Schutzschichten der Zellen zu durchbrechen und in ihrem Innern die Hunderttausende an zellversorgenden Organellen und den Zellkern anzugreifen. Pro Tag wird jede Hautzelle 10 000mal von diesen zerstörerischen Radikalen attackiert.

Wer unter Dauerstreß steht und nur von Pommes frites, Torten, süßen Getränken und Zigaretten lebt, dessen Hautzellen werden pro Tag bis zu 80 000mal angegriffen. Denn überall dort, wo sich Freie Radikale entwickeln können, vervielfältigen sie sich explosionsartig, und ihre Vernichtungswut erhöht sich entsprechend.

Die Folgen unzureichender Ernährung

Eine ungesunde Ernährung führt zum Absterben der Darmflora; Fäulnisprodukte wie unverdautes Eiweiß, sogenannte Polyamine, dringen jetzt über das Blut in die Haut ein und führen zu Ekzemen und anderen Hautkrankheiten.

An der University of Southern California in La Jolla, Kalifornien, haben Physiologen ein interessantes Experiment gemacht. Für 30 Dollar pro Tag stellten sich 86 männliche und weibliche Studenten als Versuchspersonen zu Verfügung. Sie wurden 44 Tage lang mit sogenanntem Junk-Food ernährt: ausgelaugtem Dosengemüse, Spaghetti, jahrealter Tiefkühlkost, endlos gegrillten Hähnchenschenkeln, jeder Menge Süßigkeiten, viel Cola, süßen Limonaden usw. Bezogen auf die Idealwerte gesunder Ernährung – wie sie z.B. Tiere in freier Natur zu sich nehmen – führte dies zu einer um 70 Prozent reduzierten Nährstoffzufuhr. Bestimmte lebenswichtige Nährstoffe wie Vitamin B12, Folsäure, die Spurenelemente Mangan, Selen, Boron, Zink, Chrom, Kupfer, Jod und Molybdän waren teilweise nur noch zu 5 bis 8 Prozent in dieser kargen Kost enthalten.

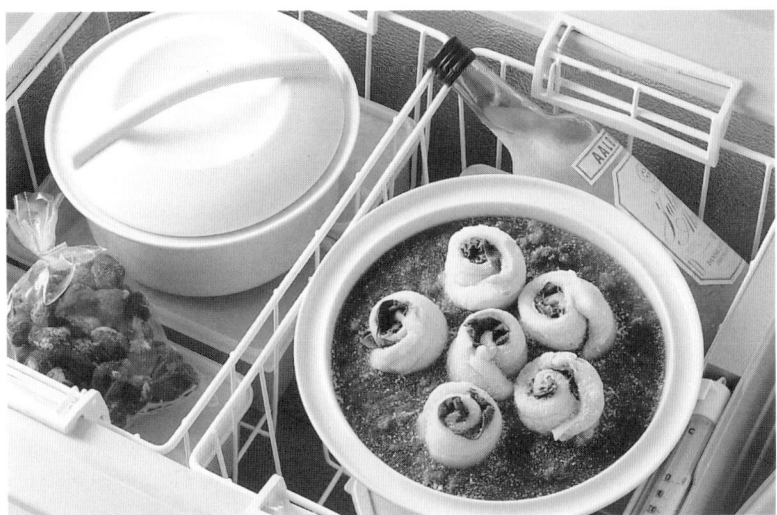

Tiefkühlkost enthält – genauso wie Konserven – kaum Spurenelemente und Vitamine. Zuviel davon schwächt die Nerven und das Immunsystem und schadet obendrein Ihrer Haut.

Beim Abschluß der Studie zeigten sich erschreckende Folgen: Nach einem subjektiven Bewertungsschema von Hautglätte, Festigkeit und Glanz des Haars, Sehstärke, Zustand der Zahnwurzelhaut usw. waren die bemitleidenswerten Versuchspersonen um durchschnittlich 14 Jahre gealtert – nach nur wenig mehr als sechs Wochen! Außerdem war ihr Immunsystem defekt, viele klagten über Infektionen, Erkältungen usw. 30 Prozent fühlten sich müde und antriebsarm, 22 Prozent litten unter teilweise massiven nervlichen Störungen: Gereiztheit, Aggressivität, depressive Verstimmungen, geistige Leistungsschwäche. 18 Prozent hatten zwischen 3 und 4 1/2 Kilo zugenommen. Die 18 weiblichen Versuchspersonen schnitten beim Gesamtergebnis statistisch um 36 Prozent schlechter ab, bedingt durch Nährstoffverluste bzw. einen erhöhten Nährstoffbedarf während der Menstruation und ein um ein Drittel niedrigeres Speicherdepot an Glukose, dem sogenannten Glykogen, in Muskeln, Blut und Leber.

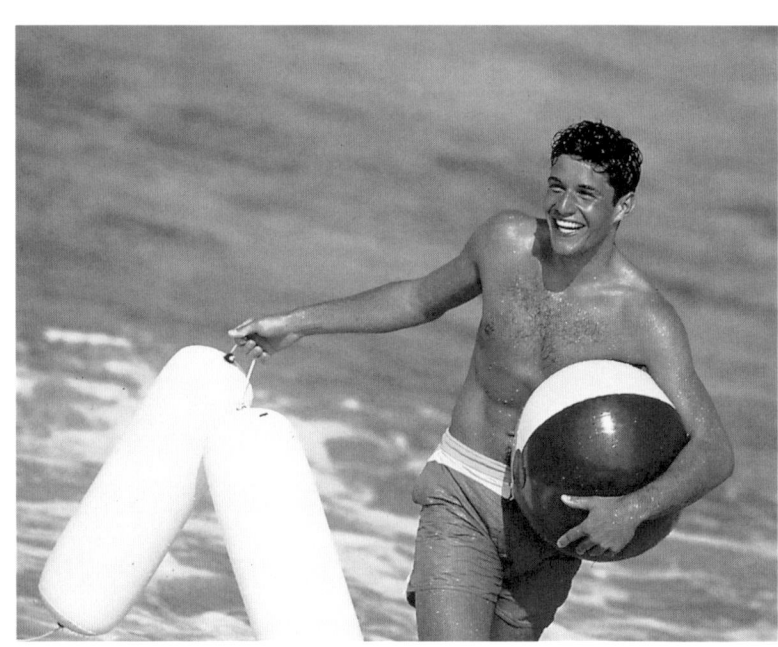

Sonnenstrahlen stimulieren die Haut zur Produktion von Cholecalciferol, das für einen gesunden Knochenbau sorgt. Aber Vorsicht: Zuviel Sonne ist ungesund.

Aber der eigentliche Zweck der Studie zeigte sich in der nachfolgenden Testperiode. Die Studenten bekamen zwölf Tage lang das beste Essen, das die Natur anbietet: Rohkost, Salat, Obst, Gemüse, Kartoffeln, Vollkornprodukte, Käse, Milch, Eier, Fisch und viel Nüsse und

Samen. Schon nach einer Woche hatten 88 Prozent der Versuchspersonen ihr jugendliches Erscheinungsbild nach dem subjektiven Bewertungsschema zurückgewonnen. Als die zwölf Tage vorbei waren, herrschte unter Wissenschaftlern und Versuchspersonen Jubel: Alle Studenten sahen jünger aus als vorher. Die Haut- und Haartests ergaben eine signifikante, wissenschaftlich nachweisbare Verjüngung, die Sehschärfe und Ausdruckskraft der Augen war beeindruckend, kariesbedingte Schäden der Zähne waren gestoppt, die Zahnwurzelhaut war um bis zu 23 Prozent gefestigt.

Interessantes über die Haut

● Die Haut ist zwischen 1/2 und 2 Millimeter dick. Sie besteht aus drei Schichten: der Oberhaut – der Epidermis, die kaum durchblutet ist –, der Lederhaut, wo das Kollagen produziert wird, und dem Unterhautgewebe – dem Sitz der Fettzellen.

● Ein kleiner Fleck Gesichtshaut, etwa so groß wie ein Daumennagel, enthält einen Meter Blutgefäße, vier Meter Nerven, rund 100 Schweißdrüsen, 15 Öldrüsen, bis zu 60 Haarbalgdrüsen, Tausende Pigmentzellen, 150 Zentimeter Lymphgefäße und 25 Nervenenden.

● Die Haut schützt den Körper vor Schmutz und Krankheitserregern wie Bakterien, Viren, Pilzen und Freien Radikalen, vor zu starker Hitze und Kälte.

● Stimuliert durch ultraviolettes Licht der Sonne oder künstlicher UV-Strahlen im Sonnenstudio, produziert die Haut aus bestimmten Cholesterinmolekülen das für den Knochenbau wichtige Cholecalciferol, Vitamin D3, ohne die Hilfe von Enzymen.

● Pro Tag dünstet die Haut 1/2 Liter Wasser aus, beim Schwitzen bis zu 2 Liter.

Die Haut ist ein Spiegelbild der Seele. Sie schützt den Körper vor Krankheitserregern, Hitze und Kälte.

Kollagen: Das Zauberwort für eine jugendliche Haut

Das A und O einer jugendlichen Haut ist das Kollagen, ein stark quellender Eiweißkörper im Bindegewebe, der die Haut glatt und fest macht; kränkelndes Kollagen führt zu Falten. Das Bindegewebe der Haut befindet sich 24 Stunden am Tag in einem ständigen Auf- und Abbauprozeß. Es kann vormittags viel fester sein als abends – auch wenn dies gar nicht auffällt.

Beeinflußt werden diese negativen oder positiven Hautprozesse hauptsächlich durch die Ernährung. „Entscheidend ist", so sagen die Dermatologen unter den modernen Biochemikern, „Abbauprozesse zu stoppen und Aufbauprozesse massiv zu unterstützen." Dann läßt sich der Zustand der Haut in 60 bis 90 Tagen wesentlich verbessern.

Aufbau und Funktion von Kollagen

Eine geschwächte Haut kann sich in wenigen Wochen regenerieren. Wichtig ist: Die Stimulation muß von innen geschehen. Äußerlich aufgetragene Cremes nützen wenig.

Kollagen gibt dem Bindegewebe seine dehnbare Festigkeit, nicht nur in der Haut, sondern überall im Körper, auch in den Organen. Entscheidend für die Schönheit der Körperhaut ist, daß Kollagen teilweise als Speicher für Aminosäuren dient. Bei Eiweißmangel, aber auch bei anderen Nährstoffdefiziten – speziell von Zink und Vitamin C – oder bei der Verschreibung von Kortisonpräparaten, holt sich der Körper Eiweißreserven aus dem Bindegewebe bzw. Kollagen. Dabei ist der Kollagenabbau dort am größten, wo am meisten Kollagen vorhanden ist: in den Knochen und in der Haut.

Kollagen besteht aus langen Ketten faserartiger weißer Moleküle, die rund 1 000 Aminosäuren oder 16 000 Atome enthalten. Dies sind Großmoleküle – andere Proteine haben meist nur 10, 20 oder höchstens ein paar hundert Moleküle. Die Natur hat sich freilich etwas dabei gedacht, die Kollagenfasern so lang zu knüpfen. Als es vor vielen hundert Jahrmillionen darum ging, aus den vorhandenen Mikroorganismen größere Lebewesen zu züchten, brauchte sie kräftiges Baumaterial.

Kollagenfasern sind das mit Abstand solideste und festeste Baumaterial der Welt. Sie sind weitaus widerstandsfähiger als Stahlfasern von derselben Dichte. Erstaunlicherweise bestehen diese Fasern aus nur zwei Aminosäuren, nämlich Prolin bzw. Lysin und Glycin. Der Trick der Natur: Sie hat diese Großmoleküle zu langen, linksgedrehten Spiralen aufgezwirbelt und jeweils drei von ihnen mit rechter Drehung ineinander verknüpft. Das Ganze wird dann noch durch ebenfalls enorm reißfeste, aber dehnbare gelbe Elastinfasern miteinander verschweißt.

Auf diese Weise entsteht z.B. im Gesicht unter der Oberhaut eine absolut feste, glatte Schicht, die Druck abfedert und sich – wenn wir lachen – gummiartig dehnt, aber sofort wieder zu ihrer ursprünglichen Glätte zusammenzieht.

Biostoffe aktivieren die Kollagenproduktion

Bevor Pro-Kollagen, der Stoffwechselvorläufer von Kollagen, aus den Bindegewebszellen ausgeschieden wird, bauen Vitamin-C-aktive En-

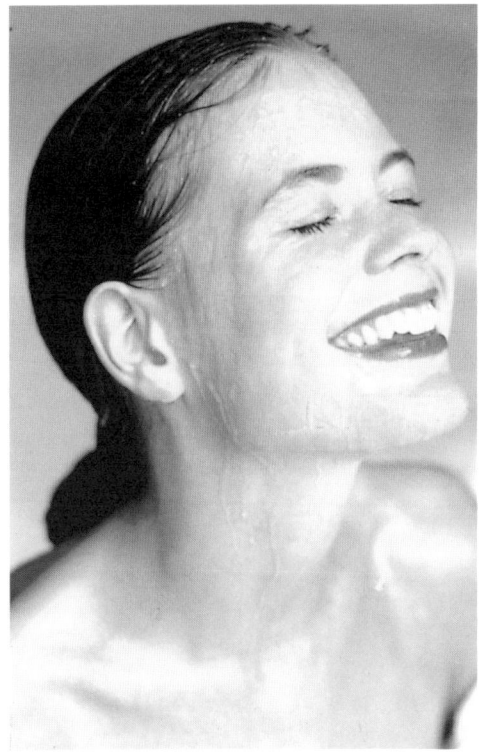

zyme mit Hilfe von Eisen und Sauerstoff fleißig Eiweiß, speziell die Aminosäuren Prolin und Lysin. Diese Eiweißkörper werden in Massen vorgeformt, um anschließend mit Hilfe des Spurenelements Zink in das Kollagen eingebaut zu werden. Außerdem ist Vitamin C Träger bestimmter Sulfat-Gruppen (Dermatin- bzw. Haut-Schwefel), dem „Gel" für die weiche Grundsubstanz unserer Haut. Schwefelarme Haut ist trocken und spröde.

Schöne, straffe Haut ist nicht nur der Jugend vorbehalten. Eine eisen- und vitaminreiche Kost beugt der Faltenbildung effektiv vor.

Um die Haut zu verjüngen, müssen die Bindegewebszellen also dazu motiviert werden, besonders viel

Pro-Kollagen herzustellen. Dazu ist es wichtig, viermal am Tag frisches Obst zu essen; ideal sind Kiwi und Zitrusfrüchte.

Damit aus Pro-Kollagen das neue Hautkollagen entsteht, wird Kupfer benötigt. Für eine ausreichende Kupferversorgung genügt täglich ein Müsli (1/2 Tasse) aus möglichst selbstgemahlenem Getreide: Dinkel, Hafer, Gerste, Weizen, Roggen, Buchweizen, Grünkern. Hülsenfrüchte (Erbsen, Bohnen, Linsen) und Schalentiere (Schnecken, Muscheln, Austern) sind ebenfalls reich an Kupfer.

Vitamin C, Eiweiß, Zink, Schwefel, Eisen und Kupfer brauchen die Hautzellen, um zu gesunden. Essen Sie u.a. Müsli, Leber, Sojaprodukte und Bierhefe.

Auch Eisen ist für den Kollagenaufbau unerläßlich. Eisenreiche Lebensmittel sind Leber, Herz, mageres Fleisch, Zunge, grünes Blattgemüse, Vollkornprodukte, Hülsenfrüchte. Eine sehr eisenreiche Zusatznahrung ist Melasse, der braune Zuckersirup.

Und dann braucht das Bindegewebe noch reichlich Eiweiß. Ideal sind alle Soja- bzw. Tofuprodukte, Fleisch, Fisch und Geflügel. Mit tierischen Produkten nimmt der Darm viel Kollageneiweiß auf, speziell die schwefeltransportierenden Aminosäuren Methionin und Cystein sowie Prolin und Lysin.

Nun ist nur noch reichlich Zink vonnöten; das Spurenelement liefert die wichtigen Enzymbestandteile für den Aufbau einer frischen Haut. Damit unser Blut wieder mehr von diesem Spurenelement an die Bindegewebszellen abliefert, können wir gar nicht zuviel Vollkornprodukte essen. Eine zinkreiche Nahrungsergänzung sind Bierhefe, Weizenkeime, Weizenkleie und Kürbissamen.

Wer sich reichlich mit den genannten Lebensmitteln versorgt, hat also alle Biostoffe beisammen, die die Bindegewebszellen benötigen, damit sie – vor allem nachts – unermüdlich neues, jugendliches Kollagen produzieren können.

Das Ende aller Falten

„Die gesunde Struktur des Hautkollagens darf sich über Jahrzehnte hinweg nicht verändern", sagen Stoffwechselexperten. Mit anderen Worten: Die Haut im Gesicht, am Hals, an Brust, Po und Oberschenkeln sollte sich in ihrer prallen Festigkeit nicht verändern, sie muß mit 50 Jahren noch ebenso kraftstrotzend sein wie mit 20 Jahren.

Falten, Runzeln und Krähenfüße sind im Prinzip nichts anderes als Zeichen falscher Ernährung. Welke Hautpartien, Furchen oder Hautkerben entstehen nur dort, wo das Bindegewebe extrem geschwächt ist. Wenn das Hautkollagen einer 35jährigen Frau nur noch 85 Prozent seiner ursprünglichen Zelldichte hat, besteht die Gefahr, daß Krähenfüße und feine Runzeln über Nacht entstehen. Doch für alle Menschen, deren Haut viel zu schnell gealtert ist, gibt es jetzt neue Hoffnung auf ein jugendlicheres Aussehen.

So entstehen Falten, Runzeln, Krähenfüße

● Schlecht versorgte und von Freien Radikalen zerstörte Bindegewebszellen sterben in Massen ab.

● Enzyme schaffen es nicht mehr, diese Massen von totem Eiweiß und ranzigem Cholesterin abzubauen und über das Blut abzutransportieren.

● Die großen, jetzt leblosen Eiweißmoleküle verkrusten miteinander dicht unter der Oberhaut zu langen Kolonien.

● Überschüssiges Calcium, das z.B. wegen Magensäuremangel nicht zu Ionen aufgelöst werden konnte, findet in den mikroskopisch winzigen Höhlen der Eiweiß-Cholesterin-Krusten einen idealen Unterschlupf, um sich einzunisten und zu harten Kristallen zu erstarren.

Fazit: Beugen Sie dem Eiweißtod im Kollagen vor! Halten Sie das Cholesterin in den Hautzellwänden lebensfähig, und sorgen Sie für eine bessere Calciumverwertung.

Falsche Ernährung führt zu Falten und Bindegewebsschwäche. Beugen Sie vor, indem Sie gesünder essen. Auch alte Haut kann wieder jung werden!

Verjüngen Sie Ihre Haut!
Der japanische Wissenschaftler Itaru Yamamoto machte 1993 eine interessante Entdeckung. Er setzte menschliche Bindegewebszellen in eine Nährlösung, die besonders viel Vitamin C enthielt. Das Vit-

amin kurbelte die Kollagenproduktion an und aktivierte die Verviel-
fältigung der Bindegewebszellen. Innerhalb von 24 Tagen wuchs das
Bindegewebe um das Vierfache der normalen Werte. Interessant daran ist, daß relativ wenig Vitamin C ausreichte. Der Grund: Aufge-
brauchtes Vitamin C wird in der Zelle durch ein Enzymsystem immer
wieder aufgerüstet.

Dr. K.M. Muller von der Mount Sinai School of Medicine in New
York bestätigt dies: „Bei ohnehin gesunder Kost genügt der Saft einer
Zitrone täglich, um die Haut mittelfristig zu regenerieren." Jeder von
uns hat also die Chance, seine Haut innerhalb von 6 bis 12 Monaten
erheblich zu verjüngen, nach Expertenschätzung um 3 bis 15 Jahre, je
nach dem Grad der Zerstörung.

Täglich ein Müsli aus selbstgemahlenem Getreide versorgt die Haut mit allen wichtigen Spurenelementen.

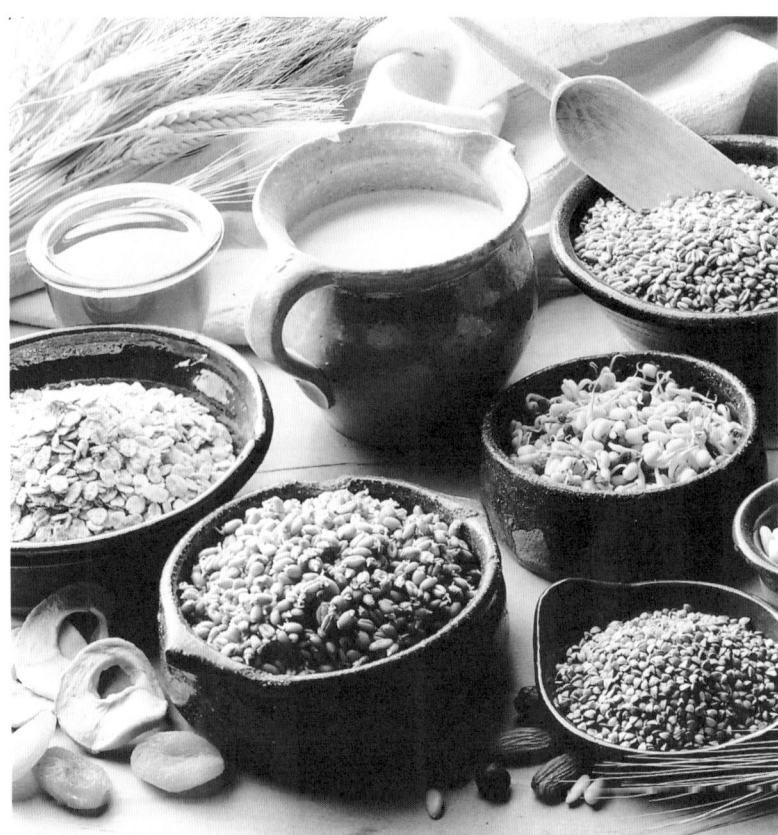

Die 30-Tage-Frische-Kur für Ihre Haut

● Nur eiweißzersetzende Enzyme können die Runzeln und Falten verursachenden Verkrustungen unter der Oberhaut auflösen. Trinken Sie deshalb täglich 1 Flasche Ananassaft aus dem Reformhaus. Das darin enthaltene Enzym Bromelain glättet die Haut von innen.

● Essen Sie täglich mehrmals frisches Obst. Vitamin C kurbelt den Neuaufbau von jugendlichem Bindegewebe an.

● Absolute Pflicht: Täglich ein Müsli aus möglichst selbstgemahlenem Getreide (1/2 Tasse). Es füttert das Bindegewebe mit allen wichtigen Spurenelementen für die Haut wie Zink, Eisen und Kupfer.

Die aktive Verjüngungskur: Täglich eine Flasche Ananassaft, viel Obst, Müsli aus selbstgemahlenem Getreide, alle drei Tage ein Ei und Soja-Lecithin.

● Der nötige Schwefel für die Haut ist reich an Aminosäuren gebunden, die im Eigelb enthalten sind. Deshalb alle 3 Tage ein Ei essen!

● Damit sich in Ihrem Blut nicht zuviel ungelöstes Calcium anreichert, das Faltenkrusten unter die Haut einzementiert, sollten Sie zu jeder eiweißreichen Mahlzeit, wie z.B. Fisch, Geflügel, Magerkäse, Tofu, etwas saures Obst essen: Kiwi, Zitronen, Orangen, Äpfel usw.

● Ein brandneuer Tip amerikanischer Biochemiker: Kaufen Sie im Reformhaus Soja-Lecithin, möglichst mit einem hohen Anteil an Phophatidyl-Cholin. Diese natürliche Substanz stimuliert über das vegetative Nervensystem die Ausschüttung von Magensäure für die Calciumverwertung.

Bekämpfen Sie die Feinde der Haut!

Vitamin E ist der Jungbrunnen Ihres Körpers. Benützen Sie zum Essen reine Pflanzenöle. Nur hochwertige kaltgepreßte Öle sind reich an Vitamin E.

Ist die Haut erst einmal durch frisches Kollagen unterlegt, gewissermaßen neu gepolstert und teilweise von Falten befreit, dann muß sie durch einen Immunpanzer vor Freien Radikalen geschützt werden. Denn nur dann kann sie sich Woche für Woche weiter erholen und regenerieren. Mehr noch als andere Körperzellen sind gerade Hautzellen von diesen zerstörerischen Substanzen bedroht. Dies hängt damit zusammen, daß Sonnenstrahlen – und in gewissem Maß auch das Tageslicht – die Entstehung der Freien Radikale enorm begünstigen. Ob die Haut welk und faltenreich oder glatt und fest ist, hängt fast ausschließlich von Freien Radikalen ab.

Der Angriff Freier Radikale

Damit die Haut Wasser abstoßen kann, also z. B. Regen abperlen läßt, muß sie ölig-fettig sein bzw. eine feine Fettschicht besitzen. Die Fettstoffe setzen sich hauptsächlich aus Cholesterin und ungesättigten Fettsäuren zusammen; sie sind allerdings besonders empfindlich gegenüber Freien Radikalen. Sie sehen das, wenn Butter offen oder gar in der Sonne liegt; sie wird ranzig, nimmt eine gelbliche, ungesunde Färbung an. Die Ursache sind Freie Radikale, die die Fettsäuren zerstören.

Also kann auch die Haut „ranzig" und von Freien Radikalen angegriffen werden, wenn Sie sie nicht schützen. Innerhalb von Minuten können auf einem Quadratmillimeter Gesichtshaut Milliarden Fettsäure-Radikale entstehen. Sie reagieren chemisch mit Sauerstoff und vermehren sich rasend schnell. Die Haut welkt, unterstützt wird dieser Prozeß von Schad- und Giftstoffen in der Luft. Ein einziges Fettsäure-Radikal kann so in der Haut eine vernichtende Kettenreaktion auslösen.

Mit Vitamin E gegen Freie Radikale

Der Stoff, der radikal Schluß mit dem vorzeitigen Altersprozeß macht, heißt Vitamin E: Ein einziges Vitamin-E-Molekül kann die verhängnisvolle Kettenreaktion vieler Freier Radikale innerhalb einer Zehntelsekunde stoppen. Dabei wird das Molekül selbst zerstört, doch Vitamin C und das Spurenelement Selen können die beim Abbau der

Freien Radikale entstandenen sogenannten Tocopheryl-Radikale wieder zum Leben erwecken. Das Vitamin E geht also nicht wirklich verloren.

Vitamin E ist hauptsächlich in Pflanzenölen enthalten. Wenn diese Öle mit ihren empfindlichen Fettsäuren jedoch industriell aus Samen gewonnen, dabei erhitzt werden und beim Verfeinern weitere Produktionsschritte durchlaufen, gehen bis zu 70 Prozent der enthaltenen Vitamine verloren.

Auch Getreide enthält Vitamin E, allerdings stets nur im Keimling, das Mehl enthält fast gar keine Nährstoffe. Von Leber abgesehen, enthalten tierische Produkte kaum oder kein Vitamin E. Doch keine Sorge: Der Körper braucht verhältnismäßig wenig Vitamin E, um die Haut zu schützen und jung zu erhalten.

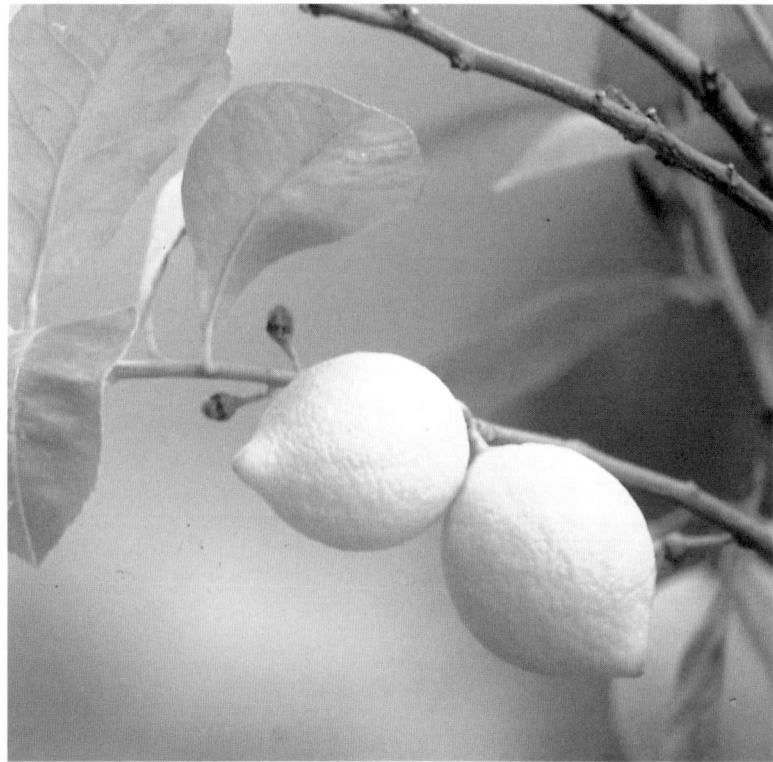

Frischgepreßter Zitronensaft ist die beste Medizin für eine gesunde Haut. Vitamin C aktiviert das Zellwachstum und fördert den Aufbau von frischem Bindegewebe.

Immunschutz:
Damit Ihre Haut wie neugeboren bleibt

● Verwenden Sie ausschließlich hochwertige kaltgepreßte Pflanzenöle. Sie sind reich an Vitamin E.

Um Ihre Haut jung und elastisch zu halten, brauchen Sie keine teuren Cremes mehr! Zitronensaft, Müsli, Nüsse und Öle sind billiger und effektiver.

● Ein Müsli täglich (1/2 Tasse) aus möglichst selbstgemahlenem Getreide erhöht die Konzentration von Vitamin E in der Membranschicht aller 70 Billionen Körperzellen und auch in den Membranen der inneren Haut- und Bindegewebszellen, wo Freie Radikale besonders gern angreifen, denn hier finden sie reichlich Fettsäuren. Außerdem ist im Müsli Selen enthalten, das ein Enzymträger für wichtige Moleküle beim Immunschutz ist.

● Wenn Sie zwischendurch Hunger haben: Knabbern Sie Vitamin-E-reiche Nüsse, Samen oder Kerne. Ihre Haut freut sich.

● Ihre Hautzellen jubeln über jede Zitrone, die Sie essen oder deren Saft Sie trinken. Das darin reichlich enthaltene Vitamin C zerstört Freie Radikale und baut „im Immunkampf verwundete" Vitamin-E-Moleküle wieder auf.

● Vergessen Sie jeden „Hautschutz von außen". Weder Cremes noch Salben, Lotionen oder Öle können einer Hautzelle helfen, sie schaden eher. Die Wissenschaftlerin Frau Dr. Munro drückt das so aus: „Unsere Haut braucht keinen Schutz von außen. Sie ist von der Natur so entwickelt worden, daß sie *uns* schützt, nämlich vor Hitze und Kälte, Nässe und Trockenheit. Solange wir ihr diese aktive Schutzaufgabe überlassen, bleibt sie jung und gesund."

Die hausgemachte Belastung

Wenn es im Haushalt oder im Beruf hektisch wird, wenn Sie unter Dauerstreß stehen, sich am Imbiß-Stand ernähren, rauchen und Alkohol trinken, fordert das Immunsystem aus dem Darm die Lieferung größerer Mengen an Vitamin C, weil es den Zellen jetzt fehlt und für zusätzlichen Immunschutz benötigt wird.

Ein Beispiel: Jede Zigarette verlangt für die immunaktive Beseitigung von Teer und Nikotin 25 Milligramm Vitamin C. Wenn sich Raucher das Vitamin nicht durch frisches Obst besorgen, bekommen sie irgendwann die typischen winzigen Fältchen über der Oberlippe, erste Symptome eines gebrochenen Bindegewebes.

Ist die Haut stark belastet, reagieren die Freien Radikale sofort, sie nutzen den Augenblick, in dem die Zellen gefährdet und ungeschützt sind. Die Folge sind häßliche, gelbliche Überlagerungen der Gesichtshaut, Buckelpisten auf der Haut, schlaffes Halsgewebe oder ein beginnendes Doppelkinn. Auch die wenig beliebten Altersflecken entstehen nur, wenn der Stoffwechsel aufgrund von Nährstoffmangel keinen Immunschutz aufstellen kann.

Wenn die Freien Radikale Zellen oder Zellmembranen zerstören, entstehen Abfallstoffe aus oxidierten, im Stoffwechsel nicht mehr abbaubaren Fettstoffen. Sie verbinden sich oft mit totem Eiweiß und bilden als erstes braune Lipofuscine – Pigmentflecken – auf dem Handrücken, aber ebenso unsichtbar in Gehirn, Nervensystem, Lunge, Nieren, Fettzellen und Muskeln.

Tips für Raucher/-innen: Damit die Haut nicht brüchig wird, essen Sie viel Obst. Gegen unschöne Altersflecken kann Ananassaft helfen.

Hilfe bei Altersflecken und Falten

Wer stets ausreichend Vitamin E zu sich nimmt, wird niemals Altersflecken bekommen. Wenn sie einmal da sind, lassen sie sich nur schwer abbauen. Aber immerhin: Ähnlich wie beim Auflösen von runzligen Krusten und Falten unter der Oberhaut muß das erstarrte, versteinerte Eiweiß zerkleinert werden. Die Proteintrümmer werden dann über die Blutgefäße abgetragen und legen die häßlichen, gelbbraunen Fettklumpen der Altersflecken frei, die sich jetzt leicht auflösen lassen, nachdem ihre Eiweißhüllen nicht mehr da sind.

In Kalifornien schwören Biochemikerinnen auf den Tip: Watte oder ein Papiertaschentuch mit Ananassaft tränken und auf die betroffenen Hautpartien legen. 20 Minuten einwirken lassen, mehrmals und über Tage hinweg wiederholen. Die Altersflecken werden heller und lösen sich möglicherweise ganz auf.

Was hilft bei Zellulitis?

Radikaldiäten fördern Zellulitis. Erneuern Sie Ihre Kollagene lieber durch kontinuierliche eiweißreiche Kost, wie z.B. Schaltiere, Magerkäse und Vollkornprodukte.

● Nicht zu schnell überflüssige Pfunde abhungern! Sonst welkt die Haut, bevor sie polsterndes Bindegewebe bilden kann, und die Zellulitis wirkt dann noch störender. Am besten wird zunächst das Kollagen erneuert – mit viel Eiweiß: Fisch, Krabben, Soja, Tofu, Magerkäse und Vitamin C aus frischem Obst, Vitamin B6 und Zink aus Vollkornprodukten. Unbedingt vermeiden sollten Sie: Zucker, Süßes, süße Getränke, Mehlprodukte. Damit wachsen die Orangenhautzellen noch mehr. Beginnen Sie mit einer lipolytischen, auf den Abbau von Fettzellen gerichteten Diät. Wie eine solche Schlankheitskur funktioniert, lesen Sie im Kapitel über das Schlankwerden und -bleiben (Seite 97).

● Betroffen sind von der Zellulitis zu 98 Prozent Frauen. Sie haben eine dünnere obere Hautschicht (1,4 Millimeter, Männer: 1,9 Millimeter). Die darunter liegenden Fettzellen sind beim Mann durch stabile Scheidewände getrennt. Die Fettzellen von Frauen an der Hüfte und am Po stehen aufrecht und haben dehnbare Trennwände. Wenn Frauen Fett ansetzen, bilden sich diese Fettzellen zu einer langen, bolzenartigen Form aus. Sie stoßen gegen die dünne Oberhaut und beulen sie aus.

Sonnenstrahlen greifen die Haut an

Auch wenn Sonnenstrahlen der Haut schaden können – auf eine attraktive Bräune brauchen Sie nicht zu verzichten. Sie entsteht durch chemische Reaktionen in der Haut, bei denen spezielle Nährstoffe beteiligt sind: Kupfer und die Aminosäure Tyrosin.

Eine geringfügige Zunahme der Kupferkonzentrationen im Blut bzw. Gewebe kann zu einer feinen Pigmentbildung, also einer sanften Bräune, schon bei normalem Tageslicht im Sommer führen. Nach neueren Studien nimmt man zuwenig Kupfer mit der täglichen Kost auf: Frauen brauchen 0,9 Milligramm, und Männer, weil sie mehr Energie verbrauchen, 1,2 Milligramm. Am meisten Kupfer enthalten Muscheln, Schnecken, Nüsse, Kakaopulver, Hülsenfrüchte, Vollkorn, Leber und Niere.

Schützen Sie Ihre Haut!

Wenn Sie die Haut stärker in der Sonne bräunen, müssen Sie sie zusätzlich schützen – der Immunschutz in den Hautzellen durch Vitamin E reicht dann nicht aus! Wichtige zusätzliche Schutzfaktoren neben Vitamin C und dem Spurenelement Selen sind jetzt Vitamin A bzw. bestimmte Karotene, von denen einige im Stoffwechsel zu Vitamin A umgeformt werden. Ein bestimmtes Protein bindet das Vitamin Retinol und schleust es aus dem Blut in die Zellen der Leder- und Oberhaut. Hier wird es zu anderen fettlöslichen und fettähnlichen Substanzen abgebaut, es strömt in alle Hautschichten ein.

Absolute Sonnenanbeter müssen unbedingt mehr Vitamin A zu sich nehmen. Wenn Sie beispielsweise viel Leber, Karotten und Spinat essen, bräunen Sie langsamer, aber dafür schöner.

Die Hautzellen in der obersten Hautschicht bilden dann bei starker Sonnenbestrahlung normale Keratine, das sind schwefelreiche Hornstoffe. Wenn die Haut beim Sonnenbad zuwenig Vitamin A bzw. Retinol und andere Vitamin A-Substanzen enthält, lagern sich unnatürlich große Hornstoffe ab. Die Haut verhornt, wird häßlich dick und ist stellenweise kaum noch durchblutet.

Wer im Sommer in den Süden reist oder gern in der Sonne liegt, muß unbedingt auf die vermehrte Einnahme von Vitamin A achten. Beste Quellen sind: Leber, Karotten, Spinat, Kürbis, Papaya, Grünkohl, Brokkoli, Melonen, Tomaten und Avocado. Dann bräunt die Haut etwas langsamer, es entwickelt sich jedoch ein schöner, erst nougatfarbener und dann kupferner Farbton, der lange anhält und nur langsam verblaßt. Die Haut bleibt dabei ganz weich und trocknet nicht aus.

Wer ein jugendliches Aussehen bis ins Alter beibehalten möchte, muß vor allem die Haut verwöhnen, diese 2 oder 2 1/2 Quadratmeter Fläche. Von allen Organen hat sie es am schwersten, denn sie bildet stets den äußersten Rand der Blutgefäße und ist schlechter durchblutet und schwerer mit Nährstoffen zu versorgen als andere Körperteile. Aber sie dankt es, wenn sie all die Nährstoffe erhält, die sie braucht. Dann ist es die Haut, die Sie jünger macht und Ihnen ein ganz neues Lebensgefühl schenkt.

Neues Haar mit Fülle, Glanz und Farbkraft

Ein gesunder Stoffwechsel macht das Haar kräftig und glänzend. Essen Sie Ihr Haar einfach schön. So bekommt es ein seidig schimmerndes Aussehen.

Das Haar hat eine spezielle Eigenschaft: Es zeigt, wie es um den Stoffwechsel und um das verborgene körperliche Innenleben steht. Wenn das Haar trocken und brüchig ist, Spliß aufweist oder gar ausfällt, wenn es zu früh ergraut und stumpf und glanzlos wird, ist in erster Linie nicht das Haar, sondern der Stoffwechsel krank.

Diese Erkenntnis gibt zu Hoffnungen Anlaß: Wenn der Stoffwechsel repariert wird, müßte doch eigentlich auch das Haar ... oder etwa nicht?

Ganz genau so ist es. Sie können Fülle, Glanz und Farbe in das Haar hineinessen.

Interessantes über die Haare

- Das Haar wächst pro Tag etwa 0,2 Millimeter.

- Pro Tag fallen 40 bis 120 Haare aus.

- Gesundes Haar besteht aus 80 000 bis 150 000 Haaren. Blonde haben die meisten, Brünette weniger und Rothaarige haben die wenigsten Haare.

- Die Haarfarbe wird durch Pigmentkörnchen in der Haarrinde bestimmt.

- Das Kopfhaar hat eine Lebensdauer von 8 Monaten bis 5 Jahren.

- Die Form der Haarfollikel entscheidet über die Art des Haars: Aus runden Follikeln wächst glattes, aus ovalen gewelltes und aus flachen lockiges Haar.

Haare sind wie eine lebendige Fabrik

Das Haar wächst und entfaltet sich von seiner Wurzel aus, wobei aus jungen weichen Zellen nach und nach verhornte Markzellen, Rindenfasern und schließlich der Haarschaft entstehen, der immer weiter hinausgeschoben wird. Wenn Haarwurzel und -boden gut durchblutet und ausreichend mit Nährstoffen versorgt sind, bleibt das Haar ein Leben lang füllig, es behält seinen Glanz und seine Farbe. Ausgenommen ist der hormonbedingte Haarausfall beim Mann, der jedoch auch durch gezielte Zufuhr von Biostoffen gebremst, möglicherweise sogar gestoppt werden kann.

Jede einzelne Haarpapille oder Haarzwiebel ist eine lebendige Fabrik aus vielen Einzelteilen, die 24 Stunden am Tag ausschließlich dem Wachstum und der Gesunderhaltung des einzelnen Haars dient. Feinste Blutkapillaren schmiegen sich eng an die Haarwurzel; durch ihre hauchdünnen Gefäßwände strömen unablässig Biostoffe in das Haar ein.

Die Versorgung der Haare durch Kapillaren

Auch die Kapillaren brauchen Vitamine, Spurenelemente und andere Biostoffe, um ihre gespinstartigen, nahezu durchsichtigen Wände gesund zu erhalten, insbesondere Zink, Vitamin C und Bioflavonoide, das sind pflanzliche Schutzstoffe, die schon Blumen, Gräser, Früchte oder Blätter vor dem Angriff schädigender Substanzen wie Freie Radikale, Viren, Bakterien, Pilze usw. schützen. Gefahr droht diesen feinsten Arterien auch durch Ablagerungen in ihrem Innern· Altes Cholesterin, Calcium und andere Substanzen können die Kapillaren schnell wie ein Korken verstopfen. Die feinsten Kapillaren im Haarboden sind teilweise nur 1 Millimeter lang, sie haben einen Durchmesser von 3 oder 5 tausendstel Millimeter. Da kann sich gerade noch ein rotes Blutkörperchen durchquetschen, große weiße Blutkörperchen können ein solches Gefäß schon verschließen.

Sind die Kapillaren verstopft, trocknen sie sofort aus, und ihre Gefäßwände werden von Enzymen abgebaut. Sie sind dann für die Nährstoffzufuhr zu den Haarwurzeln verloren.

Wenn Blutgefäße im äußersten Hautbereich versiegen, bricht eine ganze Infrastruktur zusammen. Talgdrüsen, Nerven, Haarzwiebeln, Haarmuskeln usw. werden nicht mehr versorgt und sterben ab. Kaum wahrnehmbar verhornen stecknadelkopfgroße Flächen auf dem Haar-

Haarausfall bei Männern kann durch gezielte Biostoffe gestoppt werden! Gute Durchblutung und genügend Nährstoffe erhalten die Spannkraft.

boden. Sie merken es daran, daß Sie beim Frisieren auf einmal zu viele Haare im Kamm haben. Erste Voraussetzung für neues, junges Haar ist deshalb, daß die Blutversorgung des Haarbodens wieder aufgefrischt wird.

Frisches Blut für Ihr Haar

Damit Ihr Haar schön bleibt, sollten Sie täglich Saisonobst, leicht saure Früchte, Vollkornprodukte, Naturreis, Müsli und Soja-Lecithin zu sich nehmen.

● Essen Sie viermal pro Tag frisches Saisonobst oder leicht saure Früchte wie Kiwi, Zitronen, Grapefruit, Orangen. Das darin enthaltene Vitamin C ist ein wichtiger Bau- und Schutzstoff für alle Adern. Essen Sie das Fruchtfleisch mit, es enthält die wichtigen Bioflavonoide, die feinste Blutgefäße im Haarboden schützen.

● Zink und Vitamin B6 sind weitere wichtige Baustoffe für die feinen Kapillarwände. Beide Nährstoffe sind in Vollkornprodukten und Naturreis enthalten. Ideal ist täglich ein Müsli aus selbstgemahlenem Getreide (1/2 Tasse).

● Sorgen Sie dafür, daß das Cholesterin in Ihren Zellen und Gefäßen stets dünnflüssig und damit transportfähig bleibt. Andernfalls wird es ranzig, verdickt und verstopft die Kapillaren. Das beste Mittel: Soja-Lecithin (aus dem Reformhaus), es enthält bis zu 40 Prozent Cholin, ein fettähnliches B-Vitamin, das Cholesterin optimal verwertbar macht.

Mit Biostoffen zu gesunden Haaren

Wenn das feine Haargefäßsystem in der Kopfhaut neu aufgebaut ist, bedeutet dies noch nicht, daß die Haare auch davon profitieren. Zu dem Zweck müssen erst alle Biostoffe durch die Adern befördert werden, die die Haarwurzeln und Haare brauchen.

Kraft und Fülle aus Eiweiß

Jedes einzelne Haar besteht zu 97 Prozent aus Keratin, einem Eiweißhornstoff, der in der Haarzwiebel in mühsamer Kleinarbeit geformt und ins Haar eingebaut wird. An der Wurzel selbst ist dieses Gerüsteiweiß noch recht zart, deshalb ist sehr junges Haar flaumig und weich. Erst im weiteren Wachstum wird das Keratin stark und widerstandsfähig.

Für die Produktion von Keratin brauchen die Zellen im Haarboden viel Eiweiß. Eine eiweißreiche Kost wirkt schon nach acht Stunden spürbar auf das Haarwachstum – auch wenn nur ein Biochemiker solch feine Veränderungen registrieren kann. Wer seine Haare mit frischem Eiweiß versorgt, spürt den Erfolg selbst nach spätestens zwei Wochen.

Keratin, ein Eiweiß-hornstoff, stärkt das Haar. Eiweißproduk-te, wie z.B. Fisch, zusammen mit saurem Obst, z.B. Zitrone, geben dem Haarboden das nötige Keratin.

Allerdings ist es mit dem Eiweiß meist nicht getan, die heutige Nahrung ist weitgehend eiweißreich. Woran es fehlt, ist die Eiweißverwertung. Jedes Schnitzel, jeder Bissen Magerkäse und jede Walnuß braucht pepsinhaltige Magensäure, um das Eiweiß zu zersetzen und zu verdauen. Auch im oberen Dünndarm müssen die Verdauungssäfte einen gewissen Säuregrad erreichen, sonst werden die großen, klumpigen Proteinmoleküle nicht zu feinen Aminosäuren aufgespalten, und den Haarzellen fehlen die Rohstoffe für den Aufbau einer phantastischen Haarpracht.

Stoffwechselexperten empfehlen deshalb: Essen Sie zu Eiweiß stets etwas saures Obst, Kiwi, Äpfel, Zitrusfrüchte. Die Südländer wissen, warum sie seit Jahrtausenden den Fisch mit Zitrone beträufeln. Ebenfalls wichtig ist Vitamin B6, das beim Eiweißstoffwechsel den Motor darstellt. Das Vitamin ist reichlich in Leber, Sojaprodukten sowie in allen Keimen und Nüssen enthalten, in geringeren Mengen auch in Fleisch, Fisch, Bananen, Avocado, Getreide und Spinat.

Schwefel für den Glanz

Ihr Haar braucht Schwefel, und der ist im Stoffwechsel an bestimmte Aminosäuren gebunden. Der große Glanzmacher für die Haare heißt Cystin, die stabile Form der mit Schwefel gesättigten Aminosäure Cystein. Cystin baut den Glanz in jedes Keratinmolekül ein. Am meisten Cystin ist daher im Haar selbst enthalten – nur kann man Haare leider nicht essen. Ein guter Glanzbringer ist Eigelb, das neben Cystin auch die anderen schwefelbindenden Aminosäuren Methionin und Taurin enthält. Alle eiweißreichen Nahrungsmittel wie Fleisch, Ma-

*Streß verursacht
graue Haare! Das
Vitamin PABA,
produziert in der
Darmflora und u.a.
in Leber und Bier-
hefe enthalten, sorgt
für Farbe und Glanz.*

gerkäse, Sojaprodukte und sogar Gemüse enthalten viel Cystin. Sehr wichtig ist der gleichzeitige Verzehr von Vitamin-C-reichem Obst, weil Cystin ohne das Vitamin C leicht in zwei Moleküle Cystein aufgespalten wird. Cystein aber bringt dem Haar kaum Glanz.
Wer die ganze Nacht mit viel Alkohol und Nikotin durchfeiert, kann anschließend stumpfe Haare haben. Die Ursache ist der hohe Verbrauch von Vitamin C beim Party-Streß. Frauen und Männer, die enormem Leistungsdruck ausgesetzt sind oder unter ständigen Konflikten und Anspannung leiden, haben oft glanzloses Haar – bedingt durch den streßbedingten Mangel an Vitamin C. Jeder Schock stoppt das Wachstum einer mehr oder minder hohen Anzahl von Haaren.

Schöne Haarfarbe kommt aus dem Stoffwechsel

Die Farbe – egal ob Blond, Brünett, Braun, Schwarz oder Rot – kommt natürlich auch nicht von ungefähr in das Haar. Ganz spezielle Farbgeber bzw. Farbschützer versorgen kräftige Pigmentmoleküle, die sich gegen streßbedingte Abbauprozesse zur Wehr setzen. Ärger und Kummer sorgen bekanntlich für graue Haare.
Für die farbaktiven Enzyme ist Zink wichtig, ein Spurenelement, das besonders reich in Vollkornprodukten enthalten ist. Weil aber die großen, mit Pestiziden verseuchten Monokulturen nur noch zinkarmes Korn liefern, sollten Sie Getreide im Bio-Laden oder beim Bio-Bauern kaufen.
Drei B-Vitamine erhalten die Farbkraft des Haars oder gewinnen sie bei zu früh ergrautem Haar zurück: Para-Aminobenzoesäure (PABA), Pantothensäure (Vitamin B5) und Folsäure. Enthalten sind diese Vitamine in Leber, Kaltwasserfisch wie Hering, Makrele, Lachs, Heilbutt, Forelle usw., Eigelb, Vollkorn, Nüssen, Samen und Keimen.
Die drei B-Vitamine wirken im Stoffwechsel als Jungmacher eng zusammen: PABA selbst ist Bestandteil von Folsäure, im Darm aktiviert PABA Bakterien zur Produktion von Folsäure, die dann wiederum bei der Herstellung von Pantothensäure hilft. Das Vitamin PABA ist der beste Farbrestaurator für verblassendes Haar. Es ist in Leber enthalten sowie in Nahrungsergänzungen wie Weizenkeimen, Bierhefe und Melasse. Der Großteil des PABA wird indes von unseren Darmbakterien hergestellt, die Farbkraft des Haars wird also – vor allem ab 40 – vom Darm bestimmt. Wer die Farbe in sein Haar zurückholen will, muß also seine Darmflora in Topform bringen. Lesen Sie dazu das Kapitel über die Verdauung (Seite 25).

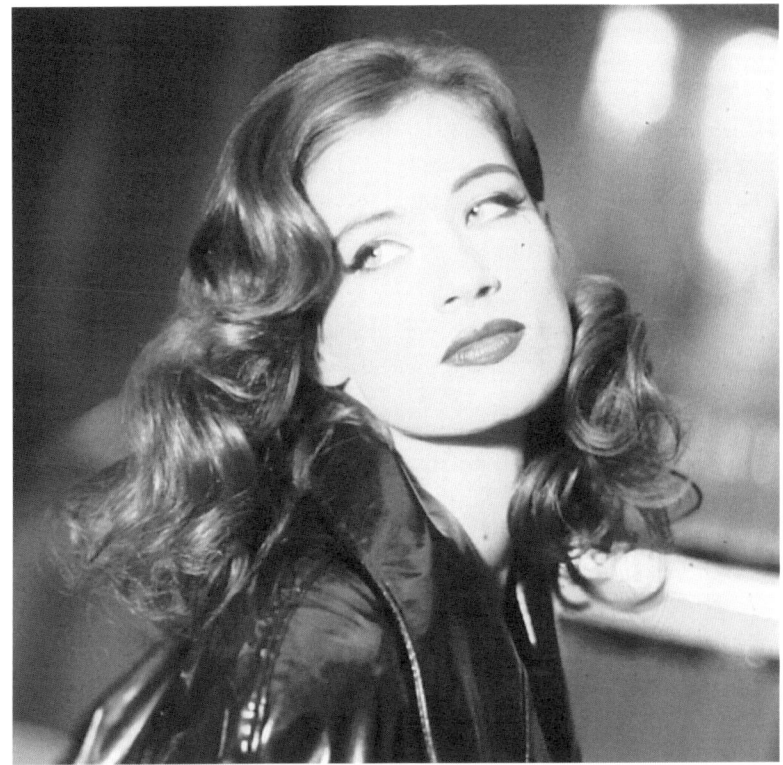

Eine durchzechte Nacht macht Ihr Haar stumpf und matt. Schwefelhaltige Nahrung, wie z.B. Eier und Sojaprodukte, bringt wieder Glanz ins Haar.

Was tun gegen Schuppen?

Die Ursache der Schuppen heißt Seborrhoe, das ist eine krankhaft erhöhte Absonderung der Talgdrüsen, und deren Ursache wiederum ist ein krankes oder gestörtes Immunsystem. Wenn die fettigen Phospholipide in den Kopfhautzellen nicht durch Immunsubstanzen geschützt werden, dringen Freie Radikale in die Zellen ein und zerstören sie von innen. Zelleiweiß schilfert dann ab und bildet große Schuppen.

Mit Vitaminen Schuppen bekämpfen

Schaut man sich so einen Zerstörungsprozeß durch die biochemische Lupe an, dann kommt Mitleid mit den Haarzellen auf. Haarfollikel, die bindegewebsartigen Haarbälge, reagieren besonders sensibel auf das schützende Vitamin A. Wenn dieses Vitamin nicht in ausreichender Konzentration im versorgenden Blut enthalten ist, werden viele

Tausende Follikel verstopft. Sie wuchern und werden durch schleim-absondernde Drüsen oder Talgdrüsen ersetzt.

Vitamin C, Vitamin E sowie das Spurenelement Selen halten den Haarboden ebenfalls gesund, so daß seine Zellen nicht beschädigt werden können. Die vier erwähnten Nährstoffe werden auch als Antioxidantien bezeichnet, weil sie Zellteile vor der Oxidation durch Freie Radikale schützen.

Die beste Hilfe gegen Schuppen ist ein Arzneimittel aus der Apotheke, das alle vier Antioxidantien enthält: Die Vitamine A, C und E sowie das Spurenelement Selen. Sie geben Ihrem Haar kompletten Immunschutz – eine wichtige Voraussetzung für die Erneuerung Ihrer Haare.

Vergessen dürfen Sie alle von außen aufzutragenden „Schutz- und Pflegemittel". Das Haar braucht keinen Schutz, es schützt den Menschen vor Nässe oder Kälte. Tatsächlich ist das Haar von der Struktur her genauso robust wie das Fell eines Tieres – und entwicklungsgeschichtlich ist es ja auch Fell. Kraft, Fülle, Glanz und Farbe bekommt es immer nur von innen, aus dem Stoffwechsel und über die Blutgefäße, niemals durch Festiger, Gels, Vitamin-Shampoos, Eiweiß-Kuren, Glanz-Lotionen oder ähnliches.

Weg mit teuren Schutz- und Pflegemitteln! Vitamin A, C, E und das Spurenelement Selen geben dem Haar Fülle und Glanz und helfen gegen Schuppen..

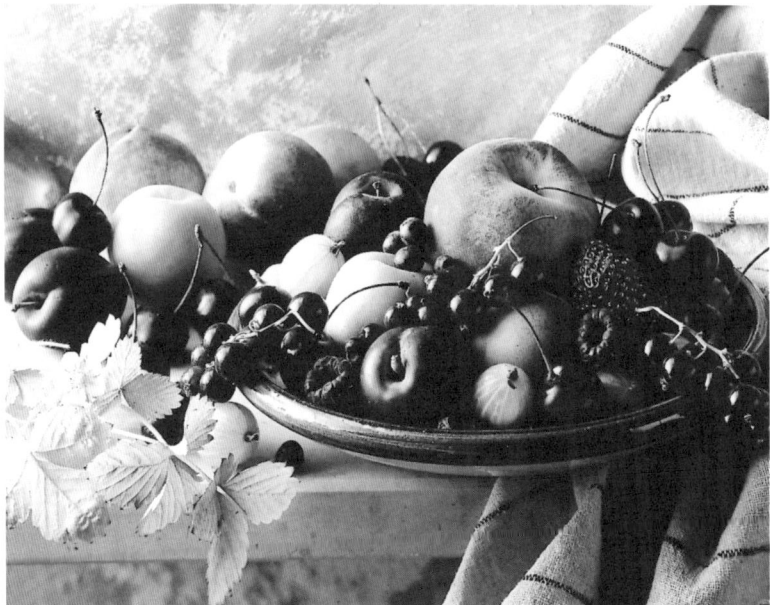

FINGERNÄGEL, DIE BEWUNDERUNG ERREGEN

Genauso wie die Haare sind auch die Finger- und Zehennägel ein Produkt, das – übertrieben gesprochen – aus dem Darm bzw. dem Stoffwechsel genährt wird. Die Nägel fühlen sich auch als Teil des inneren Organismus. Mit Lack oder Nagelpflegemittel können sie – auch wenn die Werbung noch so sehr deren Vorzüge preist – nichts anfangen.

Haare und Nägel sind wie Geschwister, sie wachsen auf die gleiche Weise. Nägel bilden sich in der Nagelwurzel, einer weichen Zellschicht. Je weiter sie sich nach vorn schieben, desto mehr verhärten und verhornen sie. Sie wachsen alle drei Monate ungefähr einen knappen Zentimeter – wenn sie gut genährt sind. Bei Streß oder Fehlernährung wachsen sie oft nur halb so schnell und auch nicht mehr glatt. Sie bilden dann Flecken und werden brüchig.

Eine interessante Entdeckung hat der renommierte amerikanische Physiologe Jonathan V. Wright gemacht: 90 Prozent aller Menschen mit brüchigen, splitternden Fingernägeln haben zuwenig Magensäure. Dies leuchtet ein, denn Nägel bestehen zu fast 100 Prozent aus Keratin, einer Eiweißmischung. Sie brauchen demnach viel Eiweiß, und das kann nur dann im Darm in seine stoffwechselaktiven Aminosäuren zerlegt werden, wenn Magensaft und Verdauungssäfte im oberen Dünndarm bestimmte Säurewerte erreichen. Ganz ohne Magensäure geht bei der Eiweißversorgung überhaupt nichts. Wenn Fingernägel also schon abbrechen, wenn man einen Joghurtbecher öffnet, fehlt in erster Linie nichts anderes als Eiweiß.

Fingernägel brauchen keine Nagelpflegemittel, sondern nur genügend Magensäure und Eiweiß. Damit werden Ihre Nägel fest und glatt. Kein Splittern mehr!

Die Nägel zeigen, was ihnen fehlt

Der Mangel an Biostoffen ist an den Nägeln abzulesen – und macht die Nägel zum interessanten Diagnoseobjekt für Nährstoffmangel. Wenn Eisen fehlt, wachsen die Nägel oft ganz flach oder extrem gewölbt; wenn sie schnell splittern, fehlt Calcium oder Magnesium;

Das Aussehen der Nägel zeigt, welche Biostoffe Ihnen fehlen. Sieht man z.B. weiße Punkte, fehlt Zink. Dagegen helfen Naturreis und Vollkornprodukte.

wenn sie marmoriert sind, weiße Pünktchen oder Ränderungen aufweisen, fehlt mit Sicherheit Zink.

Es ist demnach keine Überraschung, wenn viele Frauen in den Tagen vor oder nach der Menstruation Veränderungen an ihren Fingernägeln bemerken. Weil Frauen in diesen Tagen Zink fehlt, entwickeln sie viel häufiger brüchige oder rissige Nägel als Männer. Dabei spielt auch die erhöhte Östrogenproduktion eine Rolle, mit der Folge einer zu hohen Kupferkonzentration in Blut und Gewebe; Kupfer ist im Stoffwechsel der meist schädliche Gegenspieler von Zink.

Sie können übrigens selbst testen, welche Stoffe Ihren Finger- und Zehennägeln fehlen. Wenn auf den Nägeln feine weiße Striche oder Bänder quer verlaufen, fehlt Zink. Längsrillen deuten auf Eiweißmangel hin. Nägel, die sich häuten, zeigen einen Mangel an Vitamin A an. Ebenso wie für die Haare sind auch für die Fingernägel speziell die Eiweißbaustoffe wichtig, die Schwefel enthalten: Methionin, Taurin, Cystin und Cystein. Enthalten sind sie besonders reich in Eigelb, Fleisch, Fisch, Geflügel, Leber, Nüssen, Samen, Kernen und Sojaprodukten (Tofu).

So wachsen feste, junge Fingernägel

● Essen Sie Eiweiß – Fleisch, Fisch, Geflügel, Käse, Tofu – möglichst immer zusammen mit etwas saurem Obst.

● Vollkornprodukte und Naturreis sorgen für genügend Zink.

● Setzen Sie möglichst täglich grünes, gelbes und orangefarbenes Gemüse auf Ihren Speiseplan, es sorgt für viel Vitamin A und Magnesium.

● Einmal pro Woche Leber (ca. 100 Gramm) oder Leberwurst und dreimal pro Woche ein Ei versorgen Sie mit Eisen und schwefelreichen Aminosäuren.

● Für ihre Entwicklung brauchen die nagelbildenden Zellen Calcium. Käse und Milch helfen, Ihre Finger- und Zehennägel schnell und schön wachsen zu lassen.

WENN DIE AUGEN WIEDER STRAHLEN SOLLEN

Stellen Sie sich vor, Sie treten vor den Spiegel, und Ihre Augen strahlen plötzlich unglaublichen Charme und Charisma aus. Seit man weiß, was Augen funkeln, glühen und leuchten läßt, gibt es das biochemische Rezept dafür. In Kalifornien wurde eine Augen-expertin gefragt: „Welche Kosmetika nehmen Sie neuerdings für Ihre Augen? Die strahlen so." „Vitamine und Spurenelemente", antwortete sie.

Reaktionen in Sekundenschnelle

Die Augen sind Teil des Gehirns, müssen dies auch sein, denn nur Gehirn und Nerven können Signale in Lichtgeschwindigkeit weiter-leiten. Dies ist wichtig und entscheidend, denn die Augen sind lebens-erhaltende und lebensrettende Sinnesorgane, für Menschen ebenso wie für Tiere. Sie werden bei der Futter- oder Beutesuche ebenso dringend benötigt, wie wenn plötzlich Gefahr auftaucht. Im letzteren Fall wäre es viel zu umständlich und auch nicht selten schon das To-desurteil eines Tieres, wenn die für die Reaktionen nötigen Nährstoffe erst im mehrere Sekunden langen Transport über das Blutgefäßsystem herangeschafft würden.

Deshalb steuern Hormone und Nerven-Peptide wichtige Augenfunk-tionen. Im Bedarfsfall gelangen Biostoffe in unglaublichem Tempo in die Augen. Nur dann – wenn sie aufgeladen sind mit Nährstoffen – leuchten und funkeln sie so richtig schön. Ganz egal, ob Sie flirten, ob Sie plötzlich freudig überrascht werden oder ob Sie eine Schreck- oder Gefahrensekunde erleben.

Strahlend charisma-tische Augen sind der Traum jeder Frau. Denn Schönheit von innen ist unvergäng-lich. Ihr Geheimnis: Zufuhr von Vitaminen und Spurenelementen.

Dieses biochemische Programm ist in allen Augen eingebaut, wenn es auch häufig verkümmert. Sie brauchen es lediglich wieder aufzurü-sten, um Charme, Charisma und Ausstrahlung zu gewinnen oder zurückzuholen. Das ist ganz wichtig, denn ausdrucksstarke Augen helfen in allen entscheidenden Lebenssituationen: bei der Partnersu-che, beim Vorstellungsgespräch in einer Firma, bei einer dringenden Bitte, bei der täglichen Unterhaltung. Menschen mit strahlenden Au-gen wirken auch schön – selbst wenn sie dieses Prädikat aufgrund ih-rer sonstigen optischen Erscheinung nicht unbedingt verdienen.

Interessantes über die Augen

● Sie bestehen aus der schützenden äußeren Bindegewebshaut, der Hornhaut, der Netzhaut, Pupille und Linse. Die Pupille ist die schwarze zentrale Öffnung der Iris, eines mit Farbstoffen angereicherten Geweberings.

● Das menschliche Auge hat zwei verschiedene Lichtrezeptoren: stabförmige und kegelförmige. Die stabförmigen sind extrem lichtempfindlich, sie reagieren selbst bei nahezu völliger Dunkelheit. Die kegelförmigen Rezeptoren hingegen reagieren auf starke Lichtreize. Je mehr solche Lichtempfänger Sie haben – speziell am Augenhintergrund –, desto besser sehen Sie. Ein gesunder menschlicher Augenhintergrund enthält etwa 160 000 kegelförmige Lichtrezeptoren pro Quadratmillimeter. Menschen, die unscharf sehen, haben manchmal nur 50 000 Lichtempfänger. Ein Steinadler besitzt rund 1,2 Millionen kegelförmige Rezeptoren, und deshalb sieht er auch bis zu zehnmal besser als ein Mensch.

● Jeder mikroskopisch winzige Lichtrezeptor im Auge verfügt

Die Augen brauchen Biostoffe und Immunschutz

Die Schärfe der Augen ist abhängig von der Nahrung. Essen Sie täglich ungeschälte Bio-Äpfel, und Sie können auf Ihre Brille verzichten.

Die meisten Menschen könnten bessere Augen haben, und viele könnten auf ihre Brille verzichten oder würden gar keine verordnet bekommen, wenn sie ihre Augen besser ernähren würden. Gut sehen und ein ausdrucksvolles Leuchten im Auge entstehen dann gleichzeitig.

Das Auge braucht Vitamin A

Vitamin A ist für das Auge so etwas wie das tägliche Brot zum Überleben. Ständige Hell-Dunkel-Reize, vor allem vor dem Fernseher oder dem Arbeitsbildschirm, verbrauchen für die unablässige Sehpurpur-Produktion erhebliche Mengen an Vitamin A. Zwar wird ein Teil der Vitamin-A-Moleküle wieder aufgebaut, aber nur dann, wenn das tägliche typische Sehfeld ruhig ist – d. h., wenn Sie eine Landschaft betrachten, sich wenig bewegen und streßfrei leben. Wer jedoch Tag

– wenn das Auge gut genährt ist – über Millionen Sehpurpur- oder Rhodopsin-Moleküle. Dieser wichtige Farbstoff besteht aus Opsin, einem Fetteiweißstoff, sowie dem eigentlichen lichtempfänglichen Molekül Retinal. Retinal entsteht aus Vitamin A. Deshalb ist dieses Vitamin für die Augen so wichtig.

● Das Wunder des menschlichen Auges entwickelt seine Perfektion aber in viel kleineren biochemischen Mechanismen: Wenn ein einzelnes Rhodopsin-Molekül einen Lichtreiz auffängt, aktiviert es sofort 500 sogenannte Transducin-Mo-

leküle. Ein solches Eiweißmolekül wiederum bindet sich an ein Enzym, das pro Sekunde 400 000 bestimmte Hormonboten herausspaltet. Erst dieser „Hormon-Blitz" erhellt dann als zündender elektrischer Signalreiz die Seh-Rezeptor-Zelle – und Sie können sehen.

● Damit visuelle Reize dem Gehirn gebündelt zugeleitet werden, sind im Auge, wenn es gesund ist, rund 132 Millionen stab- und kegelförmige Lichtrezeptoren mit lediglich 1 Million Nervenzellen gebündelt. Sehen ist ein biochemisch enorm komplizierter Vorgang.

Streß, zuviel Fernsehen und ein ganzer Tag am PC schaden dem Auge. Es verbraucht mehr Vitamin A, als der Körper vorrätig hat.

für Tag einen hektischen Alltag durchläuft, dessen Streßrate multipliziert sich bis zum 70fachen dessen, was unsere Urahnen vor 10 000 Jahren an Aufregung erdulden mußten. Sie hatten aber – biochemisch gesehen – genau dieselben Augen wie wir heute.

Mit anderen Worten: Streß tilgt fast das ganze vorhandene Vitamin A und alle Karotene, die Stoffwechselvorläufer von Vitamin A, aus dem Blut und aus dem Gewebe. Wer dann noch den ganzen Tag vor dem Monitor mit seinen bis zu 500 000 Hell-Dunkel-Reizen pro Stunde sitzt, dem geht das Vitamin A schon am Vormittag aus.

Sie könnten Ihrem Partner mit viel mehr Feuer und Glut im Auge, Ihrem Chef mit viel mehr unternehmerischem Charisma und Geschäftspartnern mit viel mehr gewinnendem Charme begegnen, wenn Sie Ihren Augen nur etwas mehr Vitamin A gönnen würden. Zu dem Zweck brauchen Sie lediglich die einfachsten Lebensmittel zu essen:

ungeschälte Äpfel – sie haben pro Gramm den enorm hohen Anteil von rund 90 Mikrogramm Karotenen. Auch bei anderem Obst und Gemüse ist die Quote hoch: Kohl hat 70, Spinat 145, Brokkoli 40, Karotten haben 95, Aprikosen 28 Mikrogramm Karotene.

Ein gesunder Vorrat an Vitamin A, der das Auge aktiv verjüngt, ist allerdings von viel Eiweiß, Zink und interessanterweise von der täglichen Kalorienzufuhr abhängig. Wer fastet oder sich einer strengen Diät unterzieht, bezieht aus der Darmschleimhaut wesentlich weniger Vitamin A bzw. Karotenoide oder Retinoide, das sind Vitamin-A-ähnliche Substanzen. Zink und in gewissem Maß auch Vitamin E sowie ungesättigte Fettsäuren holen noch aus einer geringen Menge Vitamin A im Darm das Maximum heraus.

Um Ihre Sehkraft zu stärken, brauchen Sie viel Vitamin A. Es steckt besonders in grünem Gemüse und in Karotten.

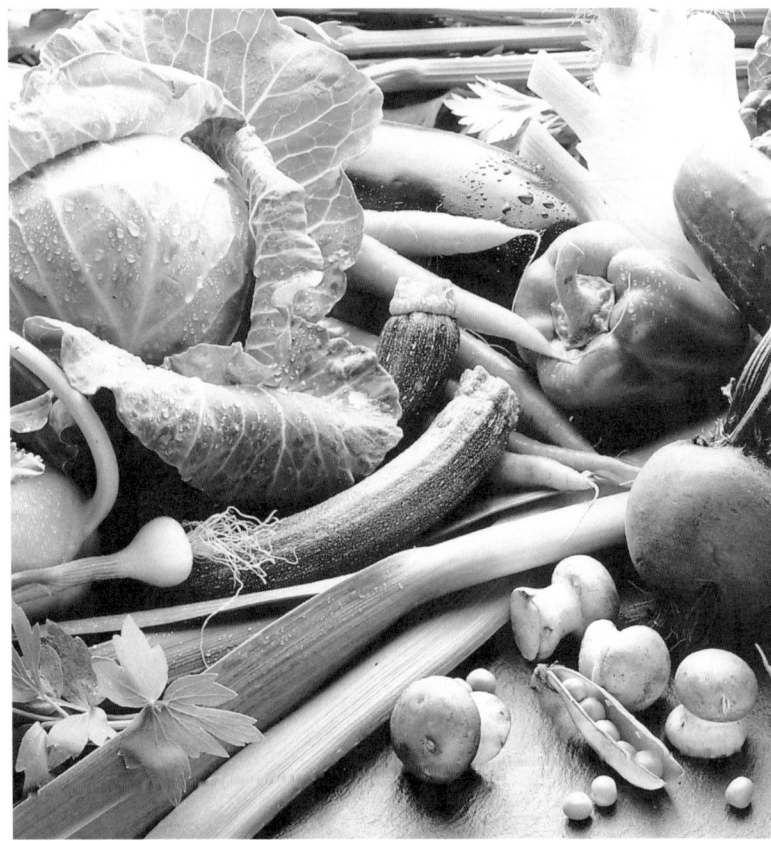

Scharfe Augen durch Vitamin A

● Essen Sie möglichst täglich grünes und orangefarbenes Gemüse; Spinat, Wirsing, Brokkoli, Kohl, grüne Erbsen, Karotten sollten zur Gewohnheit werden.

● Auch Leber, Eigelb, Milchfette, Kaltwasserfisch wie Makrelen, Heilbutt, Kabeljau, Lachs, Forelle usw. sowie Aprikosen und Kürbis sind reich an Vitamin A bzw. an Retinoiden.

● 1 Liter Tomatensaft 1 Stunde lang mit 1 Eßlöffel Pflanzenöl köcheln lassen, danach trinken, und das mehrere Tage lang wiederholen. Durch das Aufkochen werden große Mengen Lycopen frei, das ist neben Beta-Karoten das im Körper am weitesten verbreitete Karotenoid.
Lycopen reichert sich innerhalb von 2 Tagen in den Zellen der Augen an.

● Für den Vitamin-A-Stoffwechsel in der Netzhaut wird viel von dem Spurenelement Zink benötigt. Deshalb sollten Sie bei allen Mehlprodukten wie Brot, Nudeln usw. auf Vollkorn umsteigen.

Buntes Gemüse, Fisch, Leber, Vollkornprodukte und täglich 1 Liter Tomatensaft, mit einem halben Eßlöffel Öl aufgekocht, sind das Geheimrezept schöner Augen.

Die Augen brauchen Schutz

Die Augen sind nicht nur sehr empfindlich, sondern auch ständig Wind, Regen, Kälte, Hitze, Sonne, trockener Luft oder Schad- und Giftstoffen ausgesetzt. Der von der Natur vorgesehene Immunschutz reicht gegen diese massive Dauerbelastung nicht aus. So enthält z. B. die Tränenflüssigkeit eine hohe Konzentration an Immunsubstanzen, bis zu 400mal mehr Vitamin C und andere Biostoffe als das Blutplasma. Wann immer Sie mit den Augen zwinkern oder sie schließen, ergießt sich ein feiner nährstoffreicher Film über den Augapfel, der Bakterien, Viren und andere krankheitserregende Mikroorganismen zerstört.

Wer viel Obst ißt, pumpt sich die Augenflüssigkeit, auch die im Innern des Augapfels, mit Vitamin C voll. Der gallertartige Glaskörper des Auges ist dann das reinste Vitamin-C-Depot, denn auch er besteht bis zu 98 Prozent aus Flüssigkeit. Diese Waffe des Immunsystems fürchten Krankheitserreger.

Die Augenlinse, der zentrale Teil des Auges, enthält neben dem Gehirn, den Hormondrüsen und den weißen Blutkörperchen die höchsten Vitamin-C-Konzentrationen im ganzen Körper – Beweis dafür, wie wichtig der Natur der Augenschutz ist.

Gut geschützte und gesicherte Augen sind immer ausdrucksstark und schön. Wenn hingegen Netzhaut, Linse oder Hornhaut von Mikroorganismen oder Freien Radikalen besetzt oder gar angegriffen sind, trüben sie ein, und der Blick verliert seinen Glanz und seine Glut.

Immunschutz mit Vitaminen

Weinen ist gesund! Trockene Augen sind ein Zeichen von Vitamin-A-Mangel. Das Auge verliert seinen Immunschutz. Folge von Vitamin-E-Mangel: Grauer Star!

Das fleißigste Heinzelmännchen in jedem Auge ist das Vitamin A bzw. seine verschiedenen chemischen Formen: Retinal, Retinol, Retinoinsäuren usw. Es ermöglicht nicht nur das Sehen, sondern es hat darüber hinaus noch genügend Kraftreserven, um beim Immunschutz am Auge mitzuhelfen.

In der schleimhautähnlichen Bindehaut sitzen unzählige sogenannte Goblet-Zellen, die ständig feinen Schleim produzieren. Bei Vitamin-A-Mangel sinkt diese Produktion drastisch ab, Goblet-Zellen sterben in Massen, das Auge trocknet aus und verliert einen erheblichen Teil seiner eigenen Immunschutzgrenzen.

Augentrockenheit ist ein erster Hinweis auf einen allgemeinen Vitamin-A-Mangel im Körper. Trockene Augen dürfen Sie nicht unterschätzen: Sie sind oft ein erstes Symptom bei der Entwicklung von Augenkrankheiten. Bei Vitamin-A-Mangel strömen manchmal nur 30 Prozent des benötigten Retinols aus dem Blutplasma durch die Epithelschicht in die Augenzellen, Bitot-Flecke entwickeln sich, das sind mattweiße Flecken im Bereich der Lidspalte; es kann zum Abbau von Hornhautkollagen kommen. Dann verliert das Auge seinen Glanz völlig, und die ersten schweren Sehstörungen treten auf.

Das dritte Vitamin, das die Augen wieder jung macht, ist Vitamin E. Bei gesunder Ernährung reichern sich Millionen Vitamin-E-Moleküle in der lichtempfindlichen äußeren Schicht sowie in der Farbschicht der Netzhaut an, um sie vor ultravioletten Lichtstrahlen zu schützen.

Sie verbrennen nämlich leicht die feinen Fettsubstanzen in der Schutzschicht der Augenzellen, die der Sonne und dem Tageslicht den ganzen Tag ausgesetzt und deshalb besonders gefährdet ist. Die Folge: Es kommt allmählich zur Trübung der Linse, dem Grauen Star.

Die Vitamin-E-Moleküle opfern sich in Massen bei diesem Abwehrkampf, sie werden abgebaut, können aber wieder aufgebaut werden, wenn Vitamin-C-Moleküle ihnen Elektronen zur Verfügung stellen. Die drei Schutz-Vitamine A, C und E arbeiten also gerade im Auge sehr eng zusammen.

So schützen Sie Ihre Augen optimal

● Vitamin A steckt im gelben, orangeroten oder grünen Gemüse. Ideal sind Karotten, die aber mit etwas Fett gekocht werden sollten, damit sie die in den Faserzellen eingesperrten Vitamin-E-Moleküle freigeben.

● Um sich ausreichend mit Vitamin C zu versorgen, sollten Sie so oft wie möglich frisches Obst essen.

● Vitamin E erhält der Körper mit kaltgepreßten Pflanzenölen. Gegen den kleinen Hunger knabbern Sie Nüsse, Samen und Kerne.

Idealer Schutz für Ihre Augen sind in etwas Fett gekochte Karotten. Dazu frisches Obst und kaltgepreßte Pflanzenöle, und Ihr Augenausdruck überzeugt.

Die Leuchtkraft kommt von innen

Alles, was im Auge glänzt, funkelt, schimmert und leuchtet, ist nichts anderes als der Zellstoffwechsel. Allerdings: Im Gegensatz zu den körperlichen Vorgängen im Auge, die über das Blut mit Nährstoffen gespeist werden, mischt jetzt das Nerven- und Hormonsystem mit. Nerven-Peptide, Hormone und Neurotransmitter (Nervenreizstoffe) zünden innerhalb weniger Zehntelsekunden einen bis zu 3000fach intensiveren Augenstoffwechsel. Die Augen wirken dann regelrecht entflammt. Vorgänge, die über Blutbahnen stimuliert werden, sind viel zu behäbig, um den Blick leuchten zu lassen. Oder anders ausgedrückt: Menschen ohne sichtbaren Charme oder Charisma haben ein Defizit in den hormonellen oder peptidergen – von den Nerven-Peptiden bestimmten – Regelkreisen oder Mechanismen.

Interesse ist an den Augen ablesbar

Ein Beispiel ist das Flirten: Im Aufzug, in der U-Bahn, an der Bar treffen die Blicke eines Mannes und einer Frau aufeinander. Eine glanzlose Erwiderung, ein abgestumpfter, scheinbar teilnahmsloser Blick gilt als Ablehnung. Wenn hingegen im ersten Blickwinkel Interesse aufleuchtet – und sei es nur für eine Zehntelsekunde –, gilt dies als Einladung. Das ist in der Tierwelt übrigens nicht anders. Während der Brunftzeit im Frühjahr, der Zeit der Partnersuche in der Natur, glühen die Augen empfängnisbereiter und paarungslustiger Tiere ganz anders als vorher oder nachher.

Für einen heißen Flirt sind biogene Amine, die aktive Form der Aminosäuren, der kleinsten Eiweißbausteine, notwendig; sie werden schnellstmöglich im Zentralnervensystem und im Nebennierenmark hergestellt und sorgen für die blitzschnelle Produktion anregender und aufputschender Hormone wie Adrenalin und Noradrenalin. Adrenalin läßt den Augenstoffwechsel innerhalb von Sekunden explodieren; Noradrenalin sorgt für den heiß und beglückend durch den ganzen Körper flutenden Strom der Gefühle und Empfindungen.

Wenn Sie vor dem Schlafengehen ein wenig mageres Fleisch und Vitamin C zu sich nehmen, produziert Ihr Körper Glückshormone, die Ihre Augen richtig strahlen lassen.

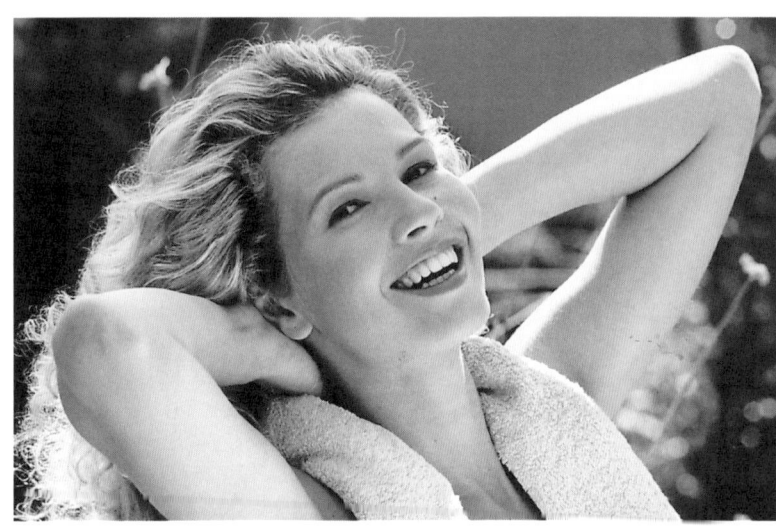

Dieser Vorgang funktioniert aber nicht bei jedem gleich gut. Voraussetzung ist nämlich, daß ausreichend Rohstoffe für eine solch gewaltige Eruption an Glückshormonen vorhanden sind: die Aminosäuren Phenylalanin und Tyrosin sowie Vitamin C, Vitamin B6, Magnesium und Mangan. Diese Stoffe sind in Form von Millionen Molekülen in mikroskopisch winzigen Bläschen in den Zellen des sympathischen Nervensystem sowie in Zellen des Nebennierenmarks gelagert. Weil diese Zellen aber ohne Hilfe nicht in der Lage sind, innerhalb von Zehntelsekunden die Billiarden Glückshormone herzustellen, gibt es noch einen Multiplikator in den Zellen, das sogenannten zyklische Adenosin-Monophosphat (cAMP). Das ist der Motor im Nervensystem, der Leidenschaft, Liebe und alle anderen Gefühle so schnell durch den Körper jagt. Unter dieser Triebkraft der winzigen Antriebsmoleküle kann eine einzige Zelle sehr schnell 100 000mal mehr Hormone herstellen.

So kommt es dann beim Flirten zum feurigen Blick, der Erwartungen ausspricht. Genau der gleiche Vorgang wiederholt sich überall dort, wo man mit dem Blick etwas ausdrücken, unterstreichen, ankurbeln will – sei es eine Forderung, eine Bitte, sei es Verführung oder auch ein negatives Gefühl wie Haß.

Die Ausdruckskraft ist abhängig vom Augenstoffwechsel

Es gibt Menschen, die gehen als scheinbar „graue Maus" durchs Leben, offenbar ohne großen Charme – bei passender Gelegenheit jedoch entwickeln ihre Augen ein Charisma, das versengend wirkt. Die Augen anderer wieder strahlen den ganzen Vormittag – und werden am späten Nachmittag müde. Sie haben dann ihr Reservoir an Hormonrohstoffen aufgebraucht. Typisch dafür sind manche Disco- und Party-Stars, die aufgedreht einen so enormen Charme versprühen, daß sich stundenlang alles nur um sie dreht. Aber irgendwann sitzen sie in der Ecke und wirken nicht mehr anziehend.

Liebe kommt nicht vom Himmel, sondern ganz nüchtern von Glückshormonen, die mit Hilfe von Multiplikatoren („Charisma-Turbo") die heißesten Gefühle auslösen.

Hormone können natürlich das Auge selbst nicht befeuern. Sie kurbeln lediglich den Augenstoffwechsel an. Wenn die Augen beim Flirten glühen, werden sekunden- oder minutenlang bis zu 3 000mal mehr zinkabhängige Enzyme im Augenhintergrund aktiv. Sie sorgen für das gewisse Phosphoreszieren – im Zusammenhang mit allen anderen schon erwähnten Augennährstoffen. Wenn die Augen von Wildtieren nachts grün und golden funkeln – z. B. bei einem Fuchs am Straßenrand –, tut sich nichts anderes: Zinkaktive Enzyme entflammen den Augenhintergrund wie gleißendes Gold.

Charme und Charisma liegen in den Augen

Charme durch richtiges Essen: Am Abend vor dem großem Flirt ein bißchen Fisch oder Huhn, dazu noch Nüsse und Spinat, und Ihr „Charisma-Turbo" läßt die Augen funkeln.

● Essen Sie abends, kurz vor dem Zubettgehen, noch ein Häppchen Eiweiß pur: ca. 30 Gramm Magerkäse oder Hühnchenfleisch, 1 Scheibe kalten Braten, etwas Fisch. Und trinken Sie dazu den Saft einer Zitrone. Das baut über Nacht die Eiweißbausteine Phenylalanin und Tyrosin in Ihre Nervenzellen ein – die Voraussetzung für Freude, Optimismus und die Produktion aufputschender Glückshormone.

● Auch andere Biostoffe werden für diesen Prozeß gebraucht: das Vitamin B6 in Leber, Tofu, Nüssen, Fisch, Fleisch, Bananen, Spinat, Avocado, Vollkorn, das Magnesium in grünem Blattgemüse und -salat sowie das Spurenelement Mangan in Vollkornprodukten, Eigelb, Nüssen, Samen, Grüngemüse.

● Ganz besonders wichtig für einen ausdrucksvollen Blick ist der „Charisma-Turbo" cAMP: zyklisches Adenosin-Monophosphat. Es aktiviert nämlich (beim Flirten, beim Vorstellungs- oder Verkaufsgespräch usw.) innerhalb von Sekunden die bis zu 100 000fache Menge an Hormonen, die den Augenstoffwechsel explodieren lassen. Menschen ohne Charme fehlt oft nur cAMP. Enthalten ist das belebende Molekül in Nukleinsäuren, das sind Eiweißzellkernbausteine, mit denen alle jungen Pflanzen oder Pflanzenteile vollgestopft sind: Samen, Nüsse, Kerne, Keime, Vollkorn, Naturreis, junge Blätter, Sprossen oder Stengel. Es ist also kein Zufall, daß das Wachstum der Pflanzen im Frühjahr in die Paarungszeit der Tiere fällt, die jetzt wesentlich mehr Biostoffe benötigen.

Schöne Zähne machen jung

Jeder Mensch kann ein gesundes Gebiß haben und dies – davon sind die modernen Molekularbiologen überzeugt – meist ganz ohne Zahnarzt. Tatsächlich gibt es an der University of California Biochemikerinnen, die sich die Zähne probeweise überhaupt nicht mehr putzten, dafür vormittags und nachmittags jeweils eine ganze Zitrone aßen. Ihre Erfahrungen: Das Zahnfleisch ist sauber, und die Kariesbildung wird gestoppt.

Die Zähne bestehen aus Zahnbein – Dentin, eine Art Knochengewebe –, dem Zahnschmelz, der noch härter als Dentin ist, und dem Zahnzement, um den sich an der Zahnwurzel die empfindliche Wurzelhaut schmiegt. Tief geschützt im Innern dieses harten Beißwerkzeugs liegt das gefäß- und nervenreiche Bindegewebe der Zahnhöhle.

Die Versorgung der Zähne

So ein Zahn ist ein faszinierendes Gebilde. Der Zahnschmelz ist fast eisenhart und ganz glatt. Dementsprechend enthält er keine Blut- oder Lymphgefäße, über die Nährstoffe transportiert werden können. Und trotzdem: Schaut man sich den Schmelz durch ein verfeinertes Mikroskop an, dann zeigen sich unendlich feine Kanälchen, durch die Ionen-Teilchen von Atomen oder Molekülen oder winzige Moleküle aus dem Speichel und möglicherweise sogar aus dem Blut hindurchkriechen können, um den Zahnschmelz zu versorgen, auch mit Abwehrstoffen. Im Dentin, dem darunterliegenden Zahnbein, sind die Kanäle und Tunnel schon so „groß", daß sie mikroskopisch gut erkennbar sind. Während der Zahnschmelz durch den ihn umspülenden Speichel reich mit Nährstoffen versorgt wird, bezieht das Zahnbein seine Nährstoffe aus der Blutversorgung des Zahnmarks und der feinen Zahnwurzelhaut. Ein mit Biostoffen vollgepumpter Speichel und Blut sind der beste vorbeugende Schutz gegen Krankheiten und außerdem auch der beste Zahnarzt, wenn sich bereits erste Anzeichen von Karies und Parodontose abzeichnen.

Für gesunde weiße Zähne brauchen Sie keine Zahnpasta mehr. Der Verzehr von zwei ganzen Zitronen, vor- und nachmittags, stoppt Karies und Paradontose.

Interessantes über die Zähne

● Der Erwachsene besitzt 32; der Durchbruch der Weisheits-
zähne kann sich bis zum 50. Lebensjahr verzögern.

● Das Alveolarbein, der feste Kieferknochen, in den der
Zahn eingebettet ist, hat von allen Knochen im Körper den
höchsten Bedarf an Calcium.

● Der Zahnschmelz ist die härteste Substanz im Körper.

● Das Zahnbein enthält pro Quadratmillimeter rund
50 000 Kanälchen für seine Versorgung.

● Die gesunde Wurzelhaut besteht aus etwas 35 Millionen
Zellen. Bedingt durch falsche Ernährung haben viele Menschen ab dem 30. Jahr nur noch 20 Milliarden oder noch viel
weniger dieser für den Zahnhalt wichtigen Zellen.

● Ähnlich wie Knochen bestehen Zähne hauptsächlich aus
den Mineralstoffen Calcium und Phosphor.

Die Geschichte beweist: Zähne bleiben natürlich gesund

*Ein gesunder Spei-
chel ersetzt jeden
Zahnarzt. Zahn-
fleischbluten kann
durch Einnahme von
viel Vitamin C unter-
bunden werden.*

Bei Ausgrabungen stoßen Wissenschaftler immer wieder überrascht
auf mehrere tausend Jahre alte Skelette älterer Menschen, deren   Gebiß noch tadellos erhalten ist. Moderne Stoffwechselexperten   wundern sich darüber nicht. Sie wissen, daß Zahnkrankheiten durch Fehlernährung entstehen.

Seit Beginn der 90er Jahre hat die Erforschung von Zähnen, Kieferknochen, Zahnhalteapparat usw. rasante Fortschritte gemacht.

Die erfreulichsten Erkenntnisse: In einem lediglich bedingt fortge-
schrittenen Stadium können Karies und Parodontose durch gezielt gesunde Kost innerhalb von 36 Stunden gestoppt und vom 4. Tag an
ausgeheilt werden. Zahnärzte ziehen völlig unnötig viel zu häufig
Zähne, die noch hätten gerettet werden können. Außerdem bohren
und feilen bzw. beschneiden sie operativ die Wurzelhaut zu voreilig,

und sie verordnen zuviel Arzneimittel. Bestes Beispiel: Zahnfleischbluten kann in 95 Prozent aller Fälle durch erhöhte Einnahme von
Vitamin C noch am selben Tag gestoppt werden.

Natürliche Ernährung:
Da hat Karies keine Chance

Wer sehr viel Zucker und Süßes, Brot und Speisen aus hellem Mehl –
z. B. Nudeln – ißt und ständig süße Getränke zu sich nimmt, hat möglicherweise innerhalb von 14 Monaten Karieslöcher in sämtlichen
Backenzähnen. So schnell schlagen die kariesverursachenden Bakterien im Mund zu, wenn sie durch ihre Lieblingsspeise angelockt werden.

Ständiger Genuß von Süßem führt zu einem Karies-Säure-Angriff auf die Zahnoberfläche. Innerhalb von 14 Monaten können alle Backenzähne Karieslöcher haben.

Der Karies-Säure-Angriff

Die sogenannte Karies-Plaque, der paradiesische Wohnsitz von Billionen und Billiarden Bakterien, ist eine klebrige Masse aus Kohlenhydraten, Speichel-Proteinen, Essensresten und Fettstoffen. Ohne entsprechende Zahnpflege breitet sich dieser Belag nach und nach über
sämtliche Zähne aus. Beim Essen verdauen die Bakterien auf der
Oberfläche der Zähne Teile von Kohlenhydraten zu organischen Säuren, die den Zahnschmelz angreifen. Dieser Prozeß setzt unverzüglich
ein und hält oft Stunden an. Der pH-Wert (Säurewert) der Plaque fällt
ab, d. h. der bakterienhaltige, klebrige Zahnbelag wird saurer.
Wenn Sie eine ganze Tafel Schokolade essen, erreicht die Plaque
beim Kauen der letzten Riegel kritische pH-Werte zwischen 5,3 und
5,5, was zu einem massiven Karies-Säure-Angriff auf die Zahnober-
flächen führt. Wenn Sie weiter Süßes essen, hält dieser Angriff uner-
bittlich an. Wenn Sie aufhören, Schokolade oder andere Süßigkeiten
zu knabbern, finden die Bakterien keine Nahrung mehr, der Säurewert steigt, und die Bakterien greifen die Zähne nicht weiter an.

So entsteht Karies

Karies ist die am meisten verbreitete chronische Infektion. Verursacht
wird sie primär gar nicht durch Zucker oder Süßigkeiten, sondern
durch spezielle Bakterienstämme: Streptokokken. Wenn die Mundhöhle frei von diesen Streptokokken ist, kann man soviel Bonbons,

Pralinen, Schokolade, Zucker, Süßspeisen, Torten oder anderes Süßes lutschen und essen, wie man will – man kann und wird nie Karies bekommen.

Allerdings: Wenn Zucker, Süßes oder Produkte aus hellem Mehl – wie Nudeln, Brot, Pizza – gegessen werden, gilt dies als Einladung für die Karies. Wenn sich dann lediglich ein paar Dutzend Bakterien in der Mundhöhle aufhalten, stürzen sie sich auf ihre Lieblingsspeise und vermehren sich explosiv. Innerhalb weniger Stunden entstehen Millionen von ihnen. Da die meisten Menschen gern Lebensmittel aus schnell löslicher Glukose essen und Süßes zu sich nehmen, haben sie auch ständig ausreichend Streptokokken im Mund.

Die Sukrose, die kleinste Kohlenhydrateinheit aus Zucker, ist bei diesen Bakterien besonders beliebt. Beim Verdauen produzieren sie aus ihr Polysaccharide, sogenannte Glukane, die sich als eine Art organische Gewebsschicht an die Zahnoberfläche heften. Diese unlösliche, zäh klebrige Schicht bietet gleichzeitig Kolonien von Streptokokken Unterschlupf: Hunderttausende Streptokokken finden hier mikroskopisch winzige Höhlen, in denen sie sich auf Anhieb so richtig wohl fühlen.

Milchprodukte, vor allem Käse, machen die Zähne hart und schützen sie gegen die zerstörerische Zahnplaque.

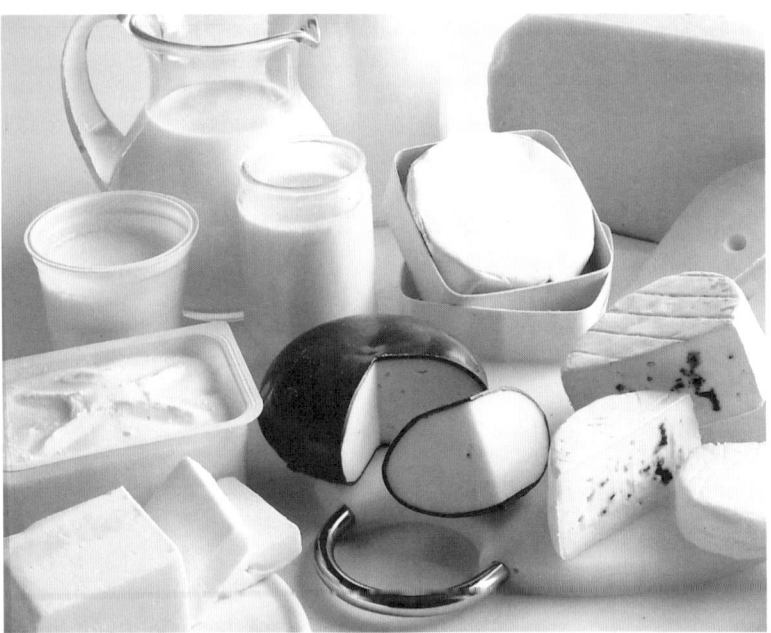

Die Bakterien sorgen für eventuelle Notzeiten vor: Aus Sukrose produzieren sie sogenannte Fruktane, eine andere Form von Polysacchariden. Sie lassen sich speichern und dann wieder zu normalem Kohlenhydrat umwandeln. Auch Fruktose (Fruchtzucker), Maltose (Malzzucker) oder Laktose (Milchzucker) werden von den Bakterien auf diese Weise genutzt. Diese Zuckermoleküle sind so klein, daß sie geschwind in die feinen Höhlen und Windungen der Plaque einströmen, wo sie von den Streptokokken verdaut werden. Auf diese Weise entsteht auf dem Zahnschmelz und an der Zahnwurzel ein ständig säurehaltiges Milieu, das an den Zähnen frißt. Besonders schlimm wird es natürlich, wenn Sie abends im Bett noch Süßigkeiten naschen.

Zucker senkt den pH-Wert – Käse hebt ihn

Auch Früchte enthalten Zucker, der von Bakterien genutzt wird: Äpfel, Bananen und verschiedene Traubensorten enthalten 10 bis 15 Prozent Zucker, Zitrusfrüchte 7 bis 8 Prozent, Pfirsiche und Beeren 2 Prozent. Wer schon an Karies leidet, sollte Früchte deshalb lieber zusammen mit anderer Kost zu sich nehmen. Wenn Obst z. B. mit Fleisch gegessen wird, stimuliert die im Obst enthaltene Zitrinsäure mehr Speichel, der die Fruktose aus dem Mundraum spült. Fruchtsäfte enthalten ebenfalls viel Zucker, ca. 10 Prozent; Limonaden und Cola oft noch viel mehr. Wer sein Mittagessen Bissen für Bissen mit süßer Limonade herunterspült oder nachmittags zum Kuchen stark gesüßten Tee oder Kaffee trinkt, senkt seinen pH-Wert auf unter 4 – das hat katastrophale Folgen für die Zähne.

Essen Sie vor dem Schlafengehen keine Süßigkeiten mehr. Kariesbakterien vermehren sich explosionsartig und können über Nacht Ihre Zähne massiv schädigen.

Käse, vor allem reifer Käse, ist das beste natürliche „Arzneimittel" gegen die zerstörerische Plaque. Wenn Sie einen stark gesüßten Obstsalat aus der Dose essen, sinkt der pH-Wert noch während des Kauens auf etwa 5, wenn Sie zwei Bissen Käse hinterher essen, steigt der Säurewert sofort auf einen unbedenklichen Wert von 6 oder 7. Auch wenn Sie normalerweise Süßes nach dem Genuß von Käse zu sich nehmen, schadet es nicht. Die Ursache ist der hohe Gehalt an Eiweiß, Calcium und Phosphor, der die Plaquesäuren neutralisiert. Außerdem verhindert Käse die Demineralisation, den Mineralabbau der Zähne, und er unterstützt die Remineralisation, den Mineralaufbau.
Nach sehr neuen Erkenntnissen enthält gereifter Käse möglicherweise eine Schutzsubstanz, die pH-Werte generell – also auch anderswo im Körper – anhebt. Dieser Faktor ist jedoch bislang nicht entschlüsselt

und charakterisiert worden. Wenn er gefunden würde, könnte er viele Zahnärzte arbeitslos machen.

Kampf der Karies

Bislang gelten Fluoride, z. B. in Zahnpasten, als ideal gegen Karies. Bei Kinderzähnen, die noch in der Entwicklung sind, bauen sich Fluoride in die harte Zahn- und Knochensubstanz ein und härten die Zahnschmelzkristalle zusätzlich. Fluoride sind ebenfalls eine wichtige Knochensubstanz und verhindern den Abbau von Zahnschmelz, sie begünstigen die Remineralisation an und in schon vorhandenen Karieslöchern. In höheren Konzentrationen wirken Fluoride auch direkt auf die Bakterien: Sie stoppen das Wachstum von Streptokokken, verhindern den Aufbau von bakteriellen Enzymen und damit auch die gefährliche Säureproduktion. Allerdings: Mit zunehmendem Alter können die Knochen und Zähne immer weniger Fluoride aufnehmen und einbauen. Dementsprechend verlieren fluoridhaltige Zahnputzmittel etwa ab dem 30. Lebensjahr mehr und mehr ihren Wert.

Das zweite natürliche Schutz- und Verjüngungsmittel für das Gebiß ist der Speichel. Bei Frauen nach der Menopause versiegt manchmal die Speichelproduktion, und dann entwickelt sich Karies oft explosionsartig. Ein Mangel an Speichel begünstigt den Zahnzerfall sehr. Speichel verhindert Ansammlungen von Streptokokken auf dem Zahnbelag und reinigt die Mundhöhle von Speiseresten, speziell von Zuckermolekülen. Außerdem ist der Speichel sehr reich an Immunglobulinen, die wichtig für die Immunabwehr sind; sie töten Bakterien bzw. verhindern ihre Ausbreitung.

Neben Fluoriden, die übrigens auch im Tee enthalten sind, helfen Phytate und Oxalate – Pflanzensäuren in Gemüse, Vollkorn usw. –, Milcheiweiß und ein bislang noch unbekannter Faktor im Kakaopulver, den Zahnschmelz weniger löslich und härter zu machen.

Schöne Zähne ohne Karies

● Ab sofort verboten sind Zucker, alles Süße, auch süße Getränke, Mehlspeisen bzw. alle Produkte aus hellem Mehl, polierter Reis. Diese Lebensmittel senken die pH-Werte im Plaquebereich auf oder unter die kritische Marke von 5,5.

● Verbannen Sie alle Streptokokken aus Ihrem Zahn- und Mundbereich: Lassen Sie von Ihrem Zahnarzt den Zahnstein entfernen. Im Labyrinth seiner verkrusteten Spalten, Grotten und Höhlen setzt sich die zähklebrige Plaque besonders gern fest. Streptokokken lieben das sauerstoffarme, saure Milieu in diesem Belag.

Tips für gesunde Zähne: Keine Süßigkeiten mehr, Zahnstein vom Zahnarzt entfernen lassen, nach jeder Mahlzeit etwas reifen Käse essen und immer die Zähne putzen.

● Putzen Sie Ihre Zähne nach jedem kohlenhydratreichen Essen – wie Gemüse, Kartoffeln, Vollkornprodukte usw. – gründlich.

● Kauen Sie ca. alle 2 Tage einen zuckerfreien bzw. mit Xylit oder Sorbit gesüßten Kaugummi. Das Kauen stimuliert den Speichelfluß, preßt Speichel in Plaque-Höhlen und wäscht Speisereste aus dem Zahnbereich.

● Essen Sie nach jeder Mahlzeit etwas reifen, älteren Käse. Er hebt den pH-Säure-Wert sofort in einen alkalischeren Bereich von 6 oder darüber. In diesem Milieu unterbrechen die Streptokokken ihren Zerstörungsprozeß. Das ist besonders für die gefährliche Karies an den Zahnwurzeln wichtig, die im Gegensatz zur Zahnkrone nicht so sehr durch den Zahnschmelz geschützt sind.

● Achten Sie auf eventuelle weiße Punkte auf dem Schmelz Ihrer Zähne – erstes Symptom eines Mineralabbaus. Bei entsprechender Ernährung und Zahnpflege sorgen zahnsubstanzbildende Zellen zwischen Zahnmark und Zahnbein für neues Wachstum. Die Flecken verschwinden wieder.

Gesunde Zähne ohne Parodontose

Hier geht es vorwiegend um die Gesundheit des Wurzelhautbereichs der Zähne. Dazu gehören das zahnnahe Zahnfleisch, das feste, bandartige Bindegewebe, der Zahnwurzelzement, der das Alveolarbein im Kieferknochen verankert, und die feine Wurzelhaut, die sich fest um den Zahnhals schließt. Also das gesamte weiche und härtere Gewebe, das den einzelnen Zahn festhält.

Wissenschaftler unterscheiden dabei zwischen Zahnfleischbereich und Zahnhalteapparat. Wenn die bakterielle Infektion nur Bindegewebe erfaßt, kommt es zur Zahnfleischentzündung. Ist auch der Halteapparat betroffen, ist die Parodontose da. Nach neuen Erkenntnissen entstehen beide Krankheiten nicht gleichzeitig, sondern es sind zwei verschiedene Krankheiten mit jeweils unterschiedlichen Bakterien.

Der größte Feind eines kräftigen Zahnfleisches ist Parodontose. Dagegen hilft keine noch so gute Zahnpasta, sondern nur eine gesunde Ernährung.

Kräftiges Zahnfleisch und feste, schöne Zähne gehören unbedingt zu einem jugendlichen Erscheinungsbild. Deshalb ist es ganz wichtig, daß Sie dem Wurzelhautbereich mehr Aufmerksamkeit widmen. Er besteht aus rund 35 Millionen einzelner Zellen, und Sie müssen jede einzelne davon kurieren und gesund halten. Dies ist ebenso möglich wie der Neuaufbau von mürber, degenerierter Alveolarknochensubstanz – auch wenn die Zahnärzte manchmal anderer Meinung sind. Sie reißen mitunter lieber Zähne und schneiden am Zahnfleisch herum, anstatt zunächst einmal den Selbstheilungskräften des Stoffwechsels zu vertrauen.

Gesundes Zahnfleisch

Die Schleimhäute im Mund sind besonders empfindlich, weil sie ihre Zellen häufig abstoßen und erneuern. Die Zellen im äußeren Zahnfleisch leben nur knapp eine Woche, dann sterben sie und werden abgestoßen. Diese sogenannten Epithelzellen sind aber für die Abwehr giftiger Substanzen und krankheitserregender Mikroben unerläßlich. Wenn sie fehlen, gelingt es Bakterien und Viren nur allzu leicht, ins Bindegewebe einzudringen, um es zu zerstören.

Schützen läßt sich das Zahnfleisch weder durch Zahnpasten, Mundwasser oder sonstige äußerliche Mittel, sondern ausschließlich durch gesunde Ernährung aus dem inneren Stoffwechsel heraus. Der Vorteil: Weil die schleimhautartigen Epithelzellen auf dem Zahnfleisch sowieso nur wenige Tage leben, können sie auch ebenso schnell wieder aufgebaut werden. Wichtig dafür sind Nukleinsäuren für den Neubau von Zellkernen, Vitamin B6 für den Eiweißeinbau, Vitamin C und Zink für neues Kollagen und Bindegewebe.

Die Parodontose beginnt

Wenn Vitamin C fehlt, röten sich innerhalb von Stunden die sogenannten Papillarkörper – feine Hauterhebungen zwischen den Zähnen –, wenn auch zunächst unmerklich. Wenn Sie jetzt frisches Obst essen, verblassen die Rötungen, und die ursprüngliche gesunde Zahnfleischfarbe stellt sich wieder ein. Wenn dann aufgrund falscher Ernährung oder Streß, der viel Vitamin C frißt, das Vitamin erneut über Stunden hinweg fehlt, treten die Rötungen wieder auf und verstärken sich sogar. So beginnt – kaum wahrnehmbar – die gefürchtete Parodontose. Nach und nach entzündet sich das äußere Zahnfleisch und schwillt an. Das Zahnfleisch wird wabbelig und blutet jetzt leicht. Tausende feinster Blutgefäße reißen, Wasser tritt aus den Zahnfleischgefäßen ins angrenzende Gewebe. Gleichzeitig dringen Viren, Pilze, Bakterien und andere Mikroben in die kranken Zellen im Bereich der Wurzelhaut ein. Auch Freie Radikale nutzen die Gelegenheit. Sie zerstören erst die ölig feuchten Schutzhäutchen der Zahnfleischzellen, gelangen dann ins Innere der Zellen und setzen dort ihr Vernichtungswerk fort – zunächst an Zehntausenden Membranhäutchen der Organellen, den winzig kleinen Eiweißfabriken, und schließlich am Zellkern. Jetzt löst sich die Wurzelhaut schnell auf. Sie zieht sich zurück, die Zahnhälse ragen nackt und häßlich vor. Bald beginnen Zähne zu wackeln; mancher Zahnarzt malt nun schon das Gespenst eines künstlichen Gebisses an die Wand …

Mangel an Vitamin C führt zu Zahnfleischbluten. Bakterien dringen in die Wurzelhaut. Freie Radikale fressen die Zahnhälse kahl und lassen die Zähne wackeln.

Nirgendwo im ganzen Körper zeigt sich ein grausamer Altersprozeß schneller als im Bereich des Gebisses und der Mund- und Zahnfleischschleimhaut, wo schützende Zellen nur wenige Tage lang leben. Vorbeugen und retten kann hier nur ein schlagkräftig aufgerüstetes Immunsystem. Biochemiker haben herausgefunden, daß die Wurzelhaut von Parodontose-Patienten extrem hohe Konzentrationen an Immunglobulin E enthält – ein Beweis dafür, daß die Krankheit eine allergieähnliche Reaktion auf falsche Ernährung ist. Wer Parodontose hat oder erste Anzeichen an seinem Gebiß wahrnimmt, sollte jetzt weiterlesen – vielleicht bietet sich auch ihm ein Weg der Selbsttherapie zu neuem, kräftigem Zahnfleisch.

Der Abwehrkampf in der Mundhöhle

Im Bindegewebe des Zahnfleischs, speziell in seinen Gefäßwänden, sitzen Milliarden sogenannter Mastzellen, weiße Blutkörperchen vom Typ der Granulozyten. Jede einzelne Mastzelle enthält unzählige Säckchen mit Billionen Histamin-Molekülen. Außerdem sitzen auf jeder Mastzelle Tausende Immunglobulin-E-Moleküle. Sie haben die Funktion von Alarmstationen. Wenn nämlich Bakterien ins Zahnfleisch eindringen, veranlassen die Immunglobulin-E-Moleküle die Mastzellen, ihre Histamin-Moleküle in die Blutgefäße auszustoßen.

Diese Moleküle erhöhen die Durchlässigkeit der feinen Zahnfleischadern. Dadurch dringt Blut und Plasma-Flüssigkeit aus den Gefäßen ins angrenzende Gewebe, das natürlich dadurch anschwillt. Außerdem rufen diese Histamin-Moleküle Billiarden weiße Blutkörperchen unterschiedlicher Arten herbei. Nun spielen sich in den Zahnfleischgefäßen wahre Schlachten ab. Als Folge davon reagiert auch das Nervensystem: Juckreiz, Schmerzen stellen sich ein.

Essen Sie viel grobes Vollkornbrot! Je fester Sie zubeißen, desto besser für Ihr Gebiß.

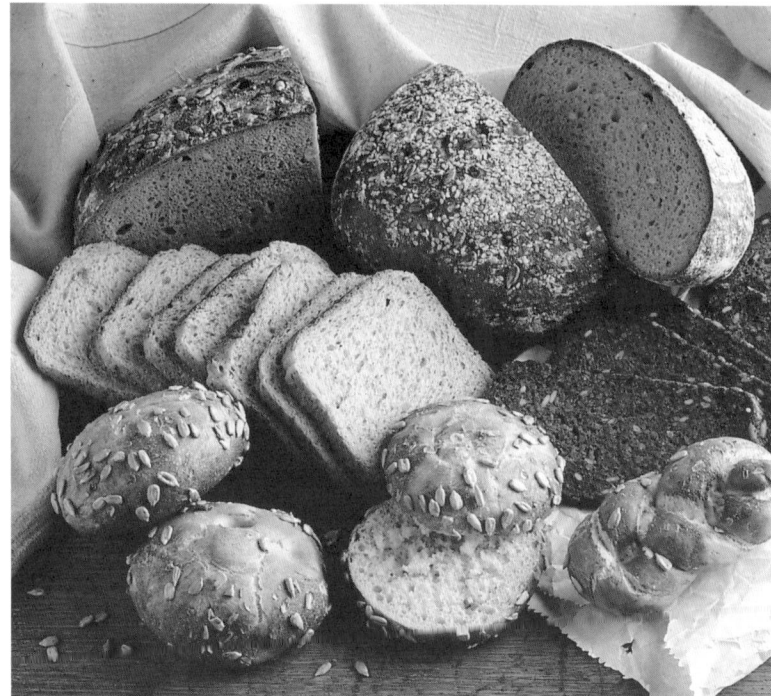

Dieser Immunvorgang ist im Prinzip bei allen Entzündungen und Allergien gleich. Ärzte verordnen dann gern sogenannte Antihistaminika, um die entzündliche Histamin-Ausschüttung ins Blut zu unterdrücken. Doch gerade sie ist ein ganz natürlicher Schutzvorgang.

Schützen Sie Ihre Zähne mit Vitaminen!

Parodontose-Mikroben haben im Zahnfleisch einen Feind, den sie zu Recht fürchten: die Neutrophilen. Das sind die weißen Blutkörperchen, die im Körper am häufigsten vertreten sind. Als Immunabwehr sind sie mit Enzymen und Vitaminmolekülen bewaffnet – vorausgesetzt, Sie ernähren sich gesund. Wenn die Epithelzellen des Zahnfleischs beim gesunden Menschen von Bakterien bedroht werden, schüttet das Knochenmark Billionen Neutrophile aus. Die strömen über das Blut zum Gefahrenherd und vernichten die Angreifer. Wer aber nur von Pommes frites, Kuchen, Kartoffelchips und Limonade lebt, produziert im Ernstfall nur 15 Prozent Neutrophile, die noch dazu nur knapp zehn Prozent der Schlagkraft vollwertiger Neutrophile aufweisen. Die Folge: Der Abwehrkampf gegen Viren, Bakterien oder Pilze im Zahnfleischbereich ist zu schwach, die empfindliche Wurzelhaut ist den Angreifern schutzlos ausgeliefert.

Durch Selbsttherapie mit Vitaminen können Sie den Alterungsprozeß Ihrer Zähne stoppen. Vermeiden Sie einseitige Ernährung mit Pommes frites und Cola.

Hinzukommt, daß bei Mangelernährung der Immunschutz in den Zahnfleischzellen äußerst dürftig oder überhaupt nicht vorhanden ist. Sie können Ihr Zahnfleisch und Ihre Zahnwurzelhaut mit den Vitaminen A, C und E sowie dem Spurenelement Selen gegen Mikroben und Freie Radikale panzern. Bindegewebsparodontose hat dann keine Chance mehr.

Kräftige Gebißknochen

Damit Sie wirklich befreit lachen können und stolz auf ein jugendliches Gebiß sein dürfen, muß natürlich auch der Kieferknochen verjüngt werden – um 10 bis 15 Jahre. Für die modernen Calcium-Physiologen ist das kein Problem, sie haben mit ihren ultramodernen Analysegeräten inzwischen herausgefunden, wie das geht. Diese High-Tech-Chromatographen oder -Spektroskopen muß man sich wie riesige Teleskope vorstellen. Biochemiker spüren damit die Geheim-

Ein kräftiges Gebiß – frei von Parodontose

*Das Zauberwort
für einen gesunden
Kiefer heißt Calcium.
Osteoporose,
Knochenschwund,
ist die Folge von
Calciummangel.*

● Kaufen Sie sich in der Apotheke ein Arzneimittel, das alle vier Antioxidantien enthält: die Vitamine A, C und E sowie das Spurenelement Selen. Damit kräftigen Sie alle Zellen im Zahnfleisch und Kiefer gegen krankheitserregende Mikroben und Freie Radikale.

● Essen Sie zusätzlich sehr viel Obst, vor allem Zitrusfrüchte mit dem Fruchtfleisch. Das darin enthaltene Vitamin C wird auch für den Einbau von Calcium in Knochen und Zähne gebraucht. Es stoppt zudem den Zellabbau im Zahnmark und schützt den Zahn von innen.

● Wichtig für den Neuaufbau des Wurzelhautbereichs sind Nukleinsäuren und Aminosäuren. Dafür sollten reichlich „junge" Lebensmittel wie Nüsse, Samen, Kerne, Keime, Vollkornprodukte sowie frisches Gemüse und Salat auf den Tisch.

nisse von Kieferknochenzellen auf – und sagen anschließend, was ihnen fehlt und was Sie tun müssen, um sie wieder zu verjüngen.

Knochen brauchen Calcium – auch im Kiefer

Wie schon erwähnt, hat das Alveolarbein, das im Kieferknochen den Zahn festhält, den höchsten Bedarf an Calcium im ganzen Körper. Das heißt: Es braucht verhältnismäßig am meisten Calcium. Die Natur weiß warum. Für Tiere – und der Mensch war früher auch ein Tier – ist ein solides Kauwerkzeug lebenserhaltend. Ein Löwe in der afrikanischen Steppe, dem schon im dritten Lebensjahr alle Zähne ausfallen, hat keinerlei Überlebenschance.

Der Alveolarknochen besteht im Prinzip aus derselben sogenannten Trabekular-Knochenmasse, wie sie sich auch im Innern der Unterarme oder Oberschenkel findet. Im Gegensatz dazu bildet die sogenannte Cortical-Knochensubstanz die eigentlichen festen Röhren der Arme und Beine. Und hier liegt auch schon das Problem des Kiefers:

● Essen Sie einmal am Tag ein Müsli aus möglichst selbstge-mahlenem Getreide: Weizen, Roggen, Hafer, Gerste, Din-kel, Buchweizen, Grünkern. Darin ist viel Zink, das Enzyme für neue Zahn- und Knochensubstanz liefert, und Selen, das wichtige Kernmineral eines Immun-Enzyms, enthalten.

● Lassen Sie Brot ein paar Tage alt werden, und kauen Sie es kräftig. Je öfter Sie fest zubeißen, desto besser. Auch kräf-tiges Kauen eines Kaugummis beschleunigt den Neuaufbau des Alveolarbeins.

● Essen Sie Käse statt Wurst, täglich möglichst 200 Gramm. Damit decken Sie den jetzt erhöhten Calciumbedarf.

● Setzen Sie Ihre Haut täglich wenigstens 20 Minuten lang der Sonne oder dem Mittagslicht aus. Sie produziert dann Vitamin D, das den Calciumstoffwechsel im Kieferknochen ankurbelt.

● Verzichten Sie grundsätzlich auf Zucker, Süßigkeiten, süße Getränke und helle Teigwaren oder Mehlprodukte.

Für einen kräftigen Biß sollten Sie Zitrusfrüchte, Nüsse, Samen, Vollkornprodukte, Gemüse, Müsli, Käse und altes Brot essen. Immer gut kauen!

Wenn dem Stoffwechsel Calcium fehlt, holt er sich den zuallererst aus dem Trabekular-Knochen, also auch aus dem Kiefer. Für die Diagnose von Osteoporose (Knochenschwund) schauen sich Orthopäden deshalb zuerst den Kiefer ihres Patienten an.

Wenn Zähne gezogen werden und der ständige Bißdruck auf den Kiefer fehlt, degeneriert der Knochen, und Millionen Knochenzellen werden abgebaut. Dasselbe geschieht, wenn weiche Nahrung bevor-zugt wird, die man kaum kauen muß. Typisch dafür sind Menschen, die altes, hartes Brot meiden oder vom Brot die Rinde abschneiden. Für den Einbau von neuem Calcium und den Abbau von verbrauch-tem Calcium im Kieferknochen ist das ständige kräftige Kauen und Beißen unerläßlich. Es sorgt für den festen Halt der Zähne im Kiefer. Ohne Vitamin C ist die Knochen- und Zahnsubstanz Calcium immer nur die Hälfte wert, das Vitamin wirkt beim Calciumeinbau ebenso mit wie Vitamin D bei der Calciumbeschaffung für den Kieferkno-chen.

SCHLANK – EIN TRAUM GEHT IN ERFÜLLUNG

Erfüllen Sie sich Ihren Traum von einer Superfigur durch das 3-Schritte-Schlankheits-Programm mit Streßhormonen, Carnitin und Beta-Oxidation.

Was einem hübschen, attraktiven Aussehen oft am meisten im Weg steht, sind überflüssige Pfunde. Übergewicht und Speckpolster können zur Dauerplage werden. Schon morgens auf der Waage verdirbt einem die erbarmungslose schwarze Nadel den Tag. Man steigt widerwillig von Anzuggröße 50 auf 52 um oder verabschiedet sich endgültig von Kleidergröße 38. Im Sommer bleiben die schikken Bikinis im Schrank; „sie" trägt nur noch einteilig.

Jeder Blick in den Spiegel gilt zuerst dem Doppelkinn, der speckigen Haut, dem Fett an Bauch, Hüften, Po und Oberschenkeln. Neidvoll ruht der Blick auf den Schlanken, die essen dürfen, was sie wollen und damit auch noch prahlen.

Dabei ist der Weg zum Schlanksein wesentlich einfacher als Sie denken. Sie müssen nicht hungern, sondern Ihre körpereigenen Schlankmacher aktivieren!

KAMPF ALLEM FETT

Extrapfunde machen das Leben mühseliger. Man quetscht sich schwerfällig hinter das Lenkrad, statt wie früher mit einem flotten Satz auf den Fahrersitz zu springen. Treppen können zur Folter werden; Sport, Gymnastik sind gestrichen; schon beim Tanzen kommt man ins Schnaufen und Schwitzen.

Und das Deprimierende ist: Man hat Dutzende Schlankheitskuren ausprobiert – vergeblich. So fügt man sich in das Älterwerden. Mit jedem Pfund schwindet die Jugend unwiederbringbar dahin ...

Mit ihren ultramodernen Analyse-Geräten haben die Biochemiker nun das Geheimnis der schlanken Linie gelüftet. Entscheidend ist das vom Gehirn aus gesteuerte Zusammenspiel von Hormonen und lipolytischen (fettfreisetzenden) Enzymen. Und dieses Zusammenspiel kann durch die richtige Ernährung optimiert werden.

Daß alle bekannten Diäten und Abspeckkuren nichts nützen, ist modernen Biochemikern klar. Dabei spielt die inzwischen anerkannte Weisheit noch gar keine Rolle, daß mit den ersten abgehungerten Pfunden nur Wasser und ein paar gespeicherte Kohlenhydrate verlorengehen. Die Ursache für den Mißerfolg liegt woanders: Alle kalorienreduzierten Diäten sind in sich selbst widersprüchlich. Sie zwingen zwar das Gewebe, Kohlenhydrate, Eiweiß oder auch Fett für die Energiegewinnung freizugeben, gleichzeitig sperren sie aber die Fettzellen zu, oder sie blockieren sogenannte lipolytische, das Fett freisetzende Mechanismen.

Seit es Analysegeräte gibt, mit denen Wissenschaftler das Leben einer Fettzelle wie durch eine Riesenlupe genau beobachten können, gibt es verblüffende Erkenntnisse zu Übergewicht und Fettleibigkeit. Es gibt neue Hoffnung für alle Dicken. Und noch schöner: Die Pfunde können schmelzen, die schlanke Linie kann sich wieder formen und erhalten bleiben. Vergessen Sie deshalb alles, was Sie bislang über das Abspecken gelesen haben – es ist wirklich veraltet! Beginnen Sie jetzt, mit Hilfe biochemischer Erkenntnisse, Ihr neues, schlankes, junges Leben.

Gewaltsame Abspeckkuren lassen Sie altern. Neue Erkenntnisse über Fettzellen geben allen Dicken die Hoffnung, schlank zu werden und es auch zu bleiben!

Nur so werden Sie schlank

● Erstens müssen die Fettmoleküle raus aus den Fettzellen an Bauch und Hüften.

● Zweitens müssen die Fettmoleküle aus dem Blut, in dem sie herumschwimmen, in die Körperzellen hineingeschleust werden.

● Drittens müssen diese mikroskopisch winzigen Fettbomben angezündet und zu Energie verbrannt werden.

Fazit: Wenn nur einer dieser Stoffwechselmechanismen nicht funktioniert, werden Sie nie schlank, ganz egal was und wie wenig Sie essen.

Fettmoleküle gehören nicht in die Fettzellen

Fett an Bauch und Hüften schwindet nur durch richtigen Stoffwechsel: Fettmoleküle müssen aus dem Blut in die Körperzellen und dort verbrannt werden.

Eigentlich darf man seine eigenen Fettzellen gar nicht verurteilen. Wenn sie sich an jedes einzelne Fettmolekül klammern und ihren angesammelten Speck einschließen wie in einem Banktresor, tun sie lediglich ihre Pflicht. Sie erfüllen die ihnen übertragene Aufgabe im Stoffwechsel: Speicherfett horten für den Fall, daß irgendwann Not- und Hungerzeiten kommen.

Dabei fügen sie sich allen Stoffwechselbefehlen, die meist vom Gehirn ausgehen und über Hormone, Nerven-Peptide und Neurotransmitter (Nervensignalstoffe) übermittelt werden. Wenn das Gehirn als Stoffwechselhauptquartier anordnet, daß die Fettzellen Fettmoleküle abgeben sollen, tun sie dies ohne die geringste Widerrede. Denn auch dieses Bereitstellen von Depotfett gehört zu ihren Aufgaben.

Sie müssen also lediglich die Sprache des Stoffwechsels sprechen, seine Codes und Mechanismen benutzen, um spielend Gewicht zu verlieren. Woran fast alle Dicken und Übergewichtigen bislang gescheitert sind: Die üblichen kalorienreduzierten Diäten sprechen diese Zellsprache nicht. Sie sind in einem Unverständnis gegenüber der Intelligenz des Fettstoffwechsels entstanden. Dementsprechend bleiben diese Diäten chancenlos vor den fest verriegelten Fettzellen. Den Schlüssel, der sie öffnet, bekommen sie nie in die Hand.

Interessantes über Fettzellen

● Wenn Kinder mit Mehlspeisen und Süßem gemästet werden, bilden sie zuzüglich zu den normalen Fettzellen, die auch schlanke Menschen haben, Milliarden Prä-Adipozyten. Diese Fettzellen sind noch leer, können aber nach der Pubertät schnell gefüllt werden.

● Fettzellen können unbeschränkt Fett aufnehmen, sie quellen immer weiter und erreichen die 100fache Größe ihres Normalzustands.

● Selbst wenn Sie gar nichts mehr essen: Die Anzahl der Fettzellen bleibt bestehen; Fettzellen schrumpfen lediglich.

● Die gute Nachricht: In Fettzellen und im Fettgewebe ist Tag und Nacht Bewegung: Fetteinbau und Fettabbau wechseln sich ab. Um schlank zu werden, muß der Fettabbau, die Lipolyse, verstärkt werden und bleiben.

Jeder Mensch braucht Fettreserven. Gefährlich sind nur Fette aus schnell löslicher Glukose. Der Stoffwechsel behält sie, anstatt sie auszuscheiden.

So entstehen Fettreserven

Fett – z. B. in Fleisch, Käse – ist ein ganz natürliches Lebensmittel. Der Stoffwechsel ist seit Jahrmillionen auf seine Verdauung und Verwertung programmiert. Das Fett in seiner natürlichen Form ist deshalb im Körper willkommen, und es macht überhaupt nicht dick.

Gefährlich ist das Fett, das aus schnell löslicher Glukose, Sukrose oder Fruktose, den kleinsten Einheiten der Kohlenhydrate, entsteht: z. B. aus Zucker, allem Süßem, auch süßen Getränken, aus Brot, Pizza, Nudeln, poliertem Reis, Kuchen, Gebäck usw. Der Stoffwechsel will die darin enthaltenen Kohlenhydrate nicht verschenken und mit dem Stuhl ausscheiden. Er will sie unbedingt behalten und speichern. Weil sich aber Kohlenhydrate nur bedingt als Glykogen speichern lassen – bei einem Mann mit 70 Kilo Gewicht sind es nur rund

800 Kalorien –, produziert die Leber Fett aus einem Teil des Überschusses. Dieses Fett versendet sie in Form von sogenannten Triglyzeriden, den Fettmolekülen, in die Speckpolster an Bauch und Hüften. Fett läßt sich nämlich fast unbegrenzt deponieren. Ein Mann mit 70 Kilo hat ganz normale Fettreserven von rund 100 000 Kalorien in 15 Kilo Fettgewebe. Wenn er jedoch 30 Kilo zunimmt, hat er 45 Kilo Fettgewebe mit 300 000 Kalorien Fettreserven.

Bereits das Kauen löst Enzymreaktionen aus, die mit Hilfe von Insulin den Fetteinbau fördern. Torten, Pommes frites und Currywurst lassen dann Fettberge wachsen.

Das ist deshalb verhängnisvoll, weil das Abspecken in vielen Fällen mit zunehmendem Gewicht immer schwieriger wird. Während bei geringem Übergewicht rund 3 000 Kalorien verbrannt werden müssen, um 1 Kilo Fett loszuwerden, können es bei Fettleibigkeit bis zu 8 200 Kalorien sein. Mit anderen Worten: So ein Kandidat müßte 70 Stunden spazierengehen, 24 Stunden radfahren, 15 Stunden joggen oder 9 Stunden lang Squash spielen, um nur 1 Kilo Bauchspeck loszuwerden. Das kann man natürlich von keinem Menschen verlangen. Es zeigt aber auch, wie scheinbar hoffnungslos die Situation vieler dicker Menschen ist.

Die „Einbahnstraße" Fett

Die Leber verarbeitet nicht alle übriggebliebenen Kohlenhydrate in Fett, sondern nur einen kleinen Teil. Die negativen Folgen des vielen Essens entstehen auf andere Weise: Bereits beim Kauen von Brot oder Nudeln, Cremespeisen oder Kuchen bilden sich am hauchfeinen Übergang der Blutkapillaren zu den Fettzellen unzählige Enzyme. Sie öffnen die Fettzellen und warten auf die Billiarden neuen Fettmoleküle, um sie einzubauen. Gleichzeitig stößt die Bauchspeicheldrüse ihr Hormon Insulin aus, das u. a. den Fetteinbau beschleunigt und darüber wacht, daß kein einziges Fettmolekül aus den geöffneten Fettzellen ins Blut zurückfließt.

Kohlenhydrate bauen also gewissermaßen die „Einbahnstraße" Fett, über die ein steter Strom Fettmoleküle zu den Speckpolstern fließt, in vielen Fällen Tag und Nacht. Wenn Sie Spaghetti pur essen, haben Sie bezüglich des Dickwerdens noch Glück: 1 bis 2 Prozent der enthaltenen Kohlenhydrate werden in Fett umgewandelt. Bedrohlich wird es jedesmal, wenn Fett zusammen mit Kohlenhydraten, Zucker oder Süßem gegessen wird: z. B. bei Torten, fetten Kuchen, süßen

Mehlspeisen, aber auch Pommes frites mit Currywurst oder fetter Soße. Dann werden bis zu 23 Prozent der verzehrten Kohlenhydrate in Fett umgewandelt, und auf der „Einbahnstraße" Fett fließen jetzt gewaltige Massen von Fettmolekülen auf die Fettdepots zu.

Verhängnisvolle Diäten

Auch Fruktose, der Fruchtzucker in süßem Obst, hilft fleißig beim Bau der Fettstraße mit. Wenn die Ernährung nur aus Obst besteht, wie bei typischen Schlankheitskuren (Ananas-Diät, Trauben-Kur, Obstsaft-Kuren), stellt der Fruchtzucker reichlich Kohlenstoffatome für die Produktion von Fettmolekülen zur Verfügung, um so mehr, wenn Mehlprodukte zusätzlich konsumiert werden.

Gleichzeitig kurbeln Glukose und Fruktose die Vermehrung der fetteinbauenden Enzyme an. Wenn die Ernährung über längere Zeit vorwiegend aus Obst besteht, sieht die Sache ebenfalls nicht günstig aus. Dann reagiert die Bauchspeicheldrüse mit einem steten Ausstoß von Insulin. Die Insulinwerte im Blut bleiben leicht überhöht – und damit bleiben alle Fettzellen geschlossen. Auch süßes Obst kann also dick machen.

Einseitige Obstdiäten stören massiv den Stoffwechsel. Glukose und Fruktose erhöhen die Insulinwerte im Blut, und die Fettzellen können nicht geöffnet werden.

Die „Einbahnstraße" Fett – der eigentliche Dickmacher

● Aus schnell löslichen Kohlenhydraten wie Zucker, Süßes, helles Mehl, süßes Obst produziert die Leber Fettmoleküle, die über das Blut in die Speckpolster strömen. Die „Fettstraße" entsteht. Das Insulin, der beste Freund aller Fettzellen, achtet darauf, daß sich der Fettstrom stets nur in einer Richtung bewegt, nämlich zum Bauch und zu den Hüften.

● Das durch Kohlenhydrate stimulierte Hormon Insulin sorgt auch für die massenweise Vermehrung von Enzymen, die Tag und Nacht Fettmoleküle in die Speckpolster schicken.

● Die Fettzellen sind unersättlich. Solange viel Kohlenhydrate zusammen mit Fett oder Süßem gegessen werden, quellen sie immer mehr auf.

Die erfolgversprechende Diät

Kreativer Streß hilft beim Abnehmen. Durch Streßhormone wird Ihr Körper besser durchblutet und Ihre Konzentration gefördert.

Oberstes Gebot ist es, die „Einbahnstraße" Fett zu den Speckdepots zu sperren. Dazu muß man alle hellen Mehlspeisen, polierten Reis, Teigwaren, Fertigknödel, Pommes frites, Zucker, Kuchen, alles, was süß schmeckt, auch süße Getränke und Obst, und ein Übermaß an tierischen Fetten, z. B. Wurst, rigoros vom Speiseplan streichen. Die Leber produziert dann zwar auch noch Fettmoleküle, doch sie werden jetzt in den Körperzellen zu Energie verbrannt – und zwar mit Vorliebe von den Zellen, die besonders ergiebigen Energiebrennstoff benötigen – z. B. dem Herzmuskel.

Steht der Verkehr auf der „Einbahnstraße" Fett still, dann müssen die Fettzellen geöffnet und die darin enthaltenen Fettmoleküle befreit werden; die Fettfreisetzung muß beginnen. Wenn Sie das schaffen, wird der Verkehr auf der „Einbahnstraße" Fett umgepolt: Billiarden Fettmoleküle fließen dann im Blutstrom aus dem Bauch- und Hüftspeck zu den Körperzellen, um zu Energie verwertet zu werden. Welch tolle Aussichten sich da bieten, kann man sich ausmalen: Wenn jede unserer 70 Billionen Körperzellen pro Sekunde nur zehn Fettmoleküle verbrennt, und dies Tag und Nacht, muß der Speck schmelzen wie Schnee in der Frühlingssonne …

Nutzen Sie Streß zum Abnehmen!

Den Schlüssel zu den Fettzellen besitzen ausschließlich die Streßhormone. Bei jeder Form von Streß, bei Aufregungen, Kälte, Hitze, Sport, Leidenschaften usw., produziert der Körper mehr Energie; er braucht also zusätzlichen Brennstoff. Damit der Körper besser durchblutet, angewärmt, in Erregung und einen konzentrierten Wachzustand versetzt werden kann, existieren diese Streßhormone. Wer unter Streß steht und keine Streßhormone liefern kann, ist hoffnungslos verloren; er reagiert weder bei Gefahr noch bei einer körperlichen oder seelischen Belastung.

Streß ist also hilfreich, wenn jemand seine überreichlichen Kilos reduzieren will. Wer gar keinen Streß hat, weil er vielleicht friedlich auf einer einsamen Insel lebt, hat es mit dem Abspecken schwerer Sie müssen Ihre Streßhormone bewußt nutzen, um abzunehmen. Tiere in freier Natur setzen Streßhormone unbewußt und instinktiv ein, um ein eventuelles Übergewicht loszuwerden. Machen Sie es ebenso!

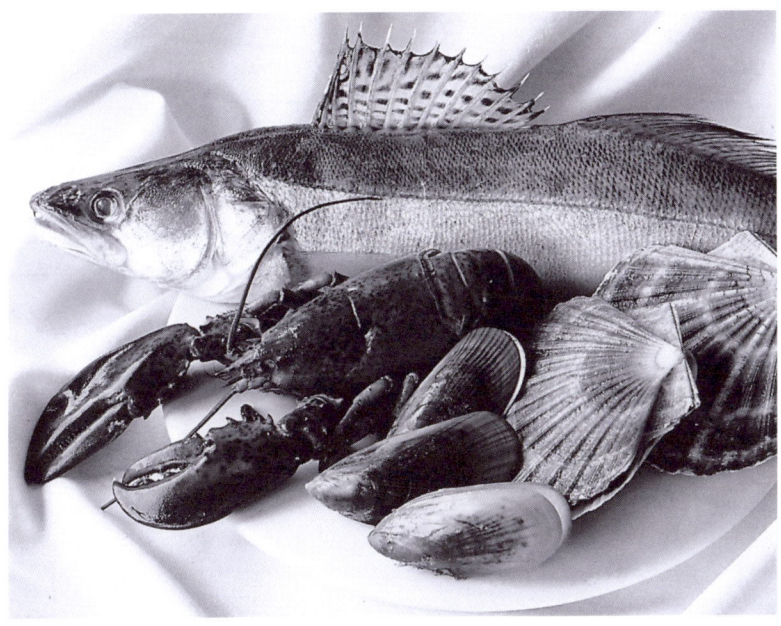

Auf die richtige Nähr-stoffzusammensetzung kommt es an. Wenn Sie eiweißreiche Kost, wie z. B. Meeresfrüch-te, stets mit Vitamin C kombinieren, schmel-zen Ihre Fettpolster dahin.

Die fettfreisetzenden Streßhormone

- ACTH (adrenocortiocotropes Hormon)
- Cortisol
- Adrenalin
- Noradrenalin
- Glukagon
- Wachstumshormon.

Die fettschmelzenden Hormone und Neuropeptide unterscheiden sich sehr voneinander. Sie wirken auf völlig unterschiedliche Weise:

● Frühmorgens stößt die Hirnanhangdrüse das Hormon Proopiomela-nocortin aus. Es teilt sich u. a. in das Weckhormon ACTH, das wach macht, und in das Peptid Beta-Endorphin, das euphorisch stimmt. Menschen, die z. B. morgens mit dem Auto in den Sonnenaufgang hineinfahren, fühlen sich fast immer euphorisch.

● Jedes Tier, jede Pflanze und auch der Mensch braucht und ver-brennt morgens viel Energie. Deshalb stimuliert ACTH über bestimmte Phosphatmoleküle massenweise fettfreisetzende Enzyme an und in den Fettzellen. Das ist die Voraussetzung für den wichtigen morgendlichen Energieschub. Diesen ersten Prozeß der Fettschmelze müssen Sie unbedingt unterstützen.

● ACTH-Moleküle brauchen sieben Sekunden von der Hirnanhangdrüse zur Nebennierenrinde. Dort stimulieren sie die Produktion von Cortisol, einem Hormon, das vorwiegend aus Cholesterin hergestellt wird. Auch Cortisol öffnet die Fettzellen, eine unerläßliche Voraussetzung für den Abbau von Fettgewebe.

Streßhormone fressen Fette auf! Fettberge schmelzen nachts durch Wachstumshormone und morgens durch Weckhormone (ACTH) sowie durch stimulierende Beta-Endorphine.

● Sind die vielen tausend Kanälchen in den Fettzellen geöffnet, beginnt die Arbeit anderer Hormone, die die Fettmoleküle ins Blut schleusen: Adrenalin und Noradrenalin, sie unterdrücken die Insulinproduktion aus der Bauchspeicheldrüse. Außerdem locken diese Hormone über die aufputschenden Beta-Adrenergen-Empfangsstellen im Nervengewebe Fettmoleküle aus den Fettzellen, um den neuen Energiebedarf zu stillen.

● Das vielleicht wichtigste Anti-Fett-Hormon ist Glukagon aus der Bauchspeicheldrüse, der Gegenspieler des Insulin. Vor allem bei körperlicher Betätigung, Hunger oder Kälte steigt der Glukagonspiegel, während die Insulinkonzentrationen sinken. Dann strömen Glyzerin und freie Fettsäuren, aus denen sich die Fettmoleküle zusammensetzen, aus den Fettzellen ins Blut. In dieser Phase fehlt dem Fettgewebe das Enzym Glyzerin-Kinase für den Neubau von Fettmolekülen, deshalb kann es keinen neuen Speck ansetzen.

● Der Star unter den Schlankmachern ist das Wachstumshormon. Während ACTH, Cortisol und andere Hormone tagsüber Fett abbauen, tut das Wachstumshormon dies vor allem nachts. Etwa 70 Minuten nach dem Einschlafen pumpt die Hirnanhangdrüse das Hormon in den Kreislauf. Eine weitere Stunde später beginnen die Hormonmoleküle, Glyzerin aus den Fettzellen ins Blut zu ziehen. Dieser Prozeß hält bei gesunder Ernährung die ganze Nacht über an. Er ist dafür verantwortlich, daß Kinder und Tiere morgens schlank und voller Energie aufwachen, denn das freigesetzte Fett wurde nachts in Energie umgesetzt. Einer der Gründe für diesen Effekt ist, daß man nachts keine Kohlenhydrate ißt, insbesondere nichts Süßes; so muß die Bauchspeicheldrüse kein Insulin ausschütten. Wenn aber das fettmobilisierende Insulin in hoher Konzentration im Blut enthalten ist, bewirkt das Wachstumshormon nichts.

So bringen Sie Ihre körpereigene Produktion fettfressender Streßhormone in Schwung

● Um bis zu 60 Prozent mehr Eiweißhormone herzustellen brauchen Hirnanhangdrüse und Nebennierenmark bzw. auch das Nervengewebe sogenannte sympathomimetische oder psychoaktive Aminosäuren: Phenylalanin, Tyrosin und Methionin.
Dazu sollten Sie morgens eiweißreich frühstücken:
1 Scheibe kalter Braten, magerer Schinken, Magerkäse, Tofu.
Dazu essen Sie etwas saures Obst: Kiwi, Zitrusfrüchte, Johannisbeeren, Äpfel.
Der neueste Tip von Biochemikern: Essen Sie abends, kurz vor dem Schlafengehen, einen Happen Eiweiß pur:
ca. 30 Gramm Hähnchenbrust, Fisch, kaltes Fleisch oder 60 Gramm Magerkäse oder Tofu. Dazu trinken Sie den Saft einer Zitrone. Jetzt kann die Hirnanhangdrüse die ganze Nacht das fettschmelzende Wachstumshormon produzieren.

Für aktive Fettschmelze: Essen Sie morgens saures Obst und eiweißreiche Kost, z.B. Tofu und Magerkäse. Tip: Vor dem Schlafengehen 30 Gramm Huhn und Zitronensaft!

● Damit Ihr Stoffwechsel mehr Cortisol herstellen kann, braucht er Cholesterin. Das ist reichlich vorhanden, braucht aber Cholin, um transportfähig und verwertbar zu sein. Ideal ist täglich Soja-Lecithin (aus dem Reformhaus oder der Apotheke) als Nahrungszusatz; es enthält viel wertvolles Cholin.

● Der wichtigste Motor für die Produktion von Streßhormonen ist Vitamin C. Deshalb müssen Sie viel frisches Obst essen. Noch besser: Nehmen Sie zunächst Ascorbinsäure, ein Vitamin-C-Pulver (aus der Apotheke) ein.

Das Blutfett muß zur Verbrennung in die Zellen

Jetzt haben die Streßhormone das Fett aus den Speckpolstern an Bauch, Hüften, Po und Oberschenkeln befreit und ins Blut geschickt. Doch meist ist das Blut schon stark mit Fettmolekülen, Cholesterin, freien Fettsäuren usw. gesättigt. Kann dann überhaupt noch weiteres Fett aus dem Bauchspeck aufgenommen werden? Tatsächlich hat das Blutplasma nur eine begrenzte Aufnahmefähigkeit für Fett. Deshalb ist es für den Abspeckvorgang äußerst wichtig, daß das Blutfett tatsächlich in den Körperzellen verbrannt wird.

Der Helfer beim Transport der Fettmoleküle: Carnitin

Zuviel Kohlenhydrate sind schädlich: Sie bremsen den Transport und die Fettverbrennung. Verhindern Sie Schlackenbildung durch Carnitinzufuhr.

Zum Abnehmen müssen die Fettmoleküle aus den Fettzellen in das Blut und von dort in die Körperzellen, wo sie verbrannt werden sollen. Doch die Fettmoleküle können sich nicht allein durch die Kanälchen der Zellwände zwängen. Ohne Hilfe gelangen sie also niemals zur Verbrennung. Sie brauchen ein Zell-Taxi, das ihnen diesen Übertritt ermöglicht: Carnitin.

Die meisten übergewichtigen Frauen und Männer haben zu niedrige Carnitinkonzentrationen in Blut und Gewebe. Sie können hungern und fasten, soviel sie wollen – Gewaltkuren entziehen ihrem Organismus lediglich gespeicherte Kohlenhydrate und Eiweiß, aber niemals das lästige Fett.

Carnitin ist ein einfaches Molekül, das der Stoffwechsel aus der Aminosäure Lysin unter Mithilfe der Aminosäure Methionin selbst herstellt. Lysin steckt vorwiegend in Käse, Eiern und Fleisch, Methionin ebenfalls nur in tierischen Produkten. Muskelfleisch, vor allem Lamm und Hammel, liefert dem Stoffwechsel das fertige Carnitin.

Wer ohne Streß lebt, dem reichen die in pflanzlicher Nahrung und in Milchprodukten enthaltenen Rohstoffe zur Herstellung von Carnitin. Bei Streß dagegen werden die Rohstoffe Methionin und Lysin in jeder Sekunde verheizt, z. B. für den Bau von Streßhormonen. Außerdem wird viel Carnitin verbraucht, weil die Körperzellen mehr Fett verbrennen.

Wenn in dieser Alarmsituation Carnitin fehlt, bleiben Sie dick, Sie häufen außerdem Blutfett an, und möglicherweise neigen Sie zu allem Übel noch zu Angina pectoris, weil Ihre Herzmuskelzellen, die am meisten Energie brauchen, zuwenig Fettmoleküle als Brennstoff bekommen.

Carnitin im Fettstoffwechsel

● Es liefet zwei Enzyme: Eines schleust Fettmoleküle in die Mitochondrien, die Verbrennungskammern der Zellen. Das zweite klebt die Brennstoffmoleküle in der Brennkammer an das Coenzym A. Nur so können große Fettmoleküle, die viel Energie liefern, verbrannt werden.

● Je weniger Kohlenhydrate gegessen werden, desto besser funktionieren der Transport und die Verbrennung von Fett. Denn dann steigt der Glukagonspiegel, das Hormon der Bauchspeicheldrüse kurbelt den Fettnachschub aus dem Bauchspeck an und schürt die Fettverbrennung. Der erste Schritt zur schlanken Linie ist getan.

● Carnitin spielt in den Verbrennungskammern der Zelle auch Putzfrau: Das Molekül reinigt die Mitochondrien von organischen Säuren, die immer dann als Schlacken und Abfallprodukte entstehen, wenn die Fettverbrennung gestört ist.

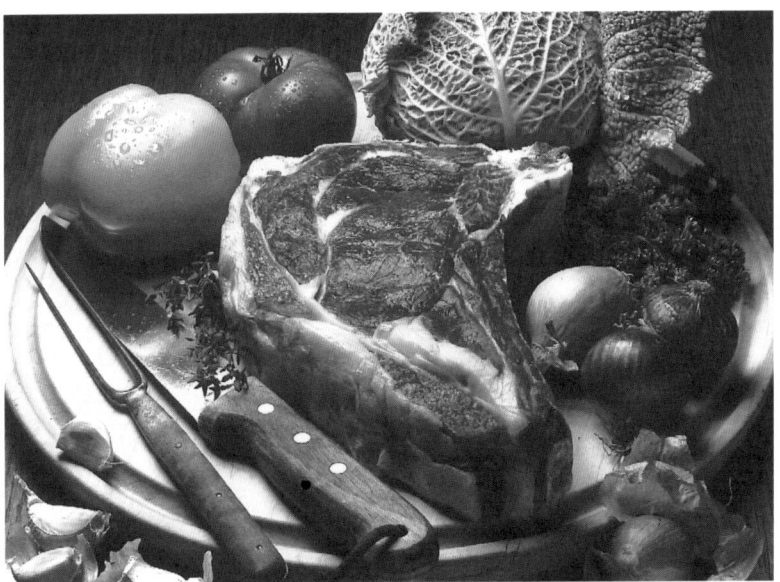

Um effektiv abzuspecken, sollten Sie regelmäßig Fleisch, vor allem Lammfleisch, Rinder- und Schweinesteaks essen. Das darin enthaltene Molekül Carnitin befördert Blutfette in die Verbrennungskammern der Zellen.

107

Das tägliche Carnitin

Der Schlankmacher Carnitin ist in Fleisch und Milchprodukten in hoher Konzentration enthalten; in Vollkornprodukten, Obst und Gemüse dagegen kaum.

Vegetarier leiden an Carnitinmangel. Denn das schlankmachende Carnitin ist vorwiegend in Fleisch und Milchprodukten enthalten.

Carnitin in Lebensmitteln (Milligramm pro 100 g Nahrung)

Rindersteak	96
Schweinesteak	43
Schinken	40
Fisch	6
Geflügel	5
Käse	4
Vollmilch	3
Vollkornbrot	0,3
Spargel	0,14
Eier	0,009
Erbsen, Bohnen, Brokkoli	0,003
Salat	0,0008
Äpfel	0,00003

Empfehlungen für den Bedarf an Carnitin gibt es bislang noch nicht. Stoffwechselexperten gehen aber davon aus, daß ein erwachsener Mensch, der den typischen Streß unseres Normalalltags bewältigen muß, täglich zwischen 100 und 300 Milligramm Carnitin aus der Nahrung braucht.

Den Restbedarf stellt er aus den Aminosäuren Methionin und Lysin her, die sich in besonders reicher Konzentration in Fleisch und Fisch befinden. Dafür wird außerdem viel Vitamin C und Eisen benötigt. Das Vitamin C steckt im Obst, das Spurenelement Eisen in Leber, Niere, Herz, Muskelfleisch, Fisch, Sojaprodukten und Brokkoli. Vegetarier sind also mit Carnitin nicht gut versorgt.

Fettverbrennung: Schritt 3 zum Schlankwerden

Beta-Oxidation heißt das wissenschaftliche Schlagwort für alle, die frustriert auf der Waage stehen.

Wenn Sie es endlich mit Hilfe von Streßhormonen und Carnitin geschafft haben, die Fettmoleküle aus den Fettzellen in die Energiebrennkammern der Körperzellen zu schleusen, werden Sie deshalb noch immer nicht um Ihre neugewonnene schlanke Linie beneidet. Die Fettmoleküle müssen nämlich angezündet werden, sonst tut sich in puncto Abspecken nichts.

Dicke Menschen haben meist eine Schilddrüsenunterfunktion. Ihnen fehlt das Hormon Thyroxin, der zündende Funke für die Fettverbrennung.

So verbrennt das Fett

Zuerst werden die Fettmoleküle hydrolisiert, d. h. in ihre Bestandteile Glyzerin und Fettsäuren aufgespalten. In den Brennkammern werden dann von den Fettsäuren noch die Kohlenstoffatome abgetrennt. Sie werden nämlich kaum benötigt.

Um die zerlegten Fettmoleküle zu verbrennen und in Energie umzusetzen, helfen zahllose Enzyme, Nährstoffe, Sauerstoff und Hormone. Dabei werden in jeder der 70 Billionen Körperzellen pro Minute 1 bis 2 Milliarden der Energiemoleküle (ATP = Adenosin-Triphosphat) freigesetzt und zerstört. Diese Moleküle müssen sogleich wieder aufgebaut werden, um erneut zu Energie freigesetzt zu werden. Wäre dies nicht der Fall, kämen Sie nicht mit 2 000 oder 3 000 Kalorien pro Tag aus, sondern jeder müßte täglich ungefähr 7 Zentner Fleisch, 12 Zentner Kartoffeln, 1 Waschkessel voller Spaghetti und das Obst von 4 Apfelbäumen konsumieren.

Das Streichholz bei der Fettverbrennung ist das Schilddrüsenhormon Thyroxin bzw. Trijodthyronin. Es besteht zu zwei Dritteln aus dem raren Spurenelement Jod und zu einem Drittel aus der Aminosäure Tyrosin. Menschen mit Übergewicht haben meist zu wenig Schilddrüsenhormon im Blut. Dies liegt häufig weniger an einer leistungsschwachen Schilddrüse als daran, daß diese Hormone verletzlich sind und im Blut als erstes von Freien Radikalen abgefangen und zerstört werden. Jedes Hormonmolekül braucht den Schutz von Dutzenden mit Vitamin C gepanzerten weißen Blutkörperchen, um an sein Ziel, die Brennkammer in der Zelle, zu gelangen. Dann kann sich der dritte Schritt der Fettverbrennung vollziehen und die „Einbahnstraße" Fett ist umgedreht – von den Speckpolstern an Bauch, Hüften, Po und Oberschenkeln fließt das Fett jetzt in die 70 Billionen Zellen.

Schilddrüsenhormone helfen beim Abspecken

● Jod ist wichtig: Verwenden Sie in der Küche grundsätzlich jodiertes Speisesalz.

● Tyrosin ist wichtig: Essen Sie täglich etwas Fleisch, Fisch oder Geflügel (ca. 70 Gramm reichen). Wenn Sie sich vegetarisch ernähren, brauchen Sie die doppelte Menge an Sojaprodukten (Tofu) oder Magerkäse.

● Vitamin C ist wichtig: Essen Sie täglich zweimal frisches Obst, ersatzweise können Sie zweimal einen Teelöffel Ascorbinsäure-Pulver (aus der Apotheke) aufgelöst in Saft, Tee oder Wasser nehmen.

Vitamin C ist der Schlankmacher schlechthin. Essen Sie nach jeder Mahlzeit frisches Obst, und ersetzen Sie süße Snacks durch tropische Köstlichkeiten!

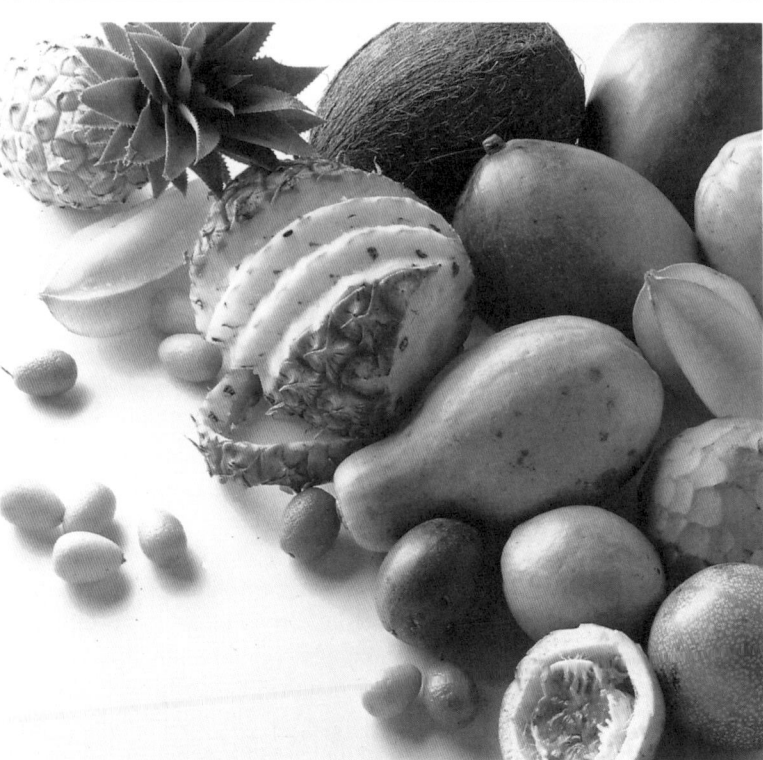

DER UNSINN ALLER SCHLANKHEITSKUREN

Das 3-Schritte-Schlankheits-Programm mit Streßhormonen, Carnitin und Beta-Oxidation hat die Natur in jeden einprogrammiert. Es funktioniert mit einfachen Mitteln, mit gesunder Kost: Obst, Rohkost, Gemüse, Salat, Kartoffeln, Vollkornprodukten, Eier, Käse, Fleisch. Ganz ohne Kalorienzählen. Man kann ein wenig nachhelfen und die fettfreisetzenden Prozesse zusätzlich in Schwung bringen, vor allem mit weniger Kohlenhydraten, mehr Eiweiß und sehr viel Vitamin C.

Weg mit Kalorientabelle und Mega-Diäten. Werden Sie schlank mit ganz einfachen Mitteln: z.B. Gemüse, Obst, Vollkornprodukten, Kartoffeln und Käse.

Überall, wo Menschen sich bodenständig gesund ernähren, bleiben sie schlank. Sie brauchen dazu keine Kalorientabellen und keine Ratschläge von Diät-Päpsten.

Trotzdem hat sich der Trend eingebürgert, die Verantwortung um das eigene Körpergewicht auf andere abzuwälzen. Das Reizwort „Diät“ lockt auf stets andere Weise immer wieder neu. Kaum ein positiv besetztes Hauptwort, das nicht schon zu Diätzwecken mißbraucht wurde: „Glücks-Diät“, „Frühjahrs-Diät“, „Liebes-Diät“, „Bikini-Diät“, „Schönheits-Diät“. Dahinter verbirgt sich fast immer dieselbe Methode eines kalorienreduzierten Hungerns. Doch solche Schlankheitskuren machen eher dick als dünn.

Das harte Los der Übergewichtigen

Übergewichtige haben interessanterweise meist ganz normale oder bestenfalls leicht überhöhte Blutfettwerte. Erhöht ist bei ihnen die Enzymtätigkeit zum Einbau der Fettmoleküle in die Fettzellen. Und je dicker ein Mensch wird, desto höher sind im allgemeinen seine ständigen Insulinwerte im Blut und desto unbarmherziger sind seine Fettzellen geschlossen.

Wenn die Insulinproduktion aus dem Gleichgewicht gerät

Was sich dabei verhängnisvoll auswirkt und viele Übergewichtige oft so verzweifelt macht, ist ein weiteres zellbiochemisches Phänomen.

Das Bauchspeichelhormon Insulin schleust Brennmaterial in die Zellen und sorgt so für ausreichend Energie, Vitalität und Kraft. Das Hormonmolekül bindet sich an spezielle Rezeptoren, Landeplätze auf der Außenschale der Zelle, und löst damit eine ganze Reihe energiespendender Vorgänge aus. Je höher aber die Insulinkonzentrationen im Blut sind, desto mehr Insulinrezeptoren sterben ab – eine Vorsichtsmaßnahme der Natur, damit die Zellen am Ende nicht vor lauter Insulin explodieren.

Je dicker der Mensch, desto höher seine Insulinwerte. Folgen: Müdigkeit, Nervosität, Aggressionen, schwammiges Aufschwellen, Herzinfarkt und Krebsgefahr.

So haben Dicke zwar viel Insulin im Blut, aber wenig Rezeptoren für das Insulin an den Zellen. Als Folge ist ihr gesamter Kohlenhydratstoffwechsel gestört. Der Blutzuckerspiegel ist tief auf etwa 60 Milligramm Glukose pro 100 Milliliter Blut gesunken. Das macht müde, gereizt, depressiv, lustlos, aggressiv und übernervös.

Bei überhöhter Insulinproduktion erschöpft sich irgendwann die Bauchspeicheldrüse, sie kann dann nur noch begrenzt ihre wichtigen Verdauungsenzyme für die Aufbereitung von Fett, Kohlenhydraten und Eiweiß ausschütten. Das Verhängnis nimmt seinen Lauf. Das viele Insulin bremst die Natriumausscheidung der Nieren, das Natrium häuft sich an, bindet Wasser, vergrößert dadurch die Blutmenge und führt zu erhöhtem Blutdruck. Außerdem strömt immer mehr extrazelluläre Flüssigkeit in die Räume zwischen den 70 Billionen Zellen. Die enormen Wasseransammlungen lassen Bauch, Hüften und Oberschenkel noch mehr anschwellen.

Einschränkungen und Krankheiten

Und es wird noch schlimmer: Übergewicht ist der beste Altmacher. Je dicker man wird, desto mehr Muskelarbeit wird für die Atmung benötigt. Bei eingeschränkter Muskelarbeit kommt es zum Stau von Kohlendioxid. Das macht müde und lethargisch, nachts kommt es zu kurzzeitigem Atemstillstand. Auch Polyzythämie, eine krankhafte Vermehrung der roten Blutkörperchen, kann durch Übergewicht verursacht werden. Dann färben sich Gesicht, Arme, Beine rot, es kommt zu Kopfschmerzen, Ohrensausen, Übelkeit und nervösen Störungen. Zu guter Letzt führt starkes Übergewicht zu Gallenblasenproblemen, besonders bei Frauen, und Arthritis, gar nicht zu sprechen vom zusätzlichen Krebsrisiko, das vor allem Brust und Gebärmutter betrifft.

Warum bei fast allen Diäten nur Wasser verlorengeht

Der Wunsch, Überpfunde abzuspecken, ist berechtigt. Die falsche Methode jedoch ist jedes Hungern oder Fasten. Die Natur ist nämlich schlau. Seit Milliarden Jahren hat sie sämtlichen Lebewesen – sogar den Pflanzen – eingeprägt, zum Überleben mit Nährstoffen hauszuhalten – und dies ganz besonders in Hungers- oder Notzeiten.

Diät bedeutet für den Körper Notzeit

Wenn Sie beim Frühstück oder mittags schon viel weniger essen, weiß der Stoffwechsel: Jetzt nahen schwere Zeiten. Als erstes schließt er daher sämtliche Fettzellen – eine Langzeitvorsorge, falls sich die Notzeiten über Monate oder gar Jahre erstrecken sollten. Damit der Energiebedarf des Körpers gedeckt wird, gibt der Körper zuerst Glykogen frei, also gespeicherte Kohlenhydrate in Muskeln, Leber und Blut.

Bei Diäten werden zunächst als Notration die Fettzellen geschlossen. Der Körper holt sich seinen Energiebedarf aus dem wertvollen Glykon und aus Eiweißreserven.

Ein gesunder, 70 Kilo schwerer Mann verfügt über etwa 300 Gramm Glukosereserven. Dies entspricht 1 200 Kalorien bzw. dem halben Tagesbedarf an Kalorien. An 1 Gramm Glykogen sind etwa 3,3 Gramm Wasser gebunden. Wenn die kargen Glykogenreserven aufgebraucht sind, greift der Körper zunächst vorwiegend auf Eiweißreserven als Energieersatz zurück. Auch an Eiweiß ist Wasser gebunden, zwischen 2 und 4 Gramm Wasser an 1 Gramm Eiweiß. Aber auch bei der Verbrennung von Glukose oder Eiweiß wird Energie verbraucht. Deshalb gilt bei allen kurzfristigen Schlankheitskuren die Faustregel: Der Verlust von 100 Gramm Glykogen entspricht einem Verlust von 0,5 Kilo Körpergewicht.

Energiegewinnung als körperlicher Abbau

Weil bei Kalorienmangel erst alle Glykogenreserven aufgebraucht werden, gehen also in den beiden ersten Tagen ausschließlich Wasser und Glykogen verloren – aber kein oder kaum Fett. Man steigt auf die Waage und jubelt über den raschen Gewichtsverlust von 2 Kilo – aber es ist ein trügerischer Sieg, der nichts bedeutet. Denn der Stoffwechsel entwickelt jetzt einen enormen Ehrgeiz, die ausgepumpten Glykogenspeicher so schnell wie möglich wieder aufzufüllen. Jeder Imbiß, jedes Stück Knäckebrot oder jede halbe Banane fließt im Eiltempo durch Magen, Darm und Blut in die Speicherzellen.

Wenn kein Glykogen mehr vorhanden ist, holt sich der Stoffwechsel Eiweiß, zunächst die Aminosäuren Glutamin und Alanin, aus den Muskeln, bei einem gesunden Mann mit 70 Kilo pro Tag etwa 50 Gramm. Pro Tag können aus den Aminosäuren etwa 130 Gramm reine Glukose gewonnen werden. Sie ist lebenswichtig für Nerven- und Gehirnzellen, die keinen anderen Brennstoff akzeptieren als die schnell entflammbare Glukose. Gehirn und Nerven müssen stets hellwach, also „aufgeheizt" sein.

Während die kostbare Glukose aufgebraucht und lebenswichtiges Eiweiß zu Energiezwecken verschwendet wird, bleiben die Fettmoleküle in den Fettzellen weiterhin unangetastet. Sie sind gut verschlossen. Der Körper verschließt sich selbst in der kalorienarmen Diät und geht mehr und mehr zugrunde, ehe vielleicht nach einer Woche die ersten Fettmoleküle zur Energiegewinnung in die Zellen beordert werden.

Vorsicht! Fast alle Diäten machen alt

In den ersten zwei Tagen verlieren Sie bei einer Diät nur Wasser, nicht Fett. Erst nach circa einer Woche werden Fettmoleküle zur Energiegewinnung abgebaut.

Es ist schon kurios: Schlankheitskuren werden gemacht, um jünger und attraktiver auszusehen – und doch beschleunigen sie den Altersprozeß ganz erheblich. Dies ist ein Musterbeispiel für mangelnde Stoffwechselaufklärung einerseits und andererseits für das Dilemma, in dem viele Übergewichtige stecken.

Heute leiden alle unter Nährstoffmangel. Kein Erwachsener hat wirklich zu 100 Prozent ausreichende Blut- und Gewebekonzentrationen an Vitaminen, Fettsäuren, Spurenelementen, Aminosäuren usw. Bei jedem fehlt es an wertvollen Biostoffen – ganz egal, ob er wenig oder sehr viel ißt.

Ein ganz alltägliches Schicksal

Eine Frau im Alter von 40 Jahren verfällt mit 8 Kilo Übergewicht dem Lockreiz einer neuen Diät, bei der sie in 2 Wochen garantiert 7 Pfund verliert. Aber was passiert wirklich?

Die unglückliche Kandidatin hat bislang täglich 2 800 Kalorien zu sich genommen, startet trotzdem mit alarmierenden Nährstoffdefiziten in ihre Diät. Sie darf in der ersten Woche nur 900 Kalorien in Form von viel Obst, Gemüse, Kartoffeln, Käse zu sich nehmen, in der zweiten Woche 1200 Kalorien; ab jetzt sind täglich 100 Gramm Fleisch, Fisch oder Geflügel erlaubt.

Sie könnte jetzt ihre Lebensmittel beim besten Bio-Bauern im Landkreis kaufen – ihr Nährstoffstatus baut sich trotzdem erschreckend schnell weiter ab. Ob und wieviel Gewicht sie in diesen beiden Wochen verliert, soll dahingestellt sein. Eines ist sicher: Diese Frau ist nach 14 Tagen ein Nährstoffwrack aus 70 Billionen morschen Körperzellen, um Jahre gealtert. Jeder 10-Gramm-Bissen, den sie zu sich nimmt, nachdem sie sich wieder normal ernährt, bringt ihr eine Gewichtszunahme von 4,4 bis 8 Gramm. Nach drei Wochen hat sie ihr ursprüngliches Körpergewicht wieder erreicht, ihr körperlicher Gesamtzustand ist aber wesentlich schlechter als vor der Diät.

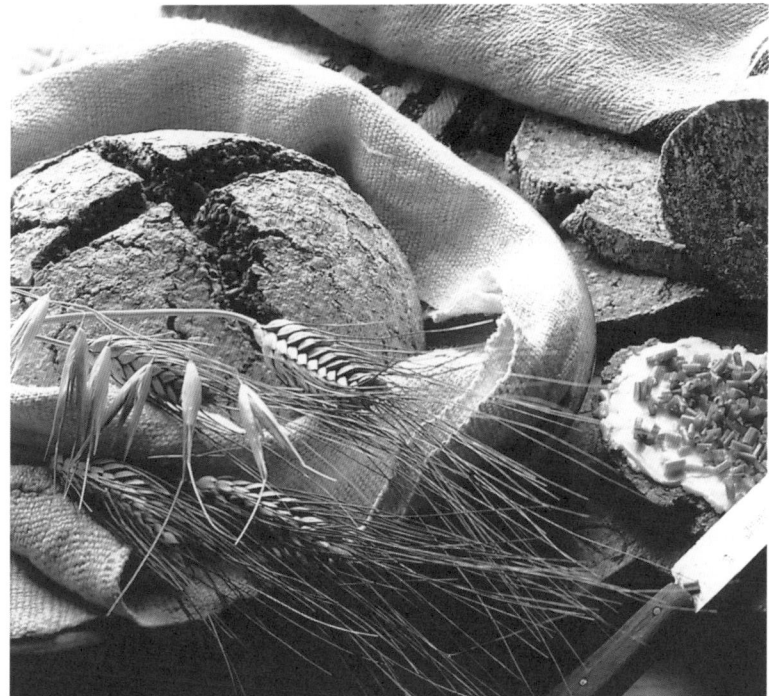

Blitzdiäten lassen Sie innerhalb kürzester Zeit um Jahre altern. Auf eine konstante vernünftige Ernährung kommt es an: Essen Sie viel Obst und Gemüse und vor allem regelmäßig Vollkornprodukte.

Diäten lassen den Menschen nicht nur schneller altern, sondern sie sind Auslöser vieler Krankheiten, die durch Nährstoffmangel verursacht werden.

Nährstoffmangel: So alt und krank macht eine 1 000-Kalorien-Diät in 2 Wochen

Nährstoffe	Mangel bis zu	Folgen
Eiweiß	17 %	Muskelschwäche, Haarausfall, dünne Haut, Antriebsschwäche, Müdigkeit, depressive Verstimmungen, Nervosität, Immunschwäche gegenüber Allergien und Infektionen, schlecht heilende Wunden
Kohlenhydrate	24 %	Nervöse Störungen, Gereiztheit, Schlafstörungen, depressive Verstimmungen, Schwächeanfälle, Magen-Darm-Störungen
Vitamin B6	35 %	Müdigkeit, Nervosität, Konzentrationsschwäche, Kreislaufstörungen, Arthritis, Muskelschwäche, Sehschwäche
Folsäure	30 %	Schlafstörungen, Nervenschwäche, Unruhe, Gedächtnisschwäche, Entzündungen an der Mundschleimhaut
Eisen	54 %	Schwächezustände, Verstopfung, Atembeschwerden, nervöse Störungen
Chrom	22 %	Müdigkeit trotz viel Schlaf, nervöse Störungen, depressive Verstimmungen, Unruhe, Angstzustände
Mangan	23 %	Muskelkrämpfe, Schwindelanfälle, Ohrgeräusche, mangelnde Lebensfreude, Lustlosigkeit
Selen	70 %	Alterserscheinungen, Konzentrationsmangel, Sehstörungen, Libidomangel, Anfälligkeit gegenüber Infektionen

FÜR IMMER JUNG

Das Geheimnis der ewigen Jugend zu lüften liegt den Menschen seit Jahrhunderten am Herzen. Doch die Entdeckung des Jungbrunnens, der Runzeln tatsächlich glättet und Haaren Farbe und Fülle wieder schenkt, ließ auf sich warten.

Erst zu Beginn der 90er Jahre eröffnete die innovative Erforschung der Freien Radikale völlig neue und teilweise verblüffende Einblicke in der Altersprozeß. Die Freien Radikale regeln alles Leben und Sterben auf der Erde. Diese höchst agressiven, zerstörerischen Substanden leben zwar nur eine billiardstel Sekunde lang, können in diesem extrem kurzen Zeitraum aber erhebliche Schäden anrichten.

Weil sie nämlich ein ungesättigtes Elektronen-Paar haben, entreißen sie einem benachbarten Molekül in der Körperzelle ein Elektron. Das beschädigte Molekül wird nun selbst zum Freien Radikal – und so kommt es zu einer vernichtenden Kettenreaktion. Wir merken das ganz deutlich, wenn wir einmal eine Nacht mit viel Alkohol und Nikotin durchgefeiert haben. Am nächsten Morgen lassen uns die Freien Radikale ganz schön alt aussehen, denn sie haben unter diesen Bedingungen kräftig mitgefeiert.

Freie Radikale zerstören die Zellkerne und lassen den Körper altern. Jung werden bzw. jung bleiben kann man nur, wenn man sich effektiv gegen diese aggressiven Substanzen schützt.

MODERNE BIOCHEMIE ERMÖGLICHT NEUE ERKENNTNISSE

Seit Beginn der 90er Jahre hat Gott – oder die Natur – endlich ein Einsehen mit der alternden Kreatur Mensch, und so hat er hat ihm computergesteuerte High-Tech-Maschinen geschenkt. Jetzt können Biochemiker mit diesen Analysegeräten die vielen Hunderttausend Einzelteile einer Körperzelle in aller Ruhe betrachten und das Geheimnis des Altwerdens entschlüsseln.

Dabei entdeckten sie etwas Faszinierendes: Die Natur mußte sich etwas einfallen lassen, um das Leben auf Erden nicht nur zu erwecken, sondern auch um es zu beenden. Sonst wären schon vor Jahrmilliarden die allerersten Algen und Moose unendlich weitergewuchert und nie gestorben; es hätte keinen Platz für andere Lebewesen gegeben.

Den Motor allen Lebens hatte die Natur bereits gefunden: die Sonne. Als größter Wissenschaftler aller Zeiten hatte sie nämlich schon früh erkannt, daß die Sonne viel Solarenergie verstrahlt, die man nutzen kann. Sie entwickelte daraufhin die Photosynthese, den eigentlichen Keim des Lebens – und der Jugend.

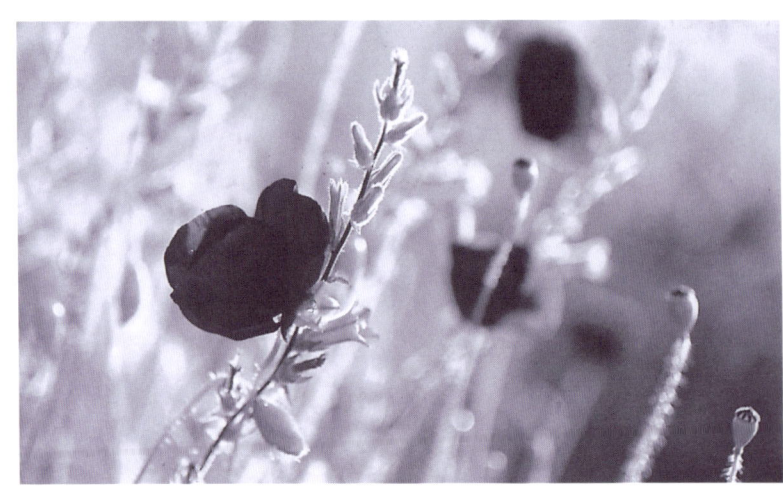

Die Vorgänge der Photosynthese ermöglichen es den Pflanzen, die lebensspendende Sonnenenergie zu speichern.

Photosynthese: Wie entsteht das Leben in den Pflanzen?

● Photosynthese ist ein Stoffwechselvorgang, der sich ausschließlich in Grünpflanzen, Algen und in wenigen Bakterienarten vollzieht.

Machen Sie es wie die Tiere: Essen Sie nur frische nährstoffreiche Kost. Lange Lagerung über Wochen und Monate nimmt der Nahrung jegliche Vitamine.

● Dabei wird Sonnenenergie eingefangen, die aus dem Rohmaterial Wasser bzw. Kohlendioxid Kohlenhydrate herstellt und das Restmaterial, nämlich Sauerstoff, an die Umgebung abgibt. Kohlenhydrate sind der Urstoff allen Lebens, Sauerstoff ermöglicht das Atmen.

● Das grüne Farbpigment Chlorophyll spielt bei der Photosynthese eine Schlüsselrolle, es absorbiert nämlich das in die Zellen einfallende Sonnenlicht. Kernstück jedes Chlorophyllmoleküls ist ein Magnesiumatom. Ähnlich wie Eisen im Farbstoff Hämoglobin des Bluts, transportiert Magnesium in Chloroplasten – winzigen Fabriken in Pflanzenzellen – den lebenswichtigen Sauerstoff.

Die Sonne verschenkt ewige Jugend

Jedes auf die Erde fallende Lichtteilchen wird innerhalb einer billiardstel Sekunde absorbiert und existiert danach nicht mehr. Aber die Energie ist nicht verschwunden, sondern im Chlorophyll gefangen. Wenn ein Reh am Waldrand Blätter von einem jungen Baum rupft, frißt es Lichtenergie, die gerade erst vor acht Minuten die Sonne verlassen hat und durch das ganze Weltall auf die Erde geflogen ist. Das jetzt im Kohlenhydrat des Blattes gefangene Lichtteilchen ist also noch ganz jung.

Jedes Kohlenstoffatom, das Sie als Kohlenhydrat-Teil essen, und jedes Sauerstoffmolekül, das Sie einatmen, war einmal in einer Pflanzenzelle. Die Menschen verdanken beides der Sonne. Mit ihrer Energie produzieren die Pflanzen jährlich 160 Milliarden Tonnen Kohlenhydrate.

Tiere in freier Natur versorgen sich mit Jugend stets durch Lebensmittel, die absolut frisch und jung sind und die Stoffe speichern, die 8 Minuten vorher noch Bestandteil der Sonne waren. Die Menschen leben anders. Sie ernähren sich von Lebensmitteln, die wochen- oder monatelang gelagert und transportiert, danach im Räderwerk einer Fabrikanlage verfeinert und schließlich in Dosen und Plastikbehälter gepreßt wurden. So stehen sie noch wochen-, monate- oder gar jahrelang in Regalen oder Tiefkühllagern, ehe sie schließlich im Magen landen. Solche Lebensmittel besitzen von der verjüngenden Dynamik der Sonne nichts mehr.

Mit den Freien Radikalen kommen Alter und Tod

Freie Radikale und ihre tödliche Wirkung gehören zum natürlichen Kreislauf des Lebens. Sie sind nicht besiegbar, doch die richtige Ernährung schränkt ihre Wirkung drastisch ein.

Die Natur mußte sich eine Idee ausdenken, wie sie mit Hilfe dieser phantastischen, nie nachlassenden Sonnenenergie dem wilden Wachstum ein Ende setzt, damit andere Pflanzen und Lebewesen auch ihre Chance bekommen, für einen winzigen Bruchteil der Ewigkeit ebenfalls auf der Erde leben zu dürfen.

So ersann die Natur das Altern und den Tod. Und als Sendboten des Alterns und des Todes dachte sie sich die Freien Radikale aus. Auch sie werden in einer seit Jahrmilliarden nie nachlassenden Qualität von der Sonne entsandt bzw. durch sie auf der Erde produziert. Freie Radikale sind eine großartige Erfindung, sie erfüllen die zweitwichtigste Aufgabe auf der Erde. Ohne Freie Radikale würde jeder nicht nur 80 oder 90 Jahre alt, sondern Hunderttausende oder Millionen Jahre lang leben. Aber das will kein Mensch.

Im Leben, im Altern können wir die Freien Radikale besiegen – wie die Tiere in freier Natur, die bis an ihr Lebensende jung bleiben, ihr stets gleiches Körpergewicht, ihr wunderschönes Fell, Feder- oder Schuppenkleid behalten. Im Tod aber, am Ende der Existenz aller Pflanzen, Tiere und Menschen, bleiben die Freien Radikale Sieger.

Das Problem beim Jungbleiben sind also die Freien Radikale: Sie zerstören die ölig-feuchte Schutzschicht der Körperzellen und dringen dann schnell ins Zellinnere vor. Hier konzentriert sich ihr Angriff auf die Zehntausende oder Hunderttausende Organellen, das sind abge-

Freie Radikale machen alt

● Freie Radikale entstehen durch Sonneneinwirkung, Gift-, Schad- oder Fäulnisstoffe. Es gibt verschiedene Arten.

● Freie Radikale sind Moleküle mit einem ungesättigten Elektron. Überall in der Natur treten Elektronen paarweise auf. Als Singles aber werden sie unberechenbar: Sie stürzen sich auf ein benachbartes Molekül und entreißen ihm ein Elektron. Dieses jetzt ungesättigte Molekül entreißt dem nächsten ein Elektron usw. Auf diese Weise entsteht eine zerstörerische Kettenreaktion, die innerhalb von Sekunden und Minuten ganze Teile von Körperzellen erfaßt.

● Jede Körperzelle wird pro Tag etwa 10 000mal von Freien Radikalen attackiert. Das ist normal. Bei ungesunder Kost, schlechter Luft, Mißbrauch von Alkohol, Nikotin, Kaffee, Tabletten, wenig Schlaf usw. werden die Körperzellen täglich bis zu 80 000mal von Freien Radikalen angegriffen. Man altert dann schubweise in Minuten, Stunden, Tagen, Wochen bis zu 40mal schneller.

● Die 70 Billionen Körperzellen können mit Hilfe von Immunsubstanzen gegen Freie Radikale geschützt werden; damit ist der Altersprozeß erheblich zu verzögern.

Zuviel Alkohol, Nikotin, Kaffee und Umweltschadstoffe sind der beste Nährboden für Freie Radikale. Ihre Körperzellen altern dadurch 40mal schneller.

schlossene Zellkomplexe, die bestimmte Aufgaben haben und ebenfalls von Membranschutzhäutchen umgeben sind. Freie Radikale zerstören auch diese Membranen, danach die Organellen.

Ziel ihres recht wütenden Vorgehens ist jedoch der Zellkern. Er ist kostbar, denn er enthält in Chromosomen und Genen die ganzen Erbanlagen. Freie Radikale allerdings interessieren sich weniger dafür, ob wir rote Haare oder kleine Ohren vererben, sondern sie ernähren sich von den Zellkernen, die aus Nukleinsäuren, bestimmten Eiweißstoffen, bestehen.

WENN DIE ZELLKERNE BEDROHT SIND

Die Natur kennt nur alt und jung. Kranke Zellen sind für sie alt, egal wie jung sie sind. Zellgewebe wieder gesund zu bekommen ist sehr viel schwieriger, als es gesund zu halten.

Die Freien Radikale gehen nicht als Feinschmecker auf die Zellkerne los, sondern die Natur hat sie mit Hilfe der Sonne in Jahrmilliarden auf dieses Ziel ausgerichtet. Solange die Zellkerne intakt sind, bleibt der Mensch weitgehend jung. Die Organellen regenerieren sich relativ schnell. Um wirklich eine Zelle zu vernichten, müssen die Nukleinsäuren in den Zellkernen zerstört werden. Dann entstehen Tausende, Zehntausende oder auch Millionen toter Zellen, die soviel Zellmüll ins Gewebe einlagern, daß er nicht mehr abtransportiert werden kann.

Besonders gefährlich wirkt sich der Angriff von Freien Radikalen auf die menschlichen Zellen im Gehirn aus. Hier bilden sich durch die Zerstörung sogenannte Amyloide, Verklumpungen bestimmter Eiweißkomplexe, die die Gefahr z. B. der Alzheimerschen Krankheit heraufbeschwören, einer Degenerationskrankheit der Großhirnrinde. Der Beginn dieser Krankheit setzt früh ein, bleibt aber oft noch lange Zeit unbemerkt. Viele Neurobiochemiker sind der Meinung, daß mindestens jeder zweite Mensch in der zivilisierten westlichen Welt bereits an Amyloiden im Gehirn und einem damit verbundenen Abbau von Gehirnzellen leidet. Am einfachsten ist es, den Zerfallsprozess durch eine gezielte Ernährung im Vorfeld aufzuhalten. Doch auch wenn die Zellen schon geschädigt sind, ist es möglich, die Zerstörung zu stoppen und altgewordene Zellen zu verjüngen.

Was ist Krankheit?

Die Natur kennt keine Krankheiten, sie unterscheidet ausschließlich zwischen alt und jung. Reduziert auf den Zustand der Körperzellen sind letztlich alle Krankheiten gleich: Die Zellen sind zerstört – ganz egal, ob es sich um natürliche Abbauprozesse eines sehr alten Menschen handelt oder um schwere Erkrankungen wie Krebs, Nierenversagen oder Leberzirrhose.

Krankheit spielt sich also stets in der Zelle ab. Kranke Zellen sind alt, gesunde Zellen sind jung. Wenn Freie Radikale den Zellkern angreifen, kommt es zu massiven Verwüstungen. Der Zellkern ist das Hauptquartier, der Kontrollraum der Zelle. Wie einen Schrein, ein kostbares Heiligtum hütet der Zellkern hier die Chromosomen, lange Stränge spiralförmig aufgewickelter Desoxyribonukleinsäuren und anderer Proteine. Darin eingelagert sind die Gene, die Erbeinheiten. Wenn es Freien Radikalen gelingt, zu den Chromosomen vorzudringen, kann es zu Beschädigungen oder Veränderungen an Genen und damit zu lebensbedrohenden Krankheiten kommen. Für die Natur, die keine Krankheiten kennt, ist auch dies ein ganz normaler Altersprozeß – der sich freilich wie im Zeitraffer vollzieht.

Den Freien Radikalen folgt ein Heer von Krankheitserregern

Die heimlichen Nutznießer der Freien Radikale sind Bakterien, Viren, Parasiten, Pilze und andere Krankheitserreger. Im Vergleich zum Menschen haben sie eine ungleiche wütendere Lebensgier. Sie wissen genau: Wo Freie Radikale angreifen können, ist das Immunsystem gestört, und da bekommen sie ihre Chance.

Im Schlepptau der Freien Radikale befinden sich unzählige Krankheitserreger, die die Zellen endgültig vernichten. Toter Zellmüll führt zu Krankheiten wie z.B. Krebs.

Also folgen sie den Freien Radikalen, verrichten oft das eigentliche Vernichtungswerk in den Zellen und beschleunigen so den Altersprozeß. Wenn Zellen nämlich erst verletzt sind, heften sich an ihre Zellwände spezielle Moleküle, die z. B. Viren als Angriffspunkt dienen. Diese Moleküle hatten vorher in der Zelle andere Aufgaben. Durch den Zerstörungsprozeß Freier Radikale sind sie entartet und dienen nun zusätzlich dem Zerstörungswerk an der Zelle.

Dies ist nur eines von vielen Beispielen, wie die Natur Jugendlichkeit und Altersprozesse behandelt. Was bereits alt ist, also krank, wird Ziel gebündelter Angriffe, die den Altersprozeß beschleunigen. Die Natur duldet nichts Altes. Was bereits alt, krank, angegriffen ist, hat es schwer, wieder jung zu werden. Biochemiker haben errechnet, daß es bis zu 1 000mal schwieriger ist, eine alte, d. h. kranke Zelle wieder aufzurüsten, als eine junge Zelle gesund zu erhalten. Das bedeutet, daß es vernünftiger ist, die Zellen durch gesunde Kost jung zu erhalten, als sie später durch einen gezielten Einsatz von Biostoffen wieder zu verjüngen.

Alt und jung – Die täglichen Zick-Zack-Kurven

Der Zustand der Zellen ändert sich von Stunde zu Stunde, wahrscheinlich sogar von Minute zu Minute. Je nachdem, wo Sie sich bewegen, was Sie an Nahrung zu sich nehmen, welchem psychischem oder körperlichen Streß Sie gerade unterworfen sind, fluten mehr oder weniger viele Freie Radikale durch Sie hindurch.

Sie können in Minuten altern

Ihr Körper erschöpft sich in Alt-Jung-Kurven. Fahren Sie lieber eine gerade Verjüngungslinie. Ihr Sprit: Biostoffe und Nukleinsäuren.

Ein Beispiel: Wenn Sie in der Hauptverkehrszeit zu Fuß durch einen stark befahrenen, 1 Kilometer langen Autotunnel gehen, kommen Sie am Ende – biochemisch gesehen – um 13 Monate älter wieder heraus. Während der 6 Minuten, die Sie für die unerquickliche Wanderung benötigen, haben Sie bei jedem Atemholen ca. 600 Millionen Freie Radikale eingeatmet.

Kaum sind Sie dieser Hölle von Auspuffgasen entflohen, beginnt der Stoffwechsel, die durch Freie Radikale schwer geschädigten Körperzellen wieder zu reparieren. Wenn Sie jetzt ganz reine Luft einatmen, einen Apfel essen und sich in stiller Umgebung ausruhen, werden Sie pro Minute um etliche Tage oder gar Wochen jünger. – Dieses Hin und Her sieht uns zunächst niemand an, der äußerlich sichtbare Zellverfall, der sich in Haarausfall, welker Haut usw. bemerkbar macht, dauert Wochen oder Monate.

Verjüngen Sie sich mit Hilfe der Natur

Wieder jünger werden bedeutet nichts anderes als die Reparatur zerstörter Zellkerne. Nur wenn die Zellkerne angegriffen sind, wird man alt; renoviert man sie, wird man wieder jung. Dieses Hin und Her kann sich innerhalb von Minuten oder Stunden vollziehen.

Doch jedem steht der Weg offen, seinen Altersprozeß zu stoppen oder sogar jünger zu werden. Dies ist ein Versprechen und sogar eine besonders perfekte Stoffwechseltechnik, wenn es darum geht, die 6 billionstel Gramm angegriffenen Nukleinsäuren pro Zelle wieder zu reparieren. Tiere können das nicht so gut; deshalb leben sie kürzer als Menschen.

Um täglich ein wenig jünger zu werden, also morgens beim Frühstücken schon – biochemisch gesehen – einen Tag jünger zu sein, müssen Sie sich mit Nukleinsäuren versorgen und Biostoffe zu sich nehmen, welche Nukleinsäuren in die Zellkerne einbauen.

Nukleinsäuren machen jünger

● Enthalten sind sie besonders reich in allen jungen Lebensmitteln wie Vollkorn, Naturreis, Nüssen, Samen, Kernen, Keimen, jungen Blättern.

● Magnesium in grünem Blattsalat und -gemüse zerlegt im Darm mit Hilfe des Bauchspeicheldrüsenenzyms Desoxyribonukleinase die Nukleinsäuren im Nahrungsbrei in sogenannte Nukleotide.

● Für den Zusammenbau dieser Nukleotide zu Nukleinsäuren für den Zellkern braucht der Stoffwechsel die B-Vitamine Folsäure und B12. Sie sind vor allem in Leber, Spinat, Sojaprodukten (Tofu), Eigelb, Austern, Fisch und grünem Salat enthalten.

Jugend kann man essen!

Jugendlichkeit entsteht immer von innen heraus, aus dem Stoffwechsel. Seit Milliarden Jahren läuft dieser Prozeß nach stets demselben Prinzip ab: Gesunde und geschützte Zellkerne werden aufgebaut. Über Jahre und Jahrzehnte hinweg galt es bei Reichen als schick, sich einer Jungzellkur zu unterziehen. Dabei begingen Klinikbesitzer das Verbrechen, junge trächtige Muttertiere, meistens Schafe, abzuschlachten, um den kleinen Embryos Körperzellen zu entnehmen. Sie wurden für sehr viel Geld den Patienten eingepflanzt, weil sie reich an Nukleinsäuren und anderen Biostoffen sind. Das Tragische: Die Kuren wirken tatsächlich. Aber jeder Verjüngungstag kostet ein ungeborenes Lamm das Leben. Inzwischen sind die meisten dieser Jungzellkuren verboten worden, weil das lebende Zellmaterial oft infektiöse Spuren enthielt – möglicherweise aufgrund zu langer Lagerhaltung.

Machen Sie eine Verjüngungskur – und zwar nicht mit Jungzellkuren, sondern mit Vitaminen aus Vollkornprodukten, Blattsalaten, Spinat, Fischen und Nüssen.

Die gleiche Kur kann jeder billiger haben und ohne zu töten: Nehmen Sie Lebensmittel zu sich, die reich an Nukleinsäuren sind, und bevorzugen Sie Nährstoffe, die diese Proteine in den beschädigten Zellkernen einbauen. Essen Sie:

● Vitamin C aus frischem Obst
● Vitamin B6 aus Leber, Soja, Weizenkeim, Nüssen, Fisch
● Spurenelement Zink aus Vollkorn, Naturreis, Weizenkeim, Austern, Bierhefe.

Schlaf ist der Jungbrunnen Ihres Körpers. Morgendlicher Kaffee und Zigaretten zerstören Ihre über Nacht gewonnene Jugend. Vorzeitiges Altern ist die Folge.

Es gibt Tage, an denen man morgens aufwacht und überrascht ist, wie gut ausgeschlafen, jung und gesund man im Spiegel aussieht. Dann hat der Stoffwechsel über Nacht Milliarden angegriffene Zellkerne repariert. So einfach ist das Jüngerwerden.

Wer den Fehler begeht, den Tag mit einer Tasse Kaffee und fünf Zigaretten zu beginnen, anstatt gesund zu frühstücken, ist selbst schuld. Schon gegen 11 Uhr vormittags ist die Verjüngung verbraucht, und das vorzeitige Altern setzt wieder ein.

So wechseln die Jung-Alt-Kurven den ganzen Tag, sogar nachts, hin und her. Die einen ernähren und verhalten sich so, daß die abfallenden Alterskurven begünstigt werden, bei anderen halten sich die Jung- und Alt-Kurven die Waage. Viel besser wäre es natürlich, die aufsteigenden Verjüngungslinien zu unterstützen.

So werden Zellkerne neu aufgebaut

● In bereits bestehende Verkrustungen aus Eiweiß, Cholesterin und Calcium – nichts anderes sind Falten und Runzeln – mischen sich keine weiteren Protein-Abfälle mehr ein.

● Kann in einer Zelle und am Zellkern kein Eiweiß mehr angelagert werden, können eiweißverarbeitende Enzyme in der Zelle verstärkt aktiv werden: beim Abbau und Abtransport von totem Eiweißmüll.

● Ist der Zellkern ausgebaut, füllt sich die Zelle automatisch mit Hunderttausenden Organellen, das sind winzige Eiweißfabriken, sowie intrazellulärer Flüssigkeit in der Zellflüssigkeit. Die Zelle wird prall und groß. Sie blüht gesund auf – und mit ihr der Mensch.

Jeder kann diesen Verjüngungsprozeß durchmachen, denn die Gesetze der Natur gelten für alle. So wie frisches Wasser Pflanzen aufblühen läßt, versorgen den Menschen Vitamine, Spurenelemente, Fettsäuren oder Aminosäuren mit neuem Schwung. Die Frischezufuhr ist schon am nächsten Morgen im Spiegel abzulesen.

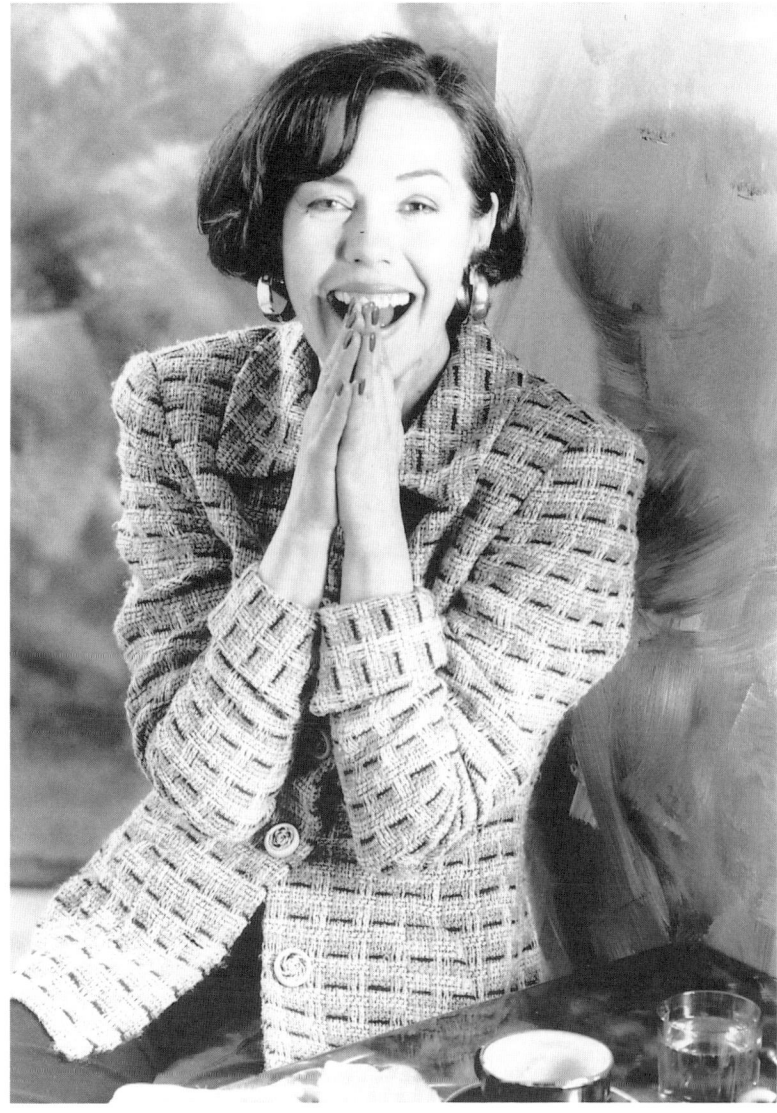

So wie gesunde Pflanzen ihr tägliches Wasser benötigen, braucht der Mensch die richtigen Nährstoffe und Vitamine, um ein blühendes, jugendliches Aussehen zu bekommen.

DER BESTE JUNGMACHER: IMMUNSCHUTZ FÜR DIE KÖRPERZELLEN

Viel besser als die mühselige Arbeit an angegriffenen oder zerstörten Zellkernen ist die Vorsorge, damit die Körperzellen intakt und gesund bleiben. Dann können Freie Radikale die Zellen erst gar nicht angreifen, und Bakterien, Viren oder andere Krankheitserreger können nicht in die Zerstörung eingreifen. Also ist Immunschutz der beste Jungmacher!

Schützen Sie Ihren Körper vor Freien Radikalen!

Vorsorge ist der beste Schutz gegen Freie Radikale. Immunstoffe, wie die Vitamine A, C, E und das Spurenelement Selen, schützen vor frühzeitigem Altern.

Der Zelltod, der eigentliche Altmacher, wird hauptsächlich durch die sauerstoffbezogenen Freien Radikale ausgelöst. Dabei werden vorwiegend Fettsäuren, danach aber auch Eiweißmoleküle, Kohlenhydrate und Nukleinsäuren zerstört. Dieser Angriff Freier Radikale auf den Körper ist besonders brutal.

Entscheidend dabei ist ein negatives Verhältnis zwischen den Oxidantien, d.h. den Freien Radikalen, die anderen Molekülen ein Elektron entreißen, und den Antioxidantien, die dies verhindern. Zu diesen zelleigenen Immunstoffen zählen vor allem die Vitamine A, C, E und das Spurenelement Selen. Diese Immunabwehr ist unentbehrlich, wenn man nicht zu früh altern möchte, denn schließlich kommt es täglich im ganzen Körper zu Angriffen Freier Radikale bzw. anderer Krankheitserreger auf die Körperzellen.

Freie Radikale haben viele Gesichter

Freie Radikale, Moleküle oder Atome, die ein oder mehrere einzelne, also ungesättigte und zerstörerische Elektronen mit sich führen, können – wie das Sauerstoffmolekül – sehr klein sein, sie können aber auch Bestandteil eines großen Moleküls sein, z. B. einer Eiweißsubstanz, eines Kohlenhydrat-, Fett- oder Nukleinsäurestoffes. Manche Freie Radikale sind besonders aggressiv, andere wieder relativ friedlich. Damit man bis ins hohe Alter jung bleibt, ist es wichtig, alle Freien Radikale Tag für Tag zu bekämpfen.

Besonders die sauerstoffbezogenen Freien Radikale wie Superoxid-Anionen, Hydroxyle oder Peroxide entscheiden darüber, ob man als jung und dynamisch eingestuft wird, und verhelfen somit indirekt zu mehr Erfolg. Lesen Sie mehr darüber im Kapitel über die Nerven (Seite 172).

Damit der Mensch nicht ewig lebt, hat die Natur ein spezielles Altersprogramm in die Leber eingebaut: 5 Prozent des gesamten Sauerstoffumsatzes der Leberzellen dient der Produktion Freier Sauerstoff-Radikale. Selbst in der gesunden Leber ist also der Alterungsprozeß schon einprogrammiert! Und in der sogenannten Synovial-Flüssigkeit, der Schmierflüssigkeit der Gelenke, produzieren weiße Blutkörperchen zusätzlich Freie Radikale. Die Folge sind Gelenkschmerzen, Arthritis. Der Alterungsprozeß schreitet dynamisch voran. Um so wichtiger ist es, diese Vorprogrammierung, die die Leber Tag und Nacht in das Blut einspeist, durch gesunde Ernährung zu neutralisieren.

Der Lebensstil beeinflußt den Immunschutz

Wer bei Mangelernährung und dem dadurch bedingten zu geringen Immunschutz viel Sport treibt, verbrennt in den Zellen mehr Sauerstoff und erzeugt so wesentlich mehr altmachende Freie Radikale. Auf diese Weise kommt es zu schweren Zellschäden. Die Folge sind unerklärliche Alterserscheinungen wie welke, alte Haut, ein trüber Blick, Zahnfleischentzündungen, brüchiges Haar mit Spliß. Unerkannt bleiben alle inneren Zellschäden, z. B. Venenerkrankungen oder Nieren- und Blasenprobleme. Wer tagelang ungesund lebt (wenig Schlaf, Alkohol, Nikotin, Kaffee usw.), altert innerhalb von Tagen um Monate oder Jahre.

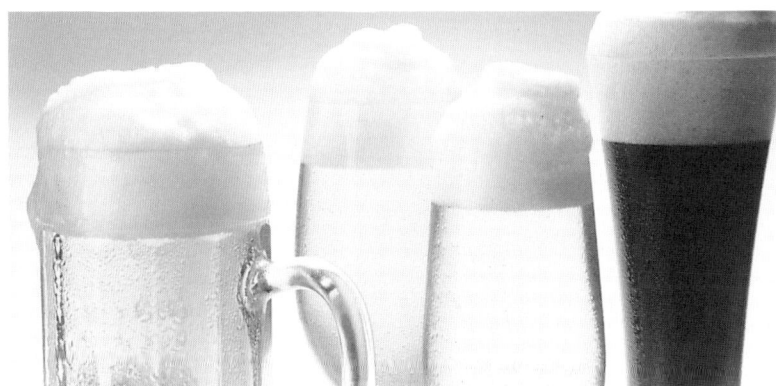

Alkohol, Nikotin und Kaffee schwächen die Abwehrkraft der Zellen. Freie Radikale und andere Krankheitserreger können dann ungehindert angreifen.

Antioxidantien halten lange jung

Holen Sie sich die vier Antioxidantien Vitamin A,C, E und Selen als Kombi-Präparat aus der Apotheke, und essen Sie Karotten, Aprikosen, Kiwi, Zitrone und Nüsse. Ein Muß: Müsli!

● Vitamin E zerstört die sauerstoffbezogenen Freien Radikale Peroxide und Hydroxyle in der Zellmembran.

● Karotene (Vitamin A) machen die gefährlichsten sauerstoffbezogenen Freien Radikale unschädlich.

● Selen arbeitet im Innern der Zelle und verjagt oder vernichtet dort alle Freien Radikale.

● Vitamin C schützt die Zellflüssigkeit, hält Fettsäuren in der Zellschale jung und gesund und baut Vitamin-E-Moleküle wieder auf, die in der Abwehrschlacht gegen Freie Radikale zugrunde gegangen sind.

Antioxidantien im Kampf gegen Krankheit und Alter

Der Verjüngungsprozeß dieser Schutzstoffe ist verblüffend. Wer sich alt fühlt, mit seinem Spiegelbild unzufrieden ist, sollte die vier Antioxidantien Vitamin A, C, E und Selen in einer Schnellkur in hoher Konzentration zu sich nehmen – am besten als Kombi-Präparat aus der Apotheke.

Gleichzeitig sollte die Kost gezielt auf den Gewebeaufbau dieser vier Biostoffe zugeschnitten werden:

● Vitamin A bzw. Karotene: Essen Sie viel dunkelgrünes, orangefarbenes und gelbes Gemüse und Obst. Karotten, Spinat, Brokkoli, Kürbis, Aprikosen sind ideal.

● Vitamin C: Täglich zweimal frisches Obst und Südfrüchte wie Kiwi, Orangen, Zitronen sind ein Muß. Trinken Sie nicht nur den Saft! Vor allem im Fruchtfleisch stecken die wichtigen Muntermacher.

● Vitamin E: Verwenden Sie in der Küche grundsätzlich kalt-

gepreßte Pflanzenöle. Beim kleinen Hunger zwischendurch greifen Sie zu Nüssen, Samen, Kernen, Soja-Knabbereien.
● Selen: Brot und Teigwaren verzehren Sie nur als Vollkornprodukte. Ideal ist täglich ein Müsli (1/2 Tasse) aus möglichst selbstgemahlenem, hochwertigen Getreide. Auch Knoblauch enthält viel Selen.

Nutzen Sie das neueste Wissen für Ihre Gesundheit

Weil Antioxidantien nicht nur der Jugend und Schönheit dienen, sondern auch Krankheiten wie Krebs bekämpfen, beschäftigten sich seit dem Beginn der 90er Jahre viele Wissenschaftler mit diesen interessanten Schutzstoffen.

Beachten Sie die teilweise wirklich atemberaubenden Erkenntnisse aus den Jahren 1993 und 1994:

Antioxidantien leisten wahre Wunder: Glatte Haut, weniger Falten, straffes Bindegewebe, kräftiges volles Haar und jüngeres Aussehen erreichen Sie allein durch gezielte Kost.

● Wer Antioxidantien in hoher Konzentration zu sich nimmt, kann erreichen, daß er die nächsten drei Jahre nur nach dem Kalender, nicht aber äußerlich altert.
● Wer viel Vitamin A, C und E zu sich nimmt, verzögert die Bildung dünner Altersfalten um zehn oder mehr Jahre.
● Menschen mit beneidenswert glatter Haut haben wesentlich höhere Konzentrationen von Karotenen in den Hautzellen eingelagert als Menschen mit einer faltenreichen Haut.
● Antioxidantien kräftigen das Bindegewebe an Hals, Brüsten, Bauch und straffen das Gewebe mit Hilfe von Eiweiß und anderen Nährstoffen.
● Antioxidantien stoppen zusammen mit anderen Biostoffen Schuppen und Haarausfall in wenigen Tagen.
● Die Kristalline, die wichtigsten Eiweißstoffe in der Augenlinse, werden von Freien Radikalen besonders massiv attackiert. Die Folge sind Trübungen der Linse. Als Kernstück des schützenden Enzyms Glutathion-Peroxidase sichert Selen die Linse. Wenn alle Menschen selenreicher essen würden, brauchten Augenärzte 30 Prozent weniger Brillen zu verordnen.
● Wenn Tiere unter Streß stehen, suchen sie instinktiv Futter, das reich an Antioxidantien ist. Damit panzern sie sich gegen den Ansturm von Streß-Radikalen.

AUF DIE FESTIGKEIT DER KNOCHEN KOMMT ES AN

Interessant ist eine neue Studie über psychische und körperliche Reaktionen, aus der hervorgeht, daß ein fester Knochenbau mehr Selbstbewußtsein vermittelt: Man hat „mehr Rückgrat", man fühlt sich straffer, gefestigter. Interessant ist auch, daß die Knochen den ganzen Tag über nie gleich fest sind, sondern mal schwächer, mal stärker, je nachdem, wie sie belastet oder welche Biostoffe zugeführt werden. Und ebenfalls interessant ist, daß sich die Knochen von allen Körperteilen am leichtesten verjüngen lassen. Das ist durch Calcium, Belastung, Sonne und Biostoffe zu erreichen. Die Knochen dienen als Speicher für Calcium und andere Mineralien. Wenn anderswo diese Biostoffe fehlen, stellen die Knochen ihre Reserven zur Verfügung. Die leeren Depotzellen füllen sie später wieder mit den Rohstoffen. Dieses ständige Nehmen und Geben hält die Knochen frisch und aktiv. Anders ist es, wenn Biostoffe fehlen. Dann wehren sich die Knochen gegen den Entzug, der ihnen selbst die Lebensfähigkeit raubt. Sie können auch selbst unter Mineralienmangel leiden. Nach und nach kommt es dann zur gefürchteten Osteoporose, dem Abbau von Knochensubstanz, oder sogar zur Osteomalazie, einer Knochenverformung.

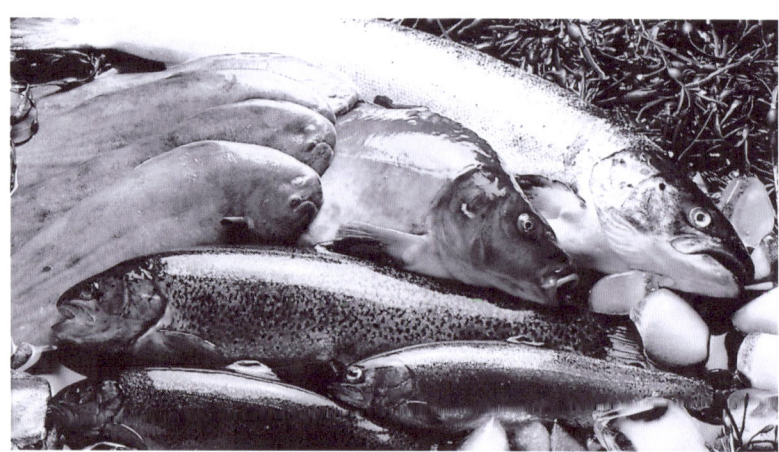

Fische enthalten besonders viel knochenstärkendes Calcium und Fluorid und gehören deshalb gerade bei älteren Menschen häufig auf den Speiseplan.

Interessantes über Knochen

● Knochen sind eine spezielle, mineralisierte Art von Bindegewebe.

● Sie bestehen aus den kompakten Außenknochen und der schwammartig porösen Masse der inneren Knochen mit dem Knochenmark.

● Im Knochenmark werden rote und weiße Blutkörperchen produziert.

● Es gibt drei verschiedene Arten von Knochenzellen: knochenbildende Zellen (Osteoblasten), Knochenzellen, die bereits in neugeformtes Knochengewebe eingebaut sind (Osteozyten), große Zellen, die Knochenmasse aufsaugen können (Osteoklasten).

● Knochen bestehen vorwiegend aus Calcium und Phosphor.

Wichtig für gesunde Knochen ist der Calciumstoffwechsel. Zuviel Sonne und zuwenig Bewegung machen das Knochengerüst schwach und porös.

Knochen brauchen Biostoffe und Bewegung

Bei Mangelernährung scheiden viele Menschen, vor allem Frauen, morgens mit dem Urin zuviel Calcium aus. Außerdem bindet ihr Blut zuviel von dem wertvollen Knochenmineral und von dem Knochenhormonstoff Interleukin-1, der für den Knochenbau unerläßlich ist. Das macht das Knochengerüst Tag für Tag unmerklich schwächer. Erschwerend kommt die Wirkung der Sonne bzw. des hellen Tageslichts hinzu. Unter den Lichtstrahlen kann die Haut dann nicht mehr ausreichend Vitamin D produzieren bzw. Vitamin D in das aktive Hormon Calciferol umwandeln. Das aber ist wichtig für den Calciumstoffwechsel.

Bei Mangelernährung fehlt es außerdem an weiteren Knochenstoffen: Fluride aktivieren knochenerhaltende Gene und den Bau neuer Knochenzellen, Vitamin B12 sorgt für die Herstellung von sehr viel Knochenmasse, und Vitamin K sorgt dafür, daß die wertvollen Ostecalcin-

Kräftiger Knochenbau ist unbezahlbar und in keiner Apotheke erhältlich. Was er braucht, ist eine abwechslungsreiche Kost, bei der sich Biostoffe ergänzen und gegenseitig aktivieren.

Moleküle in den Knochen bleiben und nicht ins Blut wandern. Sehr neu ist die biochemische Entdeckung, daß das seltene Spurenelement Boron die Calciumausscheidung ins Blut hemmt und die Bildung neuer Knochenmasse anregt.

Etwa ab dem 30. Lebensjahr sinkt bei vielen die Eiweißverwertung. Vor allem die Aminosäure Prolin, die für den Kollagenbau der Knochenmatrix extrem wichtig ist, wird zu stark ausgeschieden. Viel Prolin bleibt also für den Knochenbau ungenutzt.

Was schließlich am häufigsten fehlt, ist Belastung. Jede aktive Bewegung preßt neues Calcium in die knochenbildenden Zellen. Kinder haben nicht zuletzt deshalb so kräftige Knochen, weil sie sich viel bewegen. Stemmen Sie deshalb kleine Handhanteln, oder joggen Sie mit kleinen Beinhanteln.

Östrogen-Mangel: Frauen vor und in den Wechseljahren

● Gehen Sie besonders oft an das Tageslicht und in die Sonne. Das calciumstimulierende Hormon Calciferol bindet sich an dieselben Rezeptoren der Knochenzellen wie das Sexualhormon Östrogen; doch die Produktion dieses knochenbauenden Hormons stagniert in den Wechseljahren. Calciferol, die aktive Form von Vitamin D, kann Östrogen zum Teil ersetzen.

● Das Spurenelement Boron hebt die Östrogenwerte im Blut.

● Nach den Wechseljahren produziert die Nebennierenrinde bei gesunder Ernährung Ersatz-Östrogen.

● Östrogen in Form von Membran-Pflastern, Tabletten oder Spritzen schadet oft eher, als daß es nützt. Es führt meist zu einem lediglich geringfügigen Anstieg von Vitamin D und stört die natürliche Ersatzproduktion von Östrogen in den Nebennieren. Auch Calcium-Tabletten richten oft mehr Schaden als Nutzen an, sie verändern die ausgewogene Balance von Calcium und Phosphor.

Calcium und Phosphor für die Knochen

Wer gesund lebt und sich gesund ernährt, behält bis ins Alter kräftige Knochen. Feste Knochen kann man sich nicht in Form von Tabletten in der Apotheke kaufen. In der millionenlangen Entwicklung des Menschen haben sich die Knochen an eine natürliche Kost angepaßt, Knochen wünschen sich eine Ernährung mit der Zusammensetzung, wie sie in natürlichen Lebensmitteln vorkommt. Darin ergänzen und aktivieren sich die Biostoffe gegenseitig.

Eine Sonderrolle für die Knochen spielt das Verhältnis von Calcium und Phosphor. Zuviel Calcium macht die Knochen schwach, zuviel Phosphor ebenfalls. Jeder Erwachsene ist stolzer Besitzer von ca. 0,6 Kilo Phosphor, wovon 85 Prozent in den Knochen stecken, und 1,2 Kilo Calcium, wovon 99 Prozent in den Knochen sitzen. Das Haut-und-Sonnen-Vitamin D beeinflußt den Stoffwechsel beider Mineralstoffe. Calcium und Phosphor bilden gemeinsam Hydroxylapatit, ein massives Kristallgitter, das Hauptbestandteil des Knochens ist.

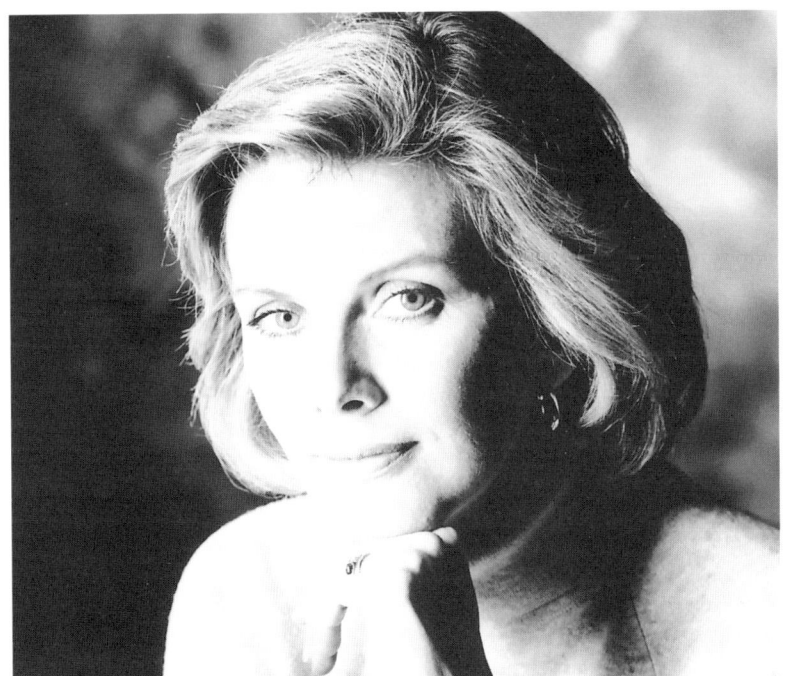

Frauen in den Wechseljahren sollten keine Hormon-Pflaster und Calcium-Tabletten benutzen, sondern viel spazierengehen und ihren Körper mit kleinen Fitneß-Übungen belasten.

Eine gefährliche Ernährung

Der Genuß von Pizza, Hamburgern und Cola erhöht gefährlich den Phosphathaushalt des Körpers. Die Knochen werden dünner und poröser: Gefahr von Knochenbruch!

Bedrohlich für diese Knochenmasse ist die für die heutige Zeit oft typische Ernährung. Alle industriell aufbereiteten Lebensmittel wie Nudeln, Pizza, Fertiggerichte enthalten verhältnismäßig sehr viel Phosphor bzw. Phosphate, also Phosphor-Salze. Im Fleisch ist dieses ungesunde Verhältnis sehr hoch, besonders phosphathaltig sind Cola und Limonaden. Bezeichnend für eine Mahlzeit mit extrem hohem Phosphatanteil ist ein Hamburger, den man mit einer Dose Cola herunterspült.

Schon 70 Minuten nach dem Verzehr pumpen dann die Nebenschilddrüsen in Alarmstimmung ihr Hormon ins Blut, das den Knochen massenweise gespeichertes Calcium entzieht. Zweck dieses Einsatzes ist es, die gesunde Balance von Phosphor zu Calcium im Blut wiederherzustellen. Es gibt Menschen, die Tag für Tag zu ihren nährstoffleeren Lebensmitteln viel süße Limonade trinken, ohne zu wissen, daß ihre Knochen dabei immer dünner und poröser werden. Irgendwann passiert es dann, daß sie beim Spazierengehen umknicken und sich den Fuß brechen.

Es ist sinnlos, Calcium-Tabletten als Nahrungsergänzung einzunehmen, in der Hoffnung, damit seinen Knochen etwas Gutes zu tun. Vom Tabletten-Calcium – meist als Calcium-Glukonat oder -Karbonat verkauft – wird oft nur ein Zehntel oder weniger im Darm aufgenommen. Calcium braucht für seine Verwertung Magensäure und eine damit verzögerte Magenentleerung – es muß deshalb Teil des Nahrungsbreis sein, der diese Bedingungen erst herstellt.

Wer mehr als 2,4 Gramm Calcium täglich in Form von Tabletten und natürlichem Calcium in der Nahrung einnimmt, riskiert eine Nierenfunktionsstörung und mangelnde Eisenverwertung. Außerdem behindert zuviel Calcium die Phosphoraufnahme im Darm.

Nierenkranken Patienten mit zuviel Phosphat im Blut geben Ärzte manchmal viel Calcium, um das überschüssige Phosphor aus dem Blut zu entfernen. 1 Gramm zusätzliches Calcium, z. B. eine Calcium-Brausetablette, kann die Phosphoraufnahme aus dem Darm von normalen 70 Prozent auf 31 Prozent absenken. Zu allem Übel werden von der Calcium-Tablette manchmal überhaupt nur 4 oder 6 Prozent durch die Darmschleimhaut ins Blut übertragen. Das überflüssige Calcium sorgt schließlich dafür, daß den Knochen Phosphor für den Aufbau neuer Knochenmasse fehlt.

So bleiben Knochen fest und jung

● Essen Sie calciumreiche Lebensmittel: Am besten sind Käse, Quark, Joghurt, Brokkoli, Nüsse, Fisch. Um reichlich Phosphor brauchen Sie sich bei normaler gesunder Kost keine Sorgen zu machen.

● Die wichtigen Fluoride sind in Fisch, Schalentieren, Käse und schwarzem Tee. Vitamin B12 steckt in Leber, Nieren, Fleisch, Fisch. Vitamin K ist in grünem Gemüse und Salat enthalten. Die neuentdeckte Knochenhilfe Boron steckt in Früchten, Gemüse und Nüssen.

● Für ausreichend Vitamin D bzw. Calciferol gehen Sie jeden Tag 20 Minuten in die Sonne oder mittags ans helle Tageslicht; das ist Pflicht für jeden, der junge Knochen haben und behalten möchte.

● Ihre Knochen brauchen Belastung, täglich 3 Minuten Stretching, Joggen oder Gymnastik mit kleinen Hand- oder Fußhanteln erhöht den Calciumumsatz in den Knochen um bis zu 24 Prozent.

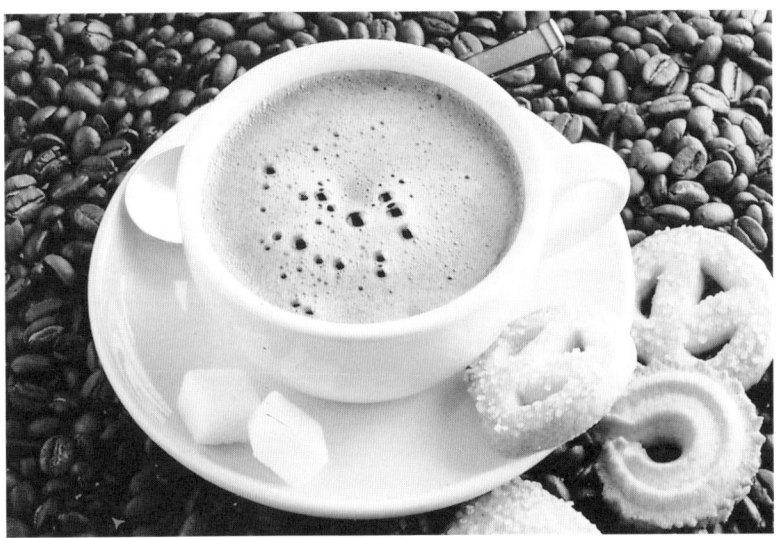

Trinken Sie nicht mehr als zwei Tassen Kaffee am Tag! Das Koffein schwemmt Calcium aus dem Körper.

FITNESS — DER NEU-GEBORENE KÖRPER

Vergessen Sie teure Fitneß-Studios, allein eine gesunde Ernährung gibt Ihrem Körper den täglichen Elan und die Vitalität, die ihn jung und widerstandsfähig halten.

Die Natur hat Gesundheit, Vitalität und Fitneß in den Stoffwechsel einprogrammiert, das bedeutet, daß man frühmorgens voller Elan aus dem Bett springen kann, um in Euphorie die Aufgaben des Tages zu meistern.

Niemand braucht ein Fitneß-Studio, um sich fit und wach zu fühlen. Man braucht auch nicht viel zusätzliche Bewegung wie Joggen, Aerobic oder Jazztanz, um sich fidel zu fühlen. Allein eine gesunde Ernährung reicht aus, um fit, froh und tatkräftig zu sein. Doch wie sieht die Wirklichkeit aus? Der Wecker rasselt. Nur widerstrebend quält sich so mancher aus den Federn, blinzelt im Badezimmer mürrisch in den Spiegel. Selbst das Frühstück weckt keine Lebensfreude, und am Arbeitsplatz stellt sich der von der Natur vorgesehene Unternehmungsgeist noch viel weniger ein. Irgend etwas stimmt hier nicht. Wenn Tiere in freier Natur den neuen Tag so lust- und tatenlos anfangen würden, wären sie lebensunfähig, zu einem schnellen Tod verurteilt. Tiere gehen sofort nach dem Aufwachen hochkonzentriert und optimistisch auf Nahrungssuche. Schon Sekunden nach dem Aufwachen sind sie voll da.

Warum fühlt sich der Mensch manchmal so unerklärlich müde? Warum zieht man sich zurück, will seine Ruhe haben, wenn andere zum Wandern, Skifahren, Tennisspielen und Tanzen gehen? Warum ist man „unsportlich"? Von der Natur ist Müdigkeit als dauerhafter Zustand nicht vorgesehen. Müdigkeit ist nur etwas für die Minuten unmittelbar vor dem Einschlafen.

WAS IST MÜDIGKEIT?

Häufig müde, antriebsarm, schlapp und matt zu sein, gilt vielen als schicksalhafte Eigenschaft, gegen die sie nicht viel tun können. Inzwischen ist die Ursache dieser neuen Volkskrankheit herausgefunden: Streß und falsche Ernährung. Daraus entstehen Beschwerden, die Experten als Hypoglykämie bezeichnen: Das bedeutet, der Blutzuckerspiegel ist zu niedrig.

Hypoglykämie: Alt und müde statt jung und frisch

● Wenn zu wenig Blutzucker (Glukose) im Blut konzentriert ist, bleiben die Gehirn- und Nervenzellen unterversorgt; denn sie akzeptieren keinen anderen Energiebrennstoff als den Traubenzucker aus dem Blut.

● Als Folge davon reagieren viele erst nervös, gereizt, dann müde.

● Der Griff nach Süßem – oder auch nach Alkohol – entspricht meist dem instinktiven Verlangen, das Blut und damit Gehirn und Nerven schnell mit Glukose zu versorgen.

Die Natur kennt Müdigkeit nur unmittelbar vor dem Einschlafen. Alles andere ist die Folge von Streß und falscher Ernährung. Zu niedriger Blutzucker macht müde und schlapp.

Der Blutzucker diktiert den Energiestand

Wenn die Nahrung zu einem erheblichen Teil aus schnell löslichen Kohlenhydraten besteht, kommt es unweigerlich zu Hypoglykämie und ihren Symptomen. Der Verzehr von Zucker, süßen Kuchen und Torten, Cremeschnittchen und Mehlspeisen, von Nudeln, Fertigklößen, poliertem Reis, Pizzas, Weiß- oder Graubrot sowie süßen Getränken oder Alkohol löst zunächst einen Massenansturm von Glukosemolekülen ins Blut aus.

Sportler nutzen die schnelle Energiequelle

Hochleistungssportler essen Spaghetti, um energiereiche Glukose zu gewinnen. Das darauf folgende schnelle Absinken des Blutzuckers führt jedoch zu frühzeitigem Altern des Körpers.

Als rasanten Energiespender hat die Natur das Molekül Glukose ersonnen. Aus den genannten Lebensmitteln wird es im Darm im Nu befreit und ins Blut eingeschleust. Gleichzeitig pumpt die Bauchspeicheldrüse große Mengen Insulin ins Blut. Dieses Hormon hat die Aufgabe, die energiereiche Glukose in alle 70 Billionen Körperzellen einzubauen, für die sofortige Energieproduktion oder aber als Kohlenhydratreserve, das sogenannte Glykogen.

Hochleistungssportler, die ihre Muskeln nur kurzfristig belasten, wie Sprinter, Krauler, Gewichtheber usw., nutzen diesen Mechanismus, indem sie vor dem Wettkampf Spaghetti oder andere schnell lösliche Kohlenhydrate zu sich nehmen. Damit pressen sie kurzfristig so viel Energie in ihre Muskelzellen wie möglich.

Blutzuckermangel macht krank

Weil Insulin den Blutzucker innerhalb einer knappen Stunde in die Körperzellen einbaut, sinken natürlich die Blutzuckerwerte sehr schnell. Und zwar meist auf einen tieferen Wert als vor der Mahlzeit. Weil jetzt Glukose im Blut fehlt, sind vor allem die Nerven- und Gehirnzellen unterversorgt, und es kommt zu nervösen Störungen. Muskel- oder andere Körperzellen haben es leichter, sie akzeptieren auch Fett als Energiespender.

Unter Hypoglykämie leiden viele Menschen, ohne es zu wissen. Denn ein zu niedriger Blutzuckerspiegel wird fast nie erkannt. Der Glukosewert in einem normalen Bluttest sagt darüber nichts aus. Denn kurz nach dem Frühstück, wenn vielleicht gerade das Blut aus der Fingerkuppe abgezapft wurde, steigt der Glukosespiegel, wenig später kann er bereits wieder tief fallen.

Neben einem schwachen Immunsystem und Eiweißmangel ist Hypoglykämie der dritte große Altmacher, der jugendliche Frische und Lebensfreude stiehlt. In den westlichen Zivilisationsländern ist mindestens jeder dritte, wahrscheinlich aber sogar jeder zweite Erwachsene wenigstens zeitweilig davon betroffen.

Das bewirkt ein zu niedriger Blutzuckerspiegel

● Normal sind Blutzuckerwerte zwischen 85 und 105 Milligramm Glukose pro 100 Milliliter Blut.

● Bei einem Wert von 75 fühlen Sie sich unruhig.

● Bei einem Wert von 65 fühlen Sie sich gereizt, leicht aggressiv und neigen zu depressiven Verstimmungen.

● Bei einem Wert von 55 sind Sie extrem müde; Angstzustände, Schwindelgefühle treten zusätzlich auf.

● Bei einem Wert von 45 sind Sie unfähig, einen klaren Gedanken zu fassen. Sie fühlen sich verzweifelt, wissen nicht, wie Sie den Tag, die nächsten Stunden meistern sollen. Trotz größter Müdigkeit sind Sie unfähig einzuschlafen.

● Bei einem Wert von 30 oder 35 – der schwersten Form von Hypoglykämie – neigen Sie zu Selbstmordgedanken.

Bei einem niedrigen Blutzuckerspiegel fühlen Sie sich zunehmend unruhig, gereizt und übermüdet. Je nach Veranlagung können auch schwere Depressionen die Folge sein.

Die Folgen einer Erkrankung

Wenn ein gesunder Mensch einen großen Teller Spaghetti mit würziger Tomatensauce ißt, klettert sein Blutzuckerspiegel innerhalb einer Stunde von ca. 90 auf etwa 140, nach zwei Stunden ist er wieder bei 90, und auf dieser Höhe bleibt er auch. So ein Mensch ist nie müde und den ganzen Tag beneidenswert fit.

Bei Hypoglykämikern steigt der Blutzuckerwert durch die Spaghetti von ca. 90 innerhalb einer Stunde bis auf 240. Von dort fällt er steil wieder ab. Vier Stunden nach der Mahlzeit kommt es meist zur kritischen Phase: Dann liegt der Wert tief unten zwischen 40 und 60, und Fitneß und Frische sind fort.

Frauen leiden besonders an zu niedrigem Blutdruck. Psychischer Streß, Süßigkeiten, Alkohol, Nikotin, zuviel Salz und die Pille sind regelrechte Schlappmacher.

Am schlimmsten haben es Menschen, die bereits morgens mit einem Blutzuckerspiegel von 40 aufwachen. Sie können dem beginnenden Tag keine Freude abgewinnen. Bedrängt von Angst und Sorgen, unendlich müde schleppen sie sich ins Badezimmer. Eine halbe Stunde nach dem Frühstück fühlen sie sich etwas besser – da ist ihr Blutzuckerspiegel auf ca. 80. Er sinkt in 1 1/2 Stunden auf 70, erreicht dann, meist bedingt durch den Ausstoß von Glukagon, dem Gegenhormon von Insulin, 3 Stunden nach dem Frühstück einen Wert von 100 und fällt danach innerhalb von 1 1/2 Stunden auf einen Wert von 40 ab. Hier bleibt er mit Schwankungen.

Frauen sind besonders betroffen. Denn sie haben um etwa ein Drittel weniger Glykogen, die Blutzuckerreserven, in den Muskeln und der Leber als Männer. Sie können demnach den Blutzuckerabfall nicht so lange ausgleichen. Deshalb werden Frauen oft schneller nervös oder gereizt als Männer und greifen häufiger zu Süßigkeiten.

Die typischen Müdemacher

● verfeinerte Kohlenhydrate:
  helles Brot, Nudeln, polierter Reis usw.

● Zucker, Süßes, süße Getränke

● Kaffee, besonders in Verbindung mit Zucker

● Alkohol

● Nikotin

● zuviel Salz

● psychischer Streß: Angst, Kummer, Sorgen,
  Probleme, Konflikte

● Tablettenmißbrauch, vor allem Tranquillizer
  und die Pille.

Gefahren für die Bauchspeicheldrüse

Das Hormon Insulin besitzt einen Gegenspieler: Glukagon. Beide Hormone entstehen in der Bauchspeicheldrüse: Insulin wird in den B-Zellen der sogenannten Langerhans-Inseln gebildet, Glukagon in den A-Zellen. Unter anderem haben die beiden Hormone die Aufgabe, den Blutzuckerspiegel zu regulieren, also möglichst konstant auf einem gesunden Niveau zu halten.

Ungesunde Ernährung führt zu dem gefährlichen Auf und Ab des Blutzuckerspiegels. Die Bauchspeicheldrüse leidet dadurch am meisten und wird krank.

Wenn Insulin Glukose abbaut, senkt sich dieser Spiegel, und die Bauchspeicheldrüse schüttet mehr Glukagon aus. Dieses Hormon stimuliert die Abgabe von Glykogen, den Glukosereserven, aus der Leber ins Blut. Dadurch steigt der Blutzuckerspiegel wieder an. Wenn er eine bestimmte Schwelle überschritten hat, wird kein Glukagon mehr ausgeschüttet, und die Bauchspeicheldrüse pumpt ein wenig Insulin ins Blut, um den Spiegel wieder auf sein Normalmaß zu senken.

Bei einem Menschen, der sich gesund ernährt, bleibt der Blutzuckerspiegel auf diese Weise ein Leben lang im Normalbereich. Nerven und Gehirn sind gut mit Energie versorgt, und es gibt keine unerwünschte Müdigkeit. Wenn man jedoch unvernünftig lebt, kommt es zu ständigen alarmierenden Zick-Zack-Kurven im Blutzuckerspiegel. Teigwaren und Süßes jagen den Spiegel nach oben, Insulin senkt ihn, Glukagon hebt ihn, Insulin senkt ihn wieder. Auch Kaffee, Alkohol und Nikotin treiben ihn nach oben. Komplexe Kohlenhydrate, die in Obst, Rohkost, Kartoffeln und Vollkorn enthalten sind, versorgen Ihren Körper dagegen konstant mit Glukose.

Die Gehirn- und Nervenzellen verstehen das nicht: Mal werden sie reichlich versorgt, mal fast gar nicht. Am schlimmsten aber trifft es die Bauchspeicheldrüse. Anstatt sich bei konstantem Glukosespiegel ausruhen zu können, muß sie unablässig mal Insulin, mal Glukagon ausstoßen und dementsprechend übermäßig hohe Mengen beider Hormone produzieren. Eine solche Akkordleistung hält der Gesündeste nicht aus – und so kommt es zu Befindlichkeitsstörungen, Beschwerden, schließlich zu schweren Krankheiten.

Chronologie einer zerstörten Bauchspeicheldrüse

Der Krankheitsverlauf einer ruinierten Bauchspeicheldrüse sieht so aus: Gewichtsverlust, steigende Schmerzen, Diabetes, Funktionsverlust. Zu guter Letzt bleibt nur noch der OP-Tisch.

1. Sie hat immer mehr Mühe, ihre Enzyme für die Verwertung von Eiweiß, Fett und Kohlenhydraten herzustellen. Es kommt zu gravierendem Nährstoffmangel.

2. Die Insulin-Glukagon-Produktion gerät außer Kontrolle. Die Bauchspeicheldrüse produziert zuviel oder zuwenig von diesen Hormonen. Damit bricht der Kohlenhydratstoffwechsel zusammen, Gehirn und Nerven sind dramatisch unterversorgt.

3. Es folgt eine Entzündung der Bauchspeicheldrüse. Die Folgen: Schmerzen, Fieber, Blähungen, erhöhte Empfindlichkeit; schließlich sinkender Blutdruck, Harnstörungen, Apathie, Atemnot.

4. Der chronische Verlauf: Gewichtsverlust, zunehmende Schmerzen, Zuckerkrankheit, die Bauchspeicheldrüse versagt, und eine Operation wird notwendig.

Müdigkeit als Folge der Ernährung

Müdigkeit ist die biochemische Folge ungesunder und unnatürlicher Ernährung. Dabei werden die Gehirn- und Nervenzellen wie auch die anderen Körperzellen nicht unmittelbar wegen Glukosemangels müde. Die direkte Ursache ist eine Anordnung eines übergeordneten, von Nerven-Peptiden gesteuerten Symptoms: Der Blutzuckerspiegel ist zu tief. Ab sofort muß der Körper mit Energie haushalten.

Der Stoffwechsel schaltet daraufhin auf Sparflamme, damit die allerletzten Glukosereserven nicht voreilig verbraucht werden. Sparflamme bedeutet Müdigkeit, geistige und körperliche Trägheit, Schläfrigkeit, mangelnde Konzentration. Es ist eine intelligente Reaktion des Körpers auf ungenügende Ernährung.

WIE LEBT MAN DAUERHAFT FRISCH UND MUNTER?

Vermeiden Sie ab heute die schlimmsten Hypoglykämie-Sünden, die alle müde machen (Seite 142). Und achten Sie darauf, daß Ihr Blut mit einem steten, nie versiegenden Strom an Glukose versorgt wird. Dann nämlich laufen Glukagon-und-Insulin-Ausstoß harmonisch und ohne Hektik ab, und die Gehirn- und Nervenzellen sind Tag und Nacht ausreichend mit Energie versorgt. Biochemisch ist es dann unmöglich, ständig müde zu sein.

Kohlenhydrate und Eiweiß sind Fitmacher

● Das erste Gebot lautet: Steigen Sie auf komplexe Kohlenhydrate um. Sie sind in Obst, Rohkost, Salat, Gemüse, Kartoffeln, Naturreis, Vollkornprodukten enthalten. Die in diesen Lebensmitteln gespeicherten Kohlenhydrate geben ihre Glukose im Darm nur langsam, nach und nach, in einem Stunden währenden Prozeß frei. Als Folge davon bleibt der Blutzuckerspiegel immer auf einem günstigen Niveau. Das Nervensystem braucht dann nicht auf Sparflamme zu schalten und allgemeine Müdigkeit zu verordnen.

● Der heiße Tip kalifornischer Stoffwechselexperten lautet: Eiweiß. Vor allem, wenn ein gestörter Glukosespiegel wieder ausgeglichen werden soll, sind Aminosäuren, die kleinsten Eiweißbausteine, ideal. 16 der insgesamt 22 Aminosäuren sind glukoplastisch, d. h. der Stoffwechsel kann aus diesen Eiweißbausteinen Glukose herstellen. Auch diese Produktion vollzieht sich in einem steten Prozeß, der zu einem gleichbleibenden Strom von Glukose ins Blut führt.

Die wichtigste Voraussetzung für alle, die unter Müdigkeit leiden, ist ein eiweißreiches Frühstück und Eiweiß am Abend. Tagsüber bieten sich Eiweiß-Snacks an.

In seiner Klinik in Princeton hat Dr. Carl C. Pfeiffer unzählige Hypoglykämiker behandelt: „Bei kohlenhydratreicher Kost treten die Symptome abhängig vom Zeitpunkt und der Zusammensetzung der letzten Mahlzeit auf. Die Patienten werden schnell müde, es fehlt ihnen die Energie, um körperlich oder geistig die Herausforderungen des Alltags zu bewältigen. Oft schlafen sie schlecht ein, oder sie wachen nach zehn oder zwölf Stunden Schlaf auf."

Tip für alle, die an Müdigkeit leiden: morgens und abends eiweißreiche Kost! Ansonsten: komplexe Kohlenhydrate wie z.B. Obst, Gemüse, Kartoffeln und Naturreis.

Warum Frauen oft so müde sind

● Prämenstruelles Syndrom: Etwa 10 Tage vor der Menstruation sinken die Zink- und Calciumwerte im Blut, während die Kupferkonzentration ansteigt. Das macht nervös.

● Meist sinken gleichzeitig die Blutzuckerwerte, dadurch vermehren sich nervöse Symptome.

● In den Tagen vor der Regel essen Frauen oft salzreicher, außerdem sinkt die Magnesiumkonzentration in der Bauchspeicheldrüse. Beides senkt die Glukosewerte. Die Folge ist Müdigkeit.

Kartoffeln machen nicht dick, sondern fit. Sie bestehen hauptsächlich aus muntermachenden, komplexen Kohlenhydraten.

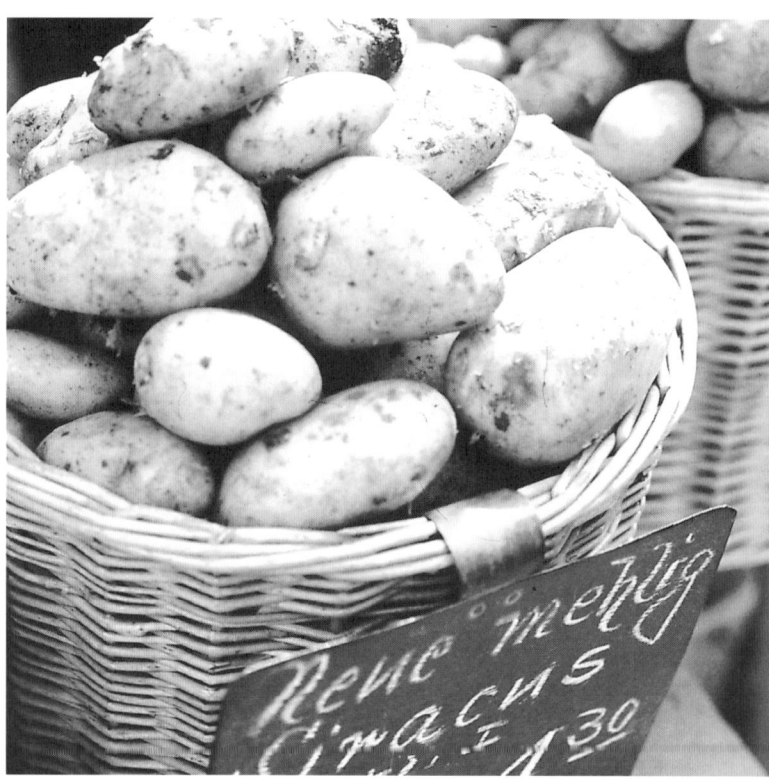

Chrom macht munter

Neben komplexen Kohlenhydraten und Eiweiß hilft noch eine Substanz gegen chronisch niedrige Blutzuckerwerte und Müdigkeit: das Spurenelement Chrom. Es ist in Vollkornprodukten, Pilzen und Leber enthalten; in den Lebensmitteln jedoch in so niedriger Konzentration, daß jeder mehr oder weniger an Chrommangel leidet, obwohl man pro Tag nur ein zehntausendstel Gramm von diesem Mineralstoff braucht.

Chrom trägt auch zu einem dichteren Netz an Insulinrezeptoren auf den Körperzellen bei. Das bedeutet: Insulin wird aus dem Blut abgebaut, die Fettzellen geben ihren Inhalt frei. Chrom gilt deshalb neuerdings als Geheimtip bei der Behandlung überhöhter Blutfettwerte. Und nicht zuletzt ist Chrom einer der wesentlichen verjüngenden Mineralstoffe!

Ein weiterer Geheimtip gegen Energielosigkeit ist das Spurenelement Chrom. Es ist in Vollkornprodukten, Leber, Pilzen, Früchten und schwarzem Pfeffer enthalten.

Chrommangel führt zu Müdigkeit

Hypoglykämie bzw. Chrommangel wurde erst vor wenigen Jahren durch eine hochinteressante Entdeckung als Ursache von Müdigkeit erkannt: Wissenschaftler fanden heraus, daß kleine Sandratten in der Wüste Kaliforniens ihre unterirdischen, labyrinthischen Höhlensysteme stets um Salzbüsche herum graben. Also untersuchten sie diese Büsche und stellten fest, daß sie extrem viel Chrom enthalten bzw. ein Molekül, dessen zentraler Kern ein Chrom-Atom war. Sie fingen einige Ratten und gaben ihnen chromarmes Futter. Schon bald zeigten diese Sandratten eine auffallende Müdigkeit. Daraufhin untersuchten die Biologen den Blutzuckerspiegel der Versuchsratten sowie der in freier Natur lebenden Tiere. Mit Verblüffung registrierten sie, daß die Sandratten Symptome von Zuckerkrankheit zeigten, also zuviel Glukose im Blut hatten oder daß ihr Glukosespiegel sehr stark abgesunken war. Sie wußten nun, daß Chrom einen Einfluß auf den Blutzuckerspiegel hat, daß Chrom ihn vielleicht sogar beherrscht und daß Chrommangel zu Müdigkeit führt und den Insulin-Haushalt beeinflußt.

Mit genügend Chrom hat man weder zuviel noch zuwenig Insulin im Blut und der Blutzuckerspiegel schwankt nicht mehr. Mit solchen Blutwerten fühlt sich jeder fit und munter. Das beweisen die Tiere: In freier Natur sind sie viel vitaler, frischer, unternehmungslustiger als der doch oft ziemlich schlappe Mensch. Das liegt daran, daß Menschen im Vergleich zu Wildtieren die allerniedrigsten Chromwerte aufweisen. Auch bei anderen Biostoffen haben Tiere höhere und damit viel gesündere Blutkonzentrationen. Erschreckend aber ist, wie wenig Chrom der Mensch in Blut und Gewebe hat. So enthalten beispielsweise Leber, Herz und Nieren von Wildtieren zwischen sechs- und neunmal, die Milz sogar 24mal mehr Chrom als die Organe des Menschen in der zivilisierten westlichen Welt.

Diese Lebensmittel liefern viel frisches Chrom

- Vollkornprodukte
- Leber
- Früchte, Beeren, Rosinen
- Nüsse, Samen
- schwarzer Pfeffer

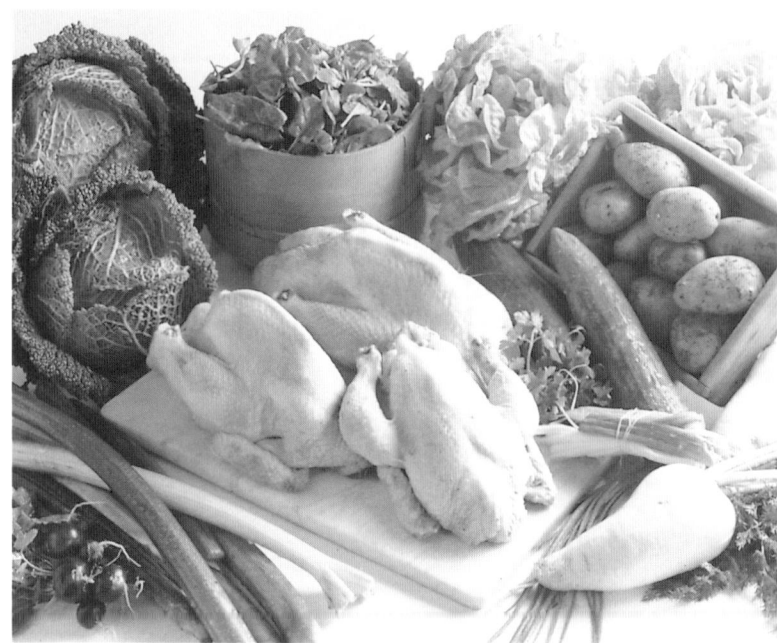

Essen Sie eiweißreich! Morgens z.B. Putenfleisch oder Magerkäse, zwischendurch Joghurt, Knäcke mit Huhn, und abends Fisch und Käse. Dazu: Melasse oder Bierhefe.

Ursache des Chrommangels sind unsere Lieblingsspeisen: z. B. Zucker und Mehlprodukte, aus denen bei industrieller Verarbeitung neben anderen Nährstoffen das Chrom entfernt wird. Dementsprechend ist Melasse, der sirupartige „Abfall" bei der Herstellung von weißem Dosenzucker, sehr reich an Chrom und damit eine ideale Nahrungsergänzung. Auch Bierhefe, ebenfalls ein „Abfallprodukt", ist reich an dem kostbaren Spurenelement.

So verjagen Sie die Müdigkeit

● Kein Zucker, nichts Süßes, keine süßen Getränke, kein polierter Reis und keine Produkte aus hellem Mehl wie Brot, Nudeln usw. kommen mehr auf den Tisch.

● Essen Sie viel komplexe Kohlenhydrate: Obst, Rohkost, Salat, Gemüse, Vollkornprodukte.

● Morgens frühstücken Sie eiweißreich: 1 Scheibe kalter Braten, etwas Putenfleisch oder Magerkäse oder Sojaprodukte (Tofu).

● Snacks für den kleinen Hunger sind Nüsse, Samen, Kerne, Joghurt, Quark, etwas Hähnchenfleisch mit Knäcke- oder Vollkornbrot.

● Abends gibt es wenig Brot, dafür Fisch, Käse, etwas Fleisch oder Geflügel, ersatzweise Tofu.

● Als Nahrungsergänzung greifen Sie wechselweise zu chromreicher Melasse oder Bierhefe (aus dem Reformhaus).

Feinem Weißmehl und Zucker wird bei der Verarbeitung Chrom entzogen. Hingegen ist in den „Abfallprodukten" Melasse und Bierhefe der Chromwert sehr hoch.

TOPFIT DURCH EINEN PHANTASTISCHEN KREISLAUF

Der Kreislauf des Bluts – und damit die Versorgung des Körpers – ist abhängig von Herz und Adern; sie spielen die Hauptrolle beim Thema Frische, Fitneß und Jugend. Kinder haben einen beneidenswerten Kreislauf und sind energiegeladen, Tiere in freier Natur ebenfalls. Wenn das Herz seinen Dienst nur widerstrebend versieht und die Arterien und Venen ernährungsbedingt geschwächt sind oder versagen, verliert der Mensch Vitalität und Unternehmungslust. Es kommt zu Kreislaufstörungen. Dabei unterscheidet man zwischen Störungen, die den gesamten Kreislauf betreffen, wie hoher und niedriger Blutdruck, und Störungen, die vom Herzen oder den Gefäßen, den Venen und Arterien, ausgehen.

Ein junges Herz dank Biostoffen

Ein gesunder Mensch besitzt einen vitalen Blutkreislauf. Durch Streß und nährstoffarm gewordene Nahrung muß das Herz jedoch heute mehr Energie aufwenden.

Vermutlich hat die Natur noch nie etwas Fleißigeres erfunden als das menschliche Herz, das acht oder mehr Jahrzehnte lang in jeder Minute 65- bis 70mal rund 5 Liter Blut durch den Körper pumpt. Dabei ist das Herz ganz klein, es ist faustgroß, wiegt nur 260 Gramm bei Frauen und 310 Gramm bei Männern. Um eine solche Kraftleistung zu vollbringen, ist das Herz mit Muskelzellen ausgestattet, die sehr viel Energie erzeugen können.

Der Blutkreislauf

Vom Herzen fließt das Blut hellrot, mit Sauerstoff und Biostoffen angereichert, durch das Gefäßnetz der Arterien zu allen Körperzellen. Es versorgt die entlegensten Organe und Zellen und kehrt dunkelrot, ohne Sauerstoff zum Herzen zurück. Dabei sammelt es sich aus unzähligen winzigen Venen in zwei großen Hauptvenen: Eine leitet das verbrauchte Blut von den Beinen und den meisten Körperteilen zum Herzen, die andere erreicht das Herz über Kopf, Nacken und Arme. Beide Hauptvenen münden im rechten Vorhof des Herzens. Mächtige Herzmuskeln pumpen dieses Blut von der rechten in die linke Herzkammer. Die Herzkammer pumpt das verbrauchte, venöse Blut in die Lungen, wo das Blut Kohlendioxid abgibt und neuen Sauerstoff aufnimmt.

Dieses frische Blut wird nun in die linke Herzkammer und von dort in die Aorta gepumpt, die größte Arterie im Körper. Die Aorta verzweigt sich in mehrere leistungsfähige Arterien, so auch in die Herzarterie, die den Herzmuskel selbst mit Blut versorgt. Über die Arterien und das feine Haarnetz der Arteriolen und Kapillaren erreicht das mit Sauerstoff und Nährstoffen angereicherte Blut erneut alle Körperzellen. Dieser Kreislauf wiederholt sich unablässig. Jeder Tropfen Blut übernimmt diese Reise pro Tag 1 000mal.

Das Herz ist ein schwer arbeitendes Organ

Das Herz ist vor Hunderttausenden oder Millionen Jahren von der Natur entwickelt worden und hat sich seitdem nicht mehr verändert. Es hat heute ganz genau denselben Aufbau und dieselbe Leistungsfähigkeit wie damals. Vor Hunderttausenden von Jahren, ja noch vor 100 Jahren wurde das menschliche Herz unter Bedingungen ernährt, die seiner körperlichen Struktur entsprachen.

Herzerkrankungen, wie z.B. Arteriosklerose und Kreislaufschwächen, sind die Folge mangelhafter Ernährung. Dagegen helfen die Vitamine C, E und Selen.

Zwei Dinge haben sich seitdem wesentlich verändert:

● Die Ernährung enthält heute – statistisch gesehen – nur noch 18 bis 92 Prozent des Bedarfs an Biostoffen wie Vitaminen, Mineralien usw.

● Der Streß, dem jeder heute unterworfen ist, hat sich vervierzehnfacht.

Die Auswirkungen auf das Herz sind katastrophal: Aderverengungen, die sogenannte Arteriosklerose, führen zu einer ungenügenden Blutversorgung aller Zellen. Und auch die Hochleistungszellen im Herzmuskelgewebe werden nur unzureichend versorgt – und zwar sowohl mit Brennstoff für die Energiegewinnung als auch mit Biostoffen, die die Zellen für ihren eigenen Stoffwechsel benötigen und die sie schützen. Weil Herzmuskelzellen eine ungeheure Energie erzeugen, brauchen sie dringend den Schutz von Immunsubstanzen wie Vitamin C, Vitamin E und Selen. Die Folge der mangelhaften Ernährung sind Herz- und Kreislauferkrankungen.

Was ein vitales Herz dringend benötigt

Für die Energieerzeugung

Ein fittes Herz braucht Sauerstoff, Glukose, Fett, Eiweiß, Carnitin, Vitamin C und Eisen. Den Schutz von Herzzellen garantieren Vitamin C, E und Selen.

● Eine optimale Vollversorgung mit den Biostoffen Glukose, Fett und Eiweiß ist lebensnotwendig.

● Carnitin, Vitamin C und Eisen müssen ausreichend für den Transfer großer Fettmoleküle in die Mitochondrien, die Brennkammern der Zellen, vorhanden sein.

● Sauerstoff ist unerläßlich für den eigentlichen Verbrennungsvorgang.

Für den Schutz der Herzzellen

● Vitamin C schützt und kräftigt die Herzgefäße.

● Vitamin E verhindert die Zerstörung von Fettsäuren in den Herzmuskelzellen. Dadurch wird die Bildung von Lipofuscinen verhindert, das sind kaum mehr auflösbare Verbindungen von totem Eiweiß mit ranzigem Cholesterin. Diese abgestorbene Masse macht schon bei vielen 40jährigen bis zu 4 Prozent des ganzen Herzmuskelgewichts aus.

● Das Spurenelement Selen schützt die Herzmuskelzellen vor Freien Radikalen. Selen ist unerläßlich für die Umwandlung des Schilddrüsenhormons Thyroxin in seine aktive Form T3: Trijodthyronin. Dieses Hormon aktiviert jede einzelne Herzmuskelzelle zur Energieerzeugung und sorgt damit für Frische und Vitalität.

Streß belastet das Herz zusätzlich

Wenn Sie unter Streß stehen, werden Ihre Herzmuskelzellen besonders gefordert. Dann stößt nämlich das Nebennierenmark das Hormon Adrenalin aus, das über einen bestimmten zellbiochemischen Mechanismus auch das Herz erreicht: Es sorgt für einen rapiden Ausstoß von Calcium in das wäßrige Innere der Herzmuskelzelle. Das bedeutet nichts anderes als eine Stimulation des sympathischen Nervensystems, das erregend wirkt und die Herzmuskeln zu schnelleren und kräftigeren Pumpaktionen veranlaßt.

Jede Art von Streß belastet also das Herz zusätzlich. Wenn dieses nur faustgroße Organ aber unzureichende Nährstoffe als Tagesration erhält, verliert es seine Motivation und leistet weniger. Wenn der Körper nicht genügend mit Biostoffen versorgt ist, schalten die Organe auf Sparflamme. Die Folge sind Müdigkeit, Trägheit, langsame Reaktionen, Lethargie, vielleicht sogar Apathie. Man kann also zu Recht sagen: Die Herzmuskelzellen sind Keimzellen der Jugendlichkeit und des Elans.

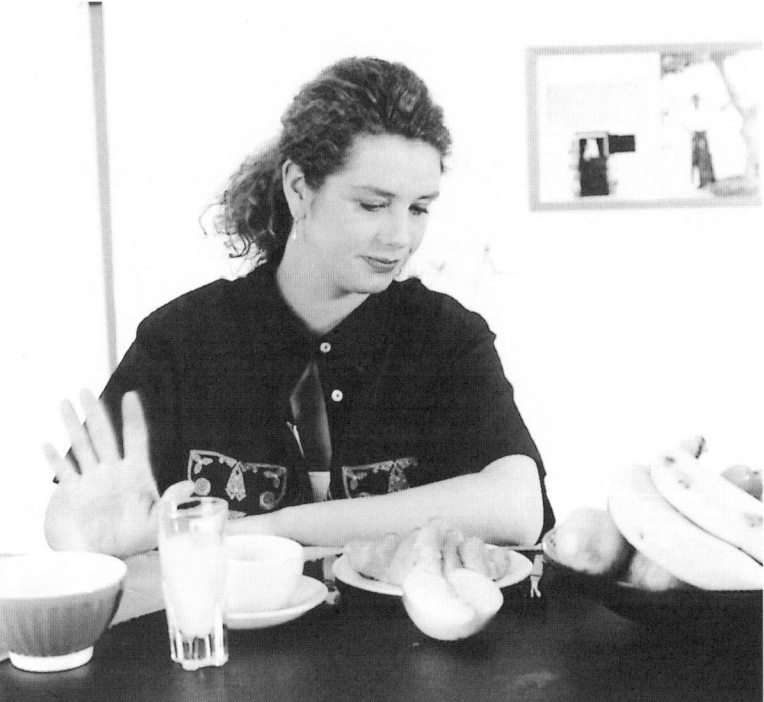

Jede Art von Streß quält die Herzmuskeln, die ohne richtige Ernährung ihre Motivation verlieren und Sie müde und träge werden lassen. Gönnen Sie sich bei Belastung eine Zwischenmahlzeit mit viel frischem Obst.

Arterien und Venen: Durch gesunde Adern sprudelt Jugend

Das Herz kann gesund sein und jung – wenn seine Zulieferstränge, die rund 100 000 Kilometer Adern im Körper, erschöpft sind, erreicht die allgemeine Körperfrische manchmal nur 60 oder 65 Prozent. Ursachen sind Durchblutungsstörungen, die sich in unterschiedlichen Symptomen äußern.

Biostoffe für die Adern

Adern und Venen stehen in einem ständigen Selbstheilungsprozeß, da sich in ihnen ein ständiger Auf- und Abbau verbrauchter Zellen abspielt. Ihre Apotheke: Biostoffe!

Ähnlich wie in den Knochen vollzieht sich auch in den Gefäßwänden der Adern ein unablässiger Auf- und Abbau verbrauchter Zellen. Weil die Adern ernährungsbedingt kaum je optimal gesund sind, kommt es zu ständigen Reparaturarbeiten. Hauptziel des Stoffwechsels ist es schließlich, den Organismus möglichst lange lebensfähig zu halten. Um sich selbst von innen, aus dem Kreislauf heraus zu regenerieren, müssen die Selbstheilungskräfte in den Gefäßwänden mit Nährstoffen unterstützt werden.

Die Gefäße bestehen aus einer zartfeinen innersten Schicht, einer Zwischenschicht aus Muskelzellen und der Außenschicht aus Bindegewebe, Kollagen und federnden Elastinfibern. Arterien besitzen viel mehr Muskeln als Venen, deshalb sind sie fester und widerstandsfähiger. Je näher die Arterien zum Herzen hin liegen, desto muskulöser und elastischer sind ihre Gefäßwände. Die Venen sind weich und dehnfähig. Sie dienen nämlich u. a. auch als Blutreservoir. Im Fall einer Verletzung mit Blutverlust versorgt sich der Körper erst einmal aus diesen venösen Speichern.

Bei schwangeren Frauen bilden die Venen auch Blutspeicher für den Kreislauf des heranwachsenden Kindes. Diese ballonartige Dehnfähigkeit macht die Venen natürlich verletzlich. Während die häufigsten Arterienprobleme durch innere Ablagerungen und Verstopfungen hervorgerufen werden, machen bei den Venen die Gefäßwände oft Sorgen: z. B. bei Krampfadern oder Unterschenkelgeschwüren. Von der Zellstruktur her aber sind Venen- und Arterienwände gleich, und beide verlangen nach genau den gleichen Biostoffen.

Diese Biostoffe machen Adern jung

● Bindegewebseiweißstoffe wie Prolin und Glycin halten die Gefäßwände kräftig. Zink, Vitamin B6 und Vitamin C sowie Bioflavonoide, die Pflanzenschutzstoffe, helfen dabei mit. Enthalten sind diese Biostoffe in eiweißreicher Kost: Fleisch, Fisch, Geflügel, Käse, Tofu sowie in Vollkorn und frischem Obst.

● Den nötigen Immunschutz liefern Vitamin A in grünem, gelbem und orangefarbenem Obst und Vitamin E in kaltgepreßten Pflanzenölen, Samen, Nüssen, Getreide.

Essen Sie eiweiß-reiche Kost wie z.B. Fisch, Geflügel und Käse, um das Bindegewebe Ihrer Adern zu stärken. Vitamin A, in Getreide und Nüssen, liefert den Immunschutz.

Was tun gegen Arteriosklerose?

Wenn sich die Arterien verengen, erhöht sich der Blutdruck, weil der Gefäßdurchschnitt kleiner wird. Gleichzeitig werden die Herzmuskelzellen nicht mehr in vollem Umfang mit Biostoffen und Sauerstoff versorgt.

Zunächst sammeln sich im Bereich der Endothelzellen, der inneren Gefäßschicht, fettige Ablagerungen. Als Alarmreaktion schließt sich eine Kappe aus Blutplättchen – d. h. Gerinnungsstoffen – über diesen noch sehr feinen Wulst, der zu einem Drittel aus Cholesterin besteht. Angereichert durch weitere Blutfette sowie Calcium und das Gerinnungsprotein Fibrinogen wächst diese Ablagerung immer weiter an. Die eigentlichen Übeltäter sind Cholesterinsubstanzen mit einem sehr hohen Fettanteil: VLDL (Very Low Density Lipoproteins), Fetteiweißstoffe mit sehr geringer Dichte. Dieses Cholesterin wird unter Umständen von Körperzellen nicht oder nicht mehr angenommen, es zirkuliert deshalb im Blut und reichert sich hier immer mehr an. Wenn nun den Gefäßinnenwänden die schützenden und glättenden Immunstoffe fehlen – ganz besonders wichtig sind Vitamin C und Bioflavonoide –, kommt es zu mikroskopisch feinen Rissen; und hier setzen sich die arteriosklerotischen Ablagerungen als erstes fest.

Mehrfach ungesättigte Fettsäuren, ganz besonders Omega-3-Fettsäuren, wie sie in Fisch und Lebertran enthalten sind, senken die Werte der Fettmoleküle und der Fetteiweißstoffe im Blut. Häufig genügt schon der Verzicht auf Fleisch und ein häufiger Verzehr von Kaltwasserfisch wie Makrelen, Hering, Kabeljau, Lachs oder Forelle, um die Blutfettwerte zu senken. Pflanzenöle, die reich an Linolsäure sind, haben eine noch günstigere Wirkung. Dazu zählen alle hochwertigen kaltgepreßten Öle, insbesondere aber Leinsamenöl und Sonnenblumenöl. Allerdings wirken diese Öle nur in begrenztem Umfang, es hat keinen Sinn, sehr große Mengen zu sich zu nehmen. Es genügt, in der Küche andere Fette durch diese Öle zu ersetzen. Mehrfach ungesättigte Fettsäuren sind auch im eigenen Stoffwechsel sehr anfällig gegenüber Freien Radikalen. Sie provozieren die Angriffe und Vermehrung dieser zerstörerischen Substanzen, wenn nicht gleichzeitig ausreichend Vitamin E als Immunschutz zur Verfügung steht.

Die winzigen Kratzer in den Gefäßinnenwänden werden meist durch Homocystein verursacht, ein rasiermesserscharfes Molekül, das Abbauprodukt der Aminosäure Methionin aus dem Fleisch. Natrium-Ascorbat, eine Mineralform des Vitamin C, kann die an den Gefäßwandrissen entstehenden Arterienablagerungen auflösen. Das Molekül verbindet sich mit der hart kristallinen Substanz Calcium-Phospholipid und zersetzt sie. Dabei entstehen zwei neue Moleküle: Calcium-Ascorbat und Natrium-Phospholipid, die beide leicht über das Blut ausgeschieden werden können. So lösen sich Gefäßverengungen auf.

Gegen Arteriosklerose, d.h. Aderverengung, hilft häufig der Verzicht auf Fleisch. Essen Sie dafür viel Kaltwasserfische, z.B. Hering, und dazu kaltgepreßte Pflanzenöle.

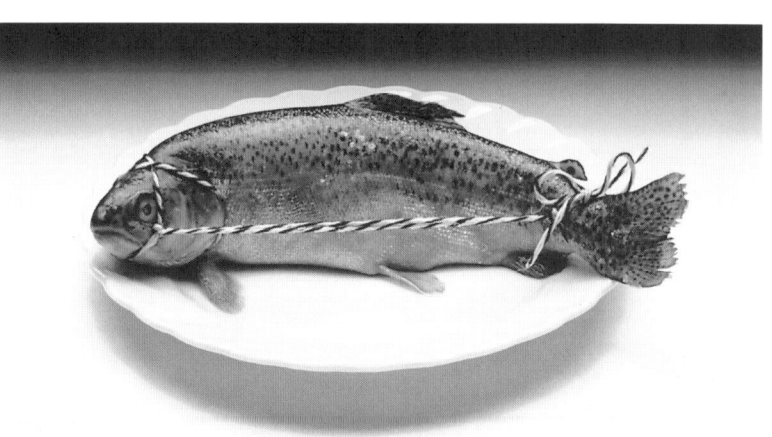

Was tun gegen Venenleiden?

Krampfadern, Ödeme, nässende Unterschenkelgeschwüre – diese Beschwerden entstehen immer dann, wenn die Venenwände unterernährt, zu dünn und porös sind. In einem solchen Fall steht der Körper unter Alarmbereitschaft und muß jetzt die gefährdeten Venenabschnitte absichern. Andernfalls kann die Ader platzen, und es kommt zu lebensgefährlichen Blutaustritten ins angrenzende Gewebe.

Immer mehr Blutgerinnungsstoff siedelt sich in den betroffenen Venenwänden an; das sind Vorsichtsmaßnahmen vor eventuellen Blutungen, die der Körper eigenständig trifft. Der Blutgerinnungsstoff ist ein Faserstoff des Bluts, ein Eiweißstoff, der sich in den Adern immer wieder abbaut und erneuert. Aus dem auf diese Weise produzierten Eiweißmüll und altem Fett entsteht die für Venenleiden typische klumpig harte Haut.

Häufig sind Venenventile defekt, die den Rückfluß des Bluts zum Herzen kontrollieren. Dann führt der Druck des Bluts zu taschen-, knötchen- oder wurmartigen Ausweitungen, die sich bläulich-rot unter der Haut abzeichnen: Krampfadern.

Ödeme sind Wasseransammlungen, entstanden durch poröse Venenwände, die nicht mehr dicht sind und aus denen Blutplasma ins Gewebe austritt. Ärzte verordnen dann häufig Salben oder Gels mit dem Wirkstoff Heparin oder Heparinoiden, die durch die Haut den Wirkungsort nur unzulänglich erreichen und dort die Gerinnungsstoffe abbauen sollen. Kranke Venenwände werden aber dadurch nicht gesünder.

Krampfadern oder andere Venenbeschwerden gelten als Altersleiden, obwohl sie selbst im hohen Alter zu vermeiden sind. Auf jeden Fall nehmen Krampfadern viel vom Reiz jugendlicher Beine, sie sind ein ständiges Ärgernis. Ursachen sind weder übereinandergeschlagene Beine noch langes Stehen, Schwangerschaften oder Stuhlpressen. Gesunde Venen kann man belasten, solange und soviel man will – sie werden niemals Krampfadern und andere Beschwerden ausbilden.

Venenkrankheiten bilden sich allmählich, in einem jahre- oder jahrzehntelangen Prozeß. Dementsprechend dauert es auch lange, bis sich Krampfadern und ähnliche Symptome zurückbilden. Voraussetzung ist ein totaler Neuaufbau der kranken Gefäßwände. Die ohnehin ständigen Ausbesserungsarbeiten an geschwächten Venen müssen durch eine Zufuhr von Rohmaterial unterstützt werden. Die in Lebensmitteln enthaltenen Biostoffe reichen dafür nicht mehr aus. Deshalb

Sind Ihre Venen unterversorgt, werden sie dünn und porös. Folge: Krampfadern. Hier hilft kein Gel mehr, sondern nur ein totaler Neuaufbau der kranken Gefäßwände.

empfehlen Biochemiker, verschiedene Biostoffe in Tablettenform zusätzlich zur Nahrung einzunehmen.

Die Gesundkur für die Venen

Für makellose Beine: Eiweißreiche frische Nahrung, Beeren, Aprikosen, Ananassaft, Knoblauch. Als Zusatz: Zinkglukonat-Tabletten und Vitamin-B-Komplex-Präparate.

● Essen Sie nur noch gesunde, möglichst frische Lebensmittel.

● Die Mahlzeiten müssen eiweißreich sein: Fleisch, Fisch, Geflügel, Käse, Tofu.

● Als Zwischensnacks, beim kleinen Hunger oder abends vorm Fernseher knabbern Sie viel Eiweiß: Nüsse, Samen, Kerne.

● Alle roten und blauen Beeren, Hagebutten, Weintrauben sowie Sanddorn und Aprikosen sind überreich an Bioflavonoiden, die Ihre Venen jetzt dringend für den Neuaufbau brauchen.

● Das Enzym Bromelain in Ananassaft baut den Gerinnungsstoff Fibrin ab; Knoblauch, Cayenne-Pfeffer, Ingwer und Zwiebeln machen das Blut dünnflüssiger und sorgen für bessere Durchblutung.

● Roßkastanie als Tinktur oder Kapseln (aus der Apotheke) macht Lysosom-Enzyme unschädlich; sie zerstören das junge Venengewebe.

● Vitamin C und Zink, z. B. als Zinkglukonat-Tabletten (aus der Apotheke), sind für den Neubau von Venenkollagen unerläßlich.

● Vitamin B6 wird für den Eiweißstoffwechsel in den Venenwänden gebraucht. Weil Vitamin B6 aber Vitamin B2 braucht, um seine höchste Wirksamkeit zu erreichen, empfiehlt sich ein Vitamin-B-Komplex-Präparat (aus der Apotheke).

FIT, JUNG, VITAL: BRINGEN SIE SICH IN SCHWUNG!

Wenn der Körper topfit ist, bereitet ihm jeder Schritt, jede Handbewegung, jede Drehung des Kopfes Vergnügen. Sie haben Spaß an der Bewegung – und man merkt es Ihnen an.

Sie brauchen lediglich Sportler zu beobachten: wie sie sich durch Gymnastik fit machen, wie sie über den Rasen gehen, laufen, sich recken oder strecken. Sie genießen die Kraft und Elastizität ihrer Muskeln, und es macht Spaß, ihnen zuzuschauen.

Nicht anders verhält es sich mit Tieren in freier Natur. Auch ihnen spürt man an, wie sie sich ihrer Dynamik, Schnelligkeit, Überlegenheit sicher sind: Wenn ein Adler seine gewaltigen Schwingen ausbreitet, ein Reh in weiten Sätzen dem Waldrand zuflüchtet oder wenn ein Fisch mit einem kräftigen Schlag seiner Schwanzflosse untertaucht, herrscht Lebensfreude.

Fit, agil und durchtrainiert: Dies ist keine Sache von Sport mehr, sondern, laut Molekularbiologie, das Ergebnis eines aktiven Stoffwechsels durch Idealkost.

Fitneß gibt es auch ohne Sport

Zu den positiven Verheißungen der modernen Molekularbiologie zählt, daß Sie auch ohne Gymnastik und Sport topfit sein können. Sich dynamisch zu fühlen ist keineswegs ein Privileg der Jogger und Bergwanderer, Jazzdancer oder Radfahrer, sondern Grundausstattung jedes Menschen. Früher hat man keinen Ausgleichssport getrieben und war trotzdem frisch, fit, agil und temperamentvoll.

Vitalität kommt aus dem Stoffwechsel

Entscheidend ist ein ganz spezieller Mechanismus im Stoffwechsel: Wenn jede Zelle alle Nährstoffe erhält, die sie braucht, dann bringt jede Bewegung einen beträchtlichen Kraftzuwachs. Fehlen viele Nährstoffe, dann haben es alle Muskeln schwer, aktive körperliche Tätigkeit in Dynamik und zu speichernde Energie umzusetzen. Schlecht ernährte Sportler müssen sich im Training viel mehr quälen, um einen körpereigenen Leistungsstandard zu erbringen, der mit Idealkost relativ schnell erreicht ist.

Die Unterschiede sind gravierend, auch bei Laiensportlern und Joggern. Bei gesunder Kost braucht der eine nur 20 Treppenstufen hochzurennen, der schlecht Genährte muß bis zu 66 Treppenstufen hochkeuchen, damit der gleiche Konditionsgewinn erreicht ist.

Sportliche Kondition ist fast ohne Sport möglich. Jede Hausfrau, jeder Büromensch kann allein durch Ernährung und ein Minimum an Fitneßtraining soviel Geschmeidigkeit, Spannkraft und Elan entwickeln, daß er oder sie sich über sich selbst wundert. Allerdings funktioniert eine solch erfreuliche Entwicklung nicht von heute auf morgen, sondern sie dauert sechs bis acht Wochen.

Geben Sie Ihren Muskeln Eiweiß!

Innerhalb von sechs bis acht Wochen können Sie Ihren Körper durch eiweißreiche Nahrung wieder tatkräftig, lebendig und dynamisch machen.

Die Skelettmuskeln bilden die größten fettgewebefreien Körperteile. Sie bestehen aus Muskelgewebe, Nerven und Sehnen. Etwa ein Fünftel der Skelettmuskeln sind reines Eiweiß, sie bilden das größte Speicherdepot an Aminosäuren im ganzen Körper. Damit sind wir am entscheidenden Punkt: Bei vielen Menschen, die tagaus, tagein unter Dauerstreß stehen, müssen die Muskeln nicht nur Treppen steigen, sondern auch Konflikte bewältigen und Probleme mitschleppen. Diese Zusatzaufgabe hatten Menschen vor 100 Jahren noch nicht. Damals waren Skelettmuskeln ausschließlich für die Bewegung zuständig.

Psychostreß fordert Eiweiß aus den Muskeln

Aminosäuren sind die kleinsten Eiweißbausteine im Körper, es gibt 22 verschiedene. Die Ärzte reden leider immer noch von Gesamteiweiß, während die modernen Biochemiker schon längst wissen, daß es spezielle Aminosäuren für die Muskeln (z. B. Leucin, Isoleucin, Valin), für das Bindegewebe (z. B. Prolin, Glycin, Cystein) oder für Gehirn und Nerven (z. B. Phenylalanin, Tyrosin, Methionin) gibt.

Die Muskeln brauchen zwar die genannten Aminosäuren für den Aufbau der eigenen Muskelproteine Actin und Myosin. Im Sammelbecken für Speichereiweiß horten sie aber auch alle anderen Aminosäuren. Angenommen, Sie haben eine einstündige leidenschaftliche Auseinandersetzung mit Ihrem Partner oder einen Riesenkrach mit Ihrem Chef. Dabei entsteht für die Produktion von Streßhormonen ein so gewaltiger Sofortbedarf an Aminosäuren, daß unverzüglich per Alarmbefehl die Muskeln angegangen werden: Sie müssen sehr schnell einen Teil ihrer Eiweißreserven freigeben.

Weil in einem solchen Notstand auch die Glukosereserven rasch verarbeitet sind, entzieht der Stoffwechsel den Skelettmuskeln zusätzlich die 16 glukoplastischen Aminosäuren, die sich zur Herstellung von Glukose eignen. Glukose ist bekanntlich der einzige Brennstoff für die Gehirn- und Nervenzellen, die bei Ärger, Empörung, Verzweiflung usw. besonders viel Energie benötigen.

Schon 90 Minuten nach dem heftigen Gefühlsausbruch sind also die Skelettmuskeln um ihr Eiweiß beraubt. Das viele Speichereiweiß, das sie so mühsam angereichert haben, ist fort. In einer solchen Situation sind Sie schnell erledigt und werden blaß, kalter Schweiß breitet sich auf der Stirn aus. Daß Sie am ganzen Körper zittern, ist eine Folge der Eiweißarmut in den Muskeln.

Wer nach einer solchen Situation den Fehler begeht, noch um den Häuserblock zu joggen, würde einen ziemlich traurigen und unsportlichen Eindruck hinterlassen, denn körperliche Fitneß ist in erster Linie nicht die Folge von Trainingsleistungen, sondern gesunder, gut versorgter Muskeln.

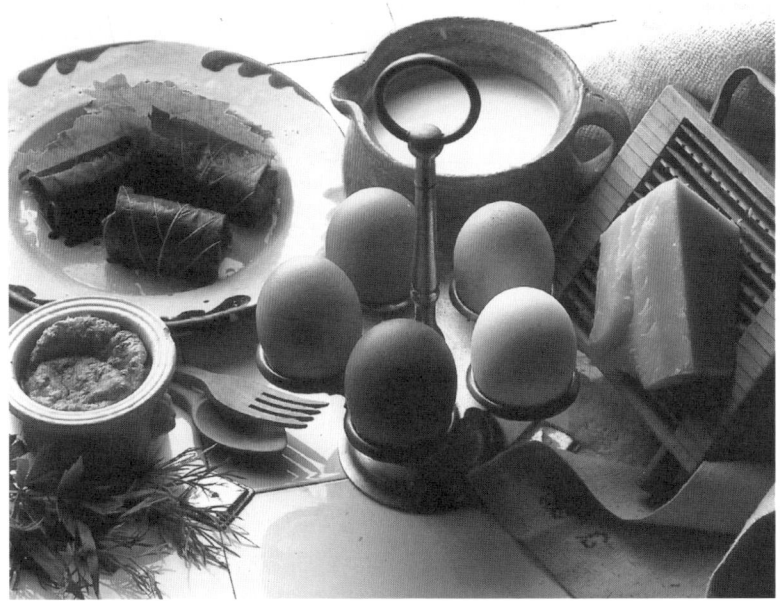

Wenn Ihre Muskeln genügend Eiweiß bekommen, sind Sie weniger anfällig gegen Streß und können Sie bessere sportliche Leistungen erzielen. Fleisch, Hülsenfrüchte, Milch, Käse und vor allem Eier sollten auf Ihrer Speisekarte nicht fehlen.

Der stille Kummer nagt auch nachts

Auch stiller Streß, wie Kummer und Angst, frißt die nötigen Aminosäuren aus den Muskeln. Achten Sie daher auf genügend Eiweiß in Ihrer Nahrung.

Weil der heutige Mensch ständig gestreßt ist, haben die Muskeln es schwer. Kaum haben sie ihr Quantum an Aminosäuren aus der letzten Mahlzeit angelegt, schon wird es ihnen wieder genommen. Dabei spielt der sogenannte stille Streß eine Sonderrolle: Sorgen, Kummer, Unruhe, Beklemmungen, Ungewißheit, Zweifel, Schuldgefühle, Angst. Er frißt in jeder Sekunde Aminosäuren aus den Muskeln.

Sogar nachts sind viele Menschen Opfer von Streß. Nicht die Träume zehren an den Eiweißreserven, sondern das tagsüber aufgebaute Notprogramm für die Herstellung von Streßhormonen. Dann wird nachts in der Hirnanhangdrüse besonders viel Wachstumshormon produziert. 191 Aminosäuren werden für jedes dieser Riesenmoleküle benötigt – ein massives Eiweißopfer. Die Muskeln müssen dabei als Eiweißspeicher herhalten.

Interessantes über Eiweiß

● Es gibt 8 essentielle Aminosäuren, die jeder unbedingt mit der Nahrung aufnehmen muß. Die anderen 14 Eiweißbausteine kann der Stoffwechsel selbst herstellen.

● Aus Aminosäuren stellt der Stoffwechsel Zehntausende verschiedener Eiweißarten her, je nachdem, wie viele Aminosäuren er in welcher Anordnung aneinanderreiht. Fehlt jedoch nur eine einzige der 8 essentiellen Aminosäuren, dann kann er alle anderen nicht mehr herstellen, für deren Aneinanderreihung eben diese Aminosäure benötigt wird. Fehlt die essentielle Aminosäure Threonin in der Nahrung, dann ist alles Eiweiß, das Sie zu sich nehmen, nur noch die Hälfte wert.

● Alle Aminosäuren im Körper sind in der molekularen L-Form aufgebaut; L bedeutet links, d. h., daß das Molekül linksgedreht ist. Mit rechtsgedrehten D-Aminosäuren kann der Stoffwechsel nichts anfangen. Aminosäuren verändern sich von der brauchbaren L-Form in die unbrauchbare D-Form, wenn Nahrungsmittel industriell verarbeitet, erhitzt oder sonstwie behandelt sind. Auch zu Hause in der Küche, beim Braten, Frittieren oder Kochen werden innerhalb von Minuten aus L-Aminosäuren D-Aminosäuren. Sie sind wertlos, viel Nahrungseiweiß bleibt somit ungenutzt.

Eiweißmangel macht lustlos – genug Eiweiß macht fit

In harmlosen Tierversuchen haben Biochemiker ihre neuen Thesen bewiesen: Sie setzten Hamster, Meerschweinchen und Ratten unter Streß – prompt hatten sie keine Lust mehr, das Laufrad zu treten oder durch ihr Höhlenlabyrinth zu laufen. Ursache war ein Eiweißverlust der Muskeln.

Spitzensportler sind oft nur im euphorischen Gefühl von Glück und Optimismus zu Höchstleistungen fähig. Dann nämlich verbleiben ihren Muskeln die Aminosäuren, die sie für ihre Rekorde brauchen. Sportler, die bedrückt sind und unter Problemen leiden, sind kaum zu Sonderleistungen fähig. Um sich fit zu fühlen und nachhaltig Muskelmasse aufzubauen, genügt oft ein Ausgleich an Eiweiß, der für den Streßbedarf geopfert wurde.

● Die durch falsche Behandlung oder Zubereitung entstandenen D-Aminosäuren richten Schaden an: Sie können die Aufnahme von gesunden L-Aminosäuren im Darm behindern.

● Wurzel- und Knollengemüse, auch Kartoffeln, Milch und Fisch enthalten zwischen 20 und 50 Prozent ihres Eiweißanteils in Form freier Aminosäuren bzw. in Form von Protein, das sich für den Aufbau von Eiweißketten nicht eignet.

● 95 Prozent des Eiweißes in Getreide ist verwertbar. Korn quillt beim Kochen aber mit Wasser auf. Man ist schnell satt, hat aber wenig Eiweiß zu sich genommen.

● Insgesamt nehmen Sie mit der typisch westlichen Kost ausreichend Eiweiß zu sich – nur leider meist in einer Zusammensetzung und Zubereitung, die letztlich Eiweißverluste bis 69 Prozent mit sich bringen. Hinzu kommt dann noch der Verlust durch ungenügende Verdauung, bedingt durch zu wenig Säure in den Magen- und Darmsäften sowie zu wenig eiweißzersetzende Enzyme der Bauchspeicheldrüse.

● Es kommt weit weniger auf die Eiweißmenge als auf die Verwertung des Eiweißes an.

Wichtig bei der Eiweißzufuhr ist nicht die Menge, sondern ihre Verwertung! Industriell verarbeitete oder erhitzte Aminosäuren verlieren schnell ihre Wirkung.

Der Eiweißmangel wirkt sich im ganzen Körper und in der Psyche aus und bestimmt die Lebensqualität mehr, als man sich das vor wenigen Jahren noch vorstellen konnte. Die moderne Eiweißforschung liefert Erkenntnisse, die völlig neue Einblicke in die Eiweißversorgung des Körpers liefern. Wir wissen heute: Es ist eigentlich leicht, die Körperzellen mit ausreichend Eiweiß zu versorgen. Nicht umsonst hat die Natur diesen lebenswichtigen Mechanismus so simpel eingerichtet. Eiweiß ist der Nährstoff, der jeden als erstes fit, froh und lebenstüchtig macht.

Diese Lebensmittel enthalten leicht verwertbares Eiweiß

Lebensmittel	Verwertbarkeit
Eier	97 %
Fleisch, Geflügel, Fisch	85 – 100 %
Weizen (Vollkorn)	91 – 95 %
Mais, Sojaprodukte (Tofu)	90 %
Milch	81 %
Hülsenfrüchte, Gemüse	73 – 85 %

Ernähren Sie sich eiweißreich mit Gemüse und Rohkost!

Rohkost, Mais und Bohnen bringen die optimale Eiweißversorgung. Statt gebratenem oder fritiertem Fleisch essen Sie lieber Tofu und Magerkäse. Wichtig: Kalorienzufuhr!

Eine Komplettversorgung mit Volleiweiß, in der alle acht essentiellen Aminosäuren in ausreichender Menge vorhanden sind, macht schon nach gut einer Stunde spürbar fitter. Wenn Sie seufzen: „Ich fühle mich so schlapp!" oder vergnügt ausrufen: „Heute fühle ich mich toll!", ist in der Hälfte aller Fälle der augenblickliche Eiweißwert maßgebend dafür verantwortlich.

Sehr wichtig ist es, mehrmals am Tag kleinere Portionen zu essen, in denen alle acht essentiellen Eiweißbausteine enthalten sind. Dies läßt sich nur durch eine fein abgestimmte Mischkost erreichen. So sind z. B. Nüsse und Vollkorn arm an den Aminosäuren Lysin und Tryptophan, Hülsenfrüchte haben dafür weniger Schwefel-Aminosäuren als Cystein oder Methionin. Eine gemischte Gemüseplatte enthält alle diese Eiweißstoffe zusammen. In Mexiko essen die Menschen seit Jahrtausenden viel Mais zusammen mit schwarzen Bohnen, weil beide Lebensmittel in ihrer Kombination alle acht essentiellen Aminosäuren enthalten.

Wenn Sie die Gemüseplatte als Rohkost verzehren, ist der Eiweißschub noch dynamischer: Alle wichtigen Aminosäuren sind in ihrer biodynamischen L-Form vorhanden, außerdem enthält Rohkost viele Enzyme, die das Eiweiß besonders schnell zu Aminosäuren abbauen helfen. Vegetarier, besonders diejenigen, die auch keine Eier und Milchprodukte zu sich nehmen, müssen auf die Vielseitigkeit in der Zusammenstellung ihrer pflanzlichen Kost achten. Sie nehmen durchschnittlich um ein Drittel weniger essentielle Aminosäuren zu sich, doch auch sie reichen immer noch aus, wenn der Streß nicht zu groß ist und die Mischung auf dem Teller stimmt.

Für eine ideale Versorgung Ihres Körpers mit Eiweiß kommt es besonders auf das Wie an. Essen Sie mehrmals am Tag kleinere Portionen und als Zwischenmahlzeit Nüsse oder frisches Obst.

Ein fröhlicher Geist aus kraftstrotzenden Muskeln

● Essen Sie viel frisches Mischgemüse.

● 70 Gramm Fleisch, Fisch oder Geflügel pro Tag reichen.

● Nehmen Sie lieber mehrere kleine als drei große Hauptmahlzeiten am Tag zu sich.

● Ideale Zwischensnacks sind Nüsse, 1 Ei, Weizen-Vollkornmüsli, Sojaknabbereien.

● Rohkost ist besser als gekochtes Gemüse. Für dieselbe Eiweißwirkung muß man 3 1/2mal mehr gekochtes Gemüse als rohes essen.

● Gebratenes oder fritiertes Fleisch, Fisch und Geflügel verlieren an Eiweißwert, weil die Aminosäuren ihre molekulare Form verändern. Tofu und Magerkäse geben den Muskeln mehr.

● Verzichten Sie auf keinen Fall auf Kalorien. Die Kohlenstoffatome in den Kohlenhydraten sind für die Verarbeitung von Eiweiß notwendig.

● Wer auf Rohkost verzichtet, sollte sich eiweißzersetzende Enzyme (aus der Apotheke) besorgen, z. B. ein Pankreatin-Arzneimittel.

So bleiben Gelenke jung und geschmeidig

Geschmeidige, kräftige Gelenke sind keine Frage des Alters, sondern der Ernährung. Eine schlechte Körperhaltung entsteht nur durch den Glauben, schwache Gelenke zu haben.

Alterungsprozesse zeigen sich oft zuerst in den Gelenken. Wenn sie schmerzen, sich nicht mehr rund bewegen lassen, sich anfühlen, als wären sie verknöchert, dann sind sie biochemisch womöglich schon einige Jahre älter als andere Körperteile.

Gelenke sind bewegliche Knochenverbindungen, befestigt durch kräftige flexible Bänder aus Kollagenfasern. Weil die harten Knochen in den Gelenkhöhlen aneinanderstoßen, hat die Natur sie mit Knorpelmasse gepolstert. Außerdem sind Gelenke noch mit einer geleeartigen, stoßdämpfenden Schmierflüssigkeit gefüllt, der sogenannten Synovial-Flüssigkeit. Manche Gelenke, wie z. B. das Kniegelenk, haben eingeschränkte Bewegungsmöglichkeiten. Das Schultergelenk hingegen kann sich frei nach allen Seiten bewegen – eine Erinnerung daran, daß der Mensch von Affen abstammt, die stets in Bäumen herumgesprungen sind und dabei von Ast zu Ast klettern mußten. Das erforderte große Beweglichkeit.

Gelenke sind anfällig

Artistische Bewegungen auszuführen fällt vielen heute schwer, weil die Gelenke oft abgenutzt oder ausgetrocknet sind. Anders als Schleimhäute, deren Zellen sich alle paar Tage regenerieren, ist die Innenschicht der Gelenkkapseln eine mit Zotten durchsetzte Bindegewebsfläche.

Die Gelenke werden besonders stark beansprucht, sind deshalb auch anfällig und brauchen Schutz. Gelenkschäden werden meist den arthritischen Krankheiten bzw. dem Rheuma zugeordnet, sie sind fast immer von Entzündungen begleitet. Zunächst schwillt die Synovial-Membran an, die die Gelenkflüssigkeit in der Kapsel abdichtet. Danach kommt es zum Austritt von Gelenkflüssigkeit, der Gelenkknorpel dünnt aus, das Gelenk wird locker. Schließlich reibt sich der Gelenkknorpel ganz ab, und die Knochen stoßen schmerzhaft aufeinander.

Derlei Gelenkprobleme sind immer ernährungsbedingt; sie werden freilich durch Kälte, Nässe, einseitige Belastung begünstigt. Genau wie alle anderen Beschwerden oder Krankheiten haben kranke Gelenke ihren Ursprung in teilweise zerstörten Zellen.

Für die Schmierflüssigkeit bzw. den Knorpel hat die Natur eine besondere Art von Substanzen aufgebaut: sogenannte Protoglykane, die viel Wasser und Mineralsalze binden, die sich also vollsaugen können und die komplexe Polysaccharide als Bestandteil enthalten. Vor allem die Eiweißhälfte dieser großen Moleküle ist gegenüber Fehlernährung sehr anfällig. Was Protoglykane überhaupt nicht verkraften, ist eine Kost aus „leeren" Lebensmitteln wie Süßspeisen, Dosen- und Fertiggerichten, hellen Teigwaren und süßen Limonaden oder Cola.

Fertiggerichte und Fleisch rufen Entzündungen hervor

Die ersten Gelenkentzündungen keimen meist, wenn Sie außer Junk-Food auch noch zuviel Fleisch essen. Darin enthaltene Fettsäuren, wie z. B. die Arachidonsäure, führen zur Produktion bestimmter Prosta-glandine, Gewebshormone, die wiederum zu einer oft massiven Im-munreaktion des Körpers führen: Massenweise strömen weiße Blutkörperchen in die Entzündungsherde und stoßen dort Enzyme und giftige Substanzen aus; sie reagieren auf die Gewebshormone also wie auf Krankheitserreger. Die Prostaglandine und verwandte Substanzen, z. B. sogenannte Leukotriene, veranlassen nun die Zellen, ebenfalls Enzyme in den entzündeten Bereich auszustoßen. Sie locken weitere weiße Blutkörperchen an, und so breitet sich die Entzündung in einer Art Teufelskreis aus.

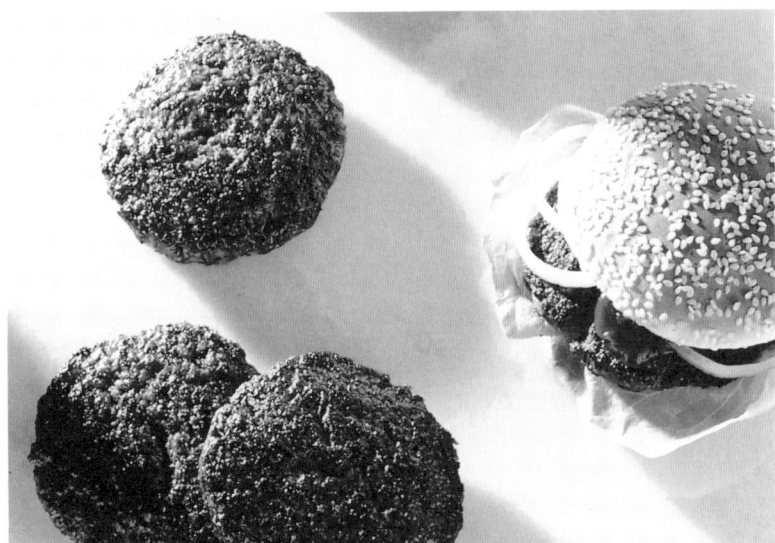

Gelenkprobleme, wie z.B. Rheuma, sind Folgen falscher Ernährung: Junk-Food und zuviel Fleisch führen zu schweren, schmerzhaften Gelenkentzündungen.

167

Schuld ist oft falsche Ernährung, der Verzehr von zuviel Fleisch. Wissenschaftler nennen so etwas eine Autoimmunerkrankung, die der Körper selbst hervorruft und die sich selbst immer weiter aus dem eigenen Stoffwechsel speist. Dabei spielt die Dauerbelastung der Gelenke eine wichtige Rolle. Im Gegensatz zu älteren oder alten Menschen, die häufiger an einer Abnutzungs-Arthritis oder an degenerativem Rheuma erkranken, sind die entzündungsbedingten Gelenkprobleme typisch für sehr viele jüngere Menschen.

Was die Beschwerden beschleunigt, ist ein Verlust an Muskelmasse, der meist mit der Entzündung einhergeht; hervorgerufen auch dadurch, daß das Gelenk jetzt weniger beansprucht wird.

Zuviel Fleisch produziert im Körper erhöhte Gewebshormone, die Eiweiße freisetzen und Muskeln abbauen. Nerven werden belastet, Gelenkknorpel bauen sich ab. Folge: Arthritis.

So entstehen Gelenkschmerzen

● Die Fettsäure Arachidon im Fleisch führt zur erhöhten Produktion der Gewebshormone Prostaglandine und Leukotriene, die den Körper irritieren: Massenweise treffen sich weiße Blutkörperchen, Enzyme, fiebererregende Pyrogene und die Mittlerstoffe Cytokine in den Gelenken.

● Dadurch werden die Nervenbahnen belastet, schmerzähnliche Empfindungen oder tatsächliche Schmerzen stellen sich ein.

● Gewebshormone leiten die Eiweißfreisetzung aus den Muskeln und damit den Muskelabbau ein.

● Gelenkknorpel bauen sich ab; es kommt zu Arthritis.

Mit Fisch und Linolensäure gegen Entzündungen

Um sich fit und aktiv zu fühlen, müssen zuerst die Gelenke von den Beschwerden befreit werden. Erst dann können sich neue Muskeln aufbauen. Viele Menschen neigen zu schlechter Körperhaltung, kraftlosen Bewegungen, sie meiden instinktiv Sport oder körperliche Tätigkeit, weil sie das Gefühl haben, schwache Gelenke zu besitzen.

Der Vorgang einer Entzündung ist interessant, denn er kann durch eine Ernährungsumstellung beeinflußt werden:

● Erst schlucken weiße Blutkörperchen, Blutplättchen sowie Endothelzellen der Blutgefäßinnenwände die Arachidonsäure aus dem Schnitzel oder Rumpsteak, das Sie gerade verspeist haben.

● Das Enzym Cyclo-Oxigenase verarbeitet die Arachidonsäure zu einer Form der Prostaglandine, zu Leukotrienen, die weniger entzündungsfreundlich sind. Zugleich sorgt es dafür, daß sich Blutplättchen, die für die Blutgerinnung zuständig sind, in großen Mengen an den Gefäßinnenwänden anheften.

● Die Prostaglandine vom Typ E erweitern die Gefäße, erhöhen die Blutfülle, fördern die Schweißneigung und machen die Gelenke und oft den ganzen Körper extrem überempfindlich gegen Berührungen. Jeder kleine Klaps auf den Arm, jeder belanglose Stoß, sogar das Händeschütteln kann zu Schmerzen oder einem sehr unangenehmen, schmerzähnlichen Spannungsreiz führen.

● Die Arachidonsäure, der eigentliche Verursacher, wird hauptsächlich in Phosphorfettstoffen in der Zellwand eingelagert. Durch eine Umstellung der Ernährung läßt sich die Verarbeitung der Arachidonsäure aus dem Fleisch positiv beeinflussen. Am besten wirken mehrfach ungesättigte Fettsäuren vom Typ der Omega-3-Fettsäuren, die vorwiegend in Kaltwasserfisch enthalten sind: Hering, Makrelen, Heilbutt, Rotbarsch, Kabeljau.

● Wer auf Fleisch ganz verzichtet und es durch Fisch ersetzt, wird bis zu 70 Prozent weniger Prostaglandin-E-Moleküle produzieren, dafür mehr Leukotriene vom Typ B5, die kaum Entzündungen hervorrufen. Eine solche Ernährungsumstellung hat vor allem eine rasche heilende Wirkung auf empfindliche und geschwollene Gelenke.

● Wer keinen Fisch mag, kann auf Linolensäure ausweichen, das ist eine essentielle Fettsäure, die in kaltgepreßten Pflanzenölen wie Sonnenblumenöl oder Leinsamenöl, am reichsten aber in Nachtkerzen- und Borretschsamenöl enthalten ist. Diese Fettsäure lindert Entzündungen noch schneller und auf eine direktere Weise: Sie konkurriert mit der Arachidonsäure um die Verbindung mit dem Enzym Cyclo-Oxigenase, so daß viel weniger Prostaglandin-E-Moleküle entstehen. Nachtkerzenöl besteht zu 82 Prozent aus Linol- bzw. Linolensäure, Borretschsamenöl zu rund 70 Prozent. Beide Öle kann man im Reformhaus oder in der Apotheke kaufen (Verwendung nach Beipackzettel).

Durch Umstellung Ihrer Ernährung können Sie Ihre Gelenke frei von Schmerzen machen: Essen Sie Kaltwasserfische, wie z.B. Heilbutt, Hering, Kabeljau, statt Fleisch.

169

Natur statt Medikamente

Als Alternative zum Fisch dient Linolensäure. Enthalten ist sie in kaltgeschleuderten Pflanzenölen, am reinsten in Nachtkerzen- oder Borretschsamenöl (Reformhaus).

Auch andere schmerzhafte oder unangenehme Entzündungen werden durch eine solche Umstellung von Fleisch auf Fisch oder bestimmte Speiseöle gelindert oder sogar ganz ausgeheilt, weil der Stoffwechsel im Prinzip stets gleich abläuft. Die Natur denkt und handelt in allen Dingen sehr einfach, sie hat sich nicht die Mühe gemacht, verschiedene Entzündungen zu erfinden. Auch Ischias-Schmerzen und andere Neuralgien klingen so ab.

Ärzte verschreiben bei Gelenkschmerzen gern sogenannte nichtsteroide Entzündungshemmer, Schmerzmittel. Sie hemmen die beschriebene Cyclo-Oxigenase, den Enzymvorgang bei der Herstellung der Prostaglandine. Andere Arzneimittel, wie z. B. Kortison, hemmen die Freisetzung der Arachidonsäure aus den Phospholipiden der Zellwände. Dies ist auf natürliche Weise ohne gefürchtete Nebenwirkungen viel leichter, wenn man den Ratschlägen der Natur folgt, die im Zweifelsfall stets der bessere Doktor ist.

Gesunde Gelenke – Spaß an jeder Bewegung

● Essen Sie kein Fleisch mehr, steigen Sie auf Fisch um. Bevorzugen Sie Kaltwasserfisch wie Makrelen, Heringe, Kabeljau, Lachs oder Forelle.

● Wer keinen Fisch mag, kann sich als Ersatz Nachtkerzenöl oder Borretschsamenöl in der Apotheke oder im Reformhaus besorgen.

● In der Küche sollten Sie grundsätzlich kaltgepreßte Pflanzenöle verwenden; besonders gut geeignet sind Leinsamen-, Sonnenblumen-, Sojaöl.

BIOSTOFFE FÜR EINE JUNGE PSYCHE

Die eigentliche Keimzelle oder „Heimat" der Jugend sind das Gehirn und die Nerven. Muskeln können noch so kräftig, Organe noch so leistungsfähig sein – wenn sie von vorzeitig gealterten Gehirnzellen und kränklichen Nervenzellen gesteuert werden, treten immer nur müde Bewegungen und eine schlaffe Erscheinung zutage. Das ist besonders typisch für Menschen, denen man anmerkt, daß ihnen das innere Feuer fehlt.

Jugendliche Kraft muß jeden Tag, in jeder Stunde neu aus einem intakten geistigen System herauskommen, so wie dies auch bei Tieren in freier Natur der Fall ist. Das funktioniert nur bei einer optimalen Nährstoffversorgung. Dann werden die Gehirn- und Nervenzellen – im Gegensatz zu anderen Zellen – nie alt. Sie bleiben ein Leben lang jung. Mitverantwortlich für diese positive Eigenschaft ist unter anderem die Blut-Hirn-Schranke, die das Gehirn wie ein Bollwerk vor schädlichen Einflüssen und dem Zustrom von Krankheitserregern bewahrt, die es nicht braucht.

Nicht umsonst sind die Gehirn- und Nervenzellen besonders gut geschützt – natürlich nur die von Menschen, die sich gesund ernähren. Generell können Sie diese Schutzfunktion dazu nutzen, sich unablässig aus dem Gehirn heraus zu verjüngen.

Es hieß schon in der Antike: In einem gesunden Körper wohnt ein gesunder Geist. Ein leistungsfähiges junges Gehirn braucht täglich die nötigen Biostoffe.

FASZINIEREND: DIE NEUESTEN ERKENNTNISSE ÜBER DIE NERVEN

Nerven wie Draht-seile: Es gibt drei Wege dazu: Nerven beruhigen und entspannen, sie mit Energie versorgen und dann mit Glück und Vitalität anfüllen.

Es wird nie so richtig bewußt: Gute Nerven entscheiden über alles Glück oder Unglück im Leben. Freilich ist man nie vor Schicksals-schlägen wie z. B. einem Unfall gefeit; aber beruflicher Erfolg, Glück bei der Partnersuche, ein harmonisches Zuhause, die Fähigkeit, sich zu begeistern, Kreativität, Optimismus, Lebens-freude, vor allem auch die Begabung, sich an kleinen Dingen zu erfreuen – dies alles ist fast immer das Resultat guter Nerven.

Hingegen sind die düsteren Begleiterscheinungen, die Schattensei-ten, fast immer eine Folge schwacher oder kranker Nerven: Angst, Unruhe, Gereiztheit, depressive Verstimmungen, Konzentrations-schwäche, Aggressivität, Kummer, Probleme, häufige Konflikte usw. Obwohl die Nerven auf der Liste wichtiger Körperteile ganz oben stehen, herrscht allgemein eine fatale Unkenntnis über die Mechanismen geistigen Glücks oder Unglücks. Selbst viele Ärzte wissen bei Schlafstörungen, Gedächtnisschwäche, Antriebsarmut oder Unruhezuständen keine andere Hilfe als nachzuschlagen, welche Arzneimittel helfen könnten. Übelnehmen darf man es ih-nen nicht, denn in keiner anderen Branche ist die Schnelligkeit der Forschung so hoch wie in der Biochemie von Gehirn und Nerven. Laufend gibt es verblüffende, atemberaubende Erkenntnisse, die zahllosen nervenschwachen Menschen wieder Hoffnung geben.

Die Nerven haben drei Funktionen

Von großer Bedeutung ist die Unterscheidung von drei völlig verschiedenen Nervenfunktionen bzw. Therapieprinzipien:

1. Nerven beruhigen und entspannen
2. Nerven mit Energie versorgen
3. Nerven mit Glück und Lebensfreude anfüllen

Das Beruhigen und Entspannen gereizter Nerven sowie ihre Versor-gung sind rein körperliche, man könnte auch sagen animalische Vorgänge, die der Mensch mit den Tieren gemein hat. Diese Vorgänge werden über das Blut gespeist. Dagegen sind Glück, Begeisterung und Ideenreichtum Vorgänge, die über die Nervenleitbahnen ablaufen. Die Nerven zu beruhigen bedeutet also noch lange nicht, deswegen glücklicher zu werden. Die Nerven mit Energiebrennstoff zu versorgen bedeutet auch nicht, sich deshalb glücklicher zu fühlen oder anderen gegenüber heiterer, fröhlicher aufzutreten. Doch die Reizübertragung von Lebensfreude, guter Laune, Jubel oder Kreativität funktioniert nur bei entspannten und ausreichend mit Energie versorgten Nerven.

Nerven entspannen und beruhigen

Typische Symptome von Nerven, die dringend Entspannung brauchen, sind Gereiztheit und eine gewisse Unfähigkeit, Konflikte auszutragen und zu bewältigen. Wer an die Decke springen möchte, sich über Belanglosigkeiten aufregt, unnötig andere angiftet, sich zuviel ärgert, verfügt nicht mehr über ruhige und entspannte Nerven. Dasselbe gilt für Situationen, in denen man aggressiv reagiert, aber unter dem ersten kleinen Konflikt zusammenbricht. Das kann am Arbeitsplatz geschehen, aber ebensogut im Privatbereich. Man hat Schwierigkeiten, in Konfliktsituationen besonnen zu reagieren, in Diskussionen springt man vorschnell von einem zum anderen Thema. Auch Schlafstörungen und die Neigung zu depressiven Verstimmungen sind oft Folge von Nerven, die „bloßliegen".

Aggression und die Unfähigkeit, Konflikte auszutragen, sind die Folge von angespannten Nerven. Ursache ist die Zerstörung der Myelinschicht durch zuviel Fleisch, Fett und Süßes.

Die Nervenzellen

Das Besänftigen, Dämpfen und Beruhigen von Nervenzellen geschieht stets an ihrer Oberfläche, der Membranschale. Sie ist ölig-feucht, man könnte auch sagen geleeartig. Das hat einen guten Grund: Nur so bietet sie den Nährboden und auch die Transparenz für die Nährstoffe, Immunkörper, Enzyme oder Hormone bzw. deren Transfer ins Zellinnere. Wissenschaftler bezeichnen die Membranschale als Myelinschicht. Ihre biochemische Zusammensetzung erlaubt Übertragungen von Reizsignalen in Lichtgeschwindigkeit. Die Membran besteht aus mehreren Schichten, die elektrisch positiv und negativ geladene Teilchen außer- und innerhalb der Zelle trennen. Sie wirkt also isolierend, nicht anders als die Gummiisolierung um ein Elektrokabel.

Wenn die Viskosität, der Flüssigkeitsgrad dieser ölig-feuchten Schicht vom gesunden Wert abweicht, reagiert man mit nervösen Störungen. In fast allen Fällen verdickt sich die Myelinschicht bei Streß und Fehlernährung, sie wird klebrig und zäh und läßt Reizübertragungen nur noch bedingt zu. Gedanken quälen sich dann mühsam von Zelle zu Zelle, man wird unruhig und – meist ganz ohne Anlaß – gereizt und nervös.

Die Myelinschicht:
Wo Ruhe an Gereiztheit grenzt

Eine gesunde Myelinschicht ist ölig-feucht und elektrisch isoliert. Bei Streß und falscher Ernährung wird die Schicht klebrig, und Gedanken werden zäh wie Brei.

● Sie besteht vorwiegend aus Cholesterin, Eiweißstoffen und sogenannten Sphingo-Myelinen, die sich aus Fettsäuren, Phosphorsäure und dem B-Vitamin Cholin zusammensetzen.

● Cholin ist wichtig, um Cholesterin dünnflüssig zu halten. Ohne Cholin in der Nahrung verkleben alle Nervenzellmembranen, und Nervosität ist die natürliche, unausweichliche Folge.

● Nervenzellen altern dann schnell: Das Cholesterin wird ranzig und verbindet sich mit abgeschupptem Eiweiß zu totem Zellmüll, der die Myelinschicht weiter verklebt. Als Konsequenz kommt es zu typischen Alterserscheinungen, die nur scheinbar mit den Nerven nichts zu tun haben: z. B. Muskelschwäche, Müdigkeit, mangelnde Ausdauer usw.

Wenn Nerven in die Jahre kommen

Wenn Menschen der westlichen Welt altern, wenn sie den Schritt über ein Jahrzehnt machen, z. B. von 40 nach 50, kommt es ernährungsbedingt meist zu Veränderungen in der Myelinschicht: Der Anteil der phosphorhaltigen Fettmoleküle sinkt, während der Cholesterinwert steigt. Dadurch wird die Membran zäher und klebriger.

Ein Beispiel: Wer viel Fleisch, Wurst, Fett, Mehlspeisen und Süßes ißt, also Schweinebraten mit Klößen, Currywurst mit Pommes frites, Pfannkuchen, Pizza, Hamburger, Kuchen oder Torten liebt, verändert die Viskosität der Myelinschicht schon wenige Stunden nach der Mahlzeit. Sämtliche darin eingelagerten Eiweißstoffe – und gerade das sind die aktiven Nervensubstanzen – können dann ihre Aufgaben nicht mehr optimal erfüllen.

Aus diesem Grund haben Sie im Laufe des Tages einmal „gute", einmal „schlechte" Nerven, mal sind Sie ein „Nervenbündel", mal haben Sie „Nerven wie Stahl". Dr. Bonnie Spring, renommierte Wissenschaftlerin am Massachusetts Institute of Technology in Boston, sagt dazu: „Wir sind immer wieder überrascht davon, wie eine einzige Mahlzeit den geistigen Zustand eines Menschen positiv oder negativ beeinflussen kann."

Die Eiweißmoleküle der Nervenzellen sind als Rezeptoren für die Aufnahme der Nährstoffe, Hormone usw. zuständig, als Enzyme helfen sie beim Zellstoffwechsel, als Träger schleusen sie Nährstoffe ins Innere der Nervenzelle und als Antikörper arbeiten sie für das Immunsystem. Wenn diese vier Funktionen behindert sind, kommt es zu einer Kettenreaktion übler Folgen: Das elektrische Potential verändert sich, dadurch können Nährstoffe nicht mehr in die Zelle transportiert werden. Die Verbindung zwischen den Hormonen und den Neurotransmittern, die die Nervenreize übermitteln, wird gestört. Dies kann zu emotionalen Problemen führen: Gefühlskälte, mangelnde Ausgeglichenheit, ungenügende Glücksimpulse.

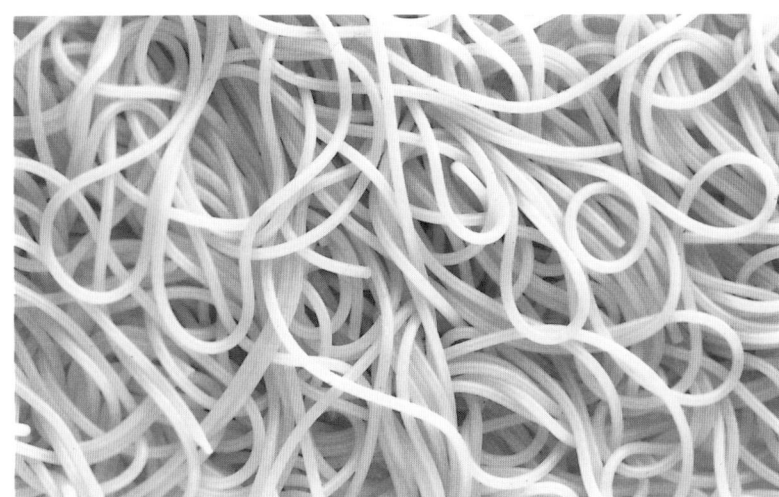

Falsche Ernährung zehrt an den Nerven. Weißmehlprodukte, z. B. die beliebten Spaghetti, lassen den Cholesterinspiegel hochschnellen. Dadurch verklebt die Myelinschicht, der Schutzmantel der Nerven.

Wenn Nerven überfordert werden

Vor allem bei Streß bricht der gesamte Nährstoffhaushalt der Nervenzelle teilweise völlig zusammen. Typisches Beispiel: Streßhormone
wie Adrenalin reagieren krankhaft überempfindlich auf den kleinsten
Reiz. Die geringste Belastung kann zum Nervenzusammenbruch
führen: Wenn man einen Schlüssel nicht schnell genug findet, wenn
man kritisiert wird, wenn die Milch überläuft …

Nicht viel besser reagieren die Nervenzellen, wenn der Zugang zu
ihren Rezeptoren als Folge katastrophaler Ernährung erschwert ist,
wenn die Myelinschicht also verklebt ist. Das führt zu Reizungen und
nervösen Störungen unterschiedlicher Art. Menschen, die auf eine
frohe Botschaft hin nicht richtig jubeln können, sondern eher unruhig
reagieren, haben meist verklebte Membranen, also einen zu niedrigen
Flüssigkeitsgehalt in der Myelinschicht der Nervenzellen.
Die Ursache liegt darin, daß Opiat-Peptide und der Neurotransmitter
Serotonin nicht oder kaum mehr von den Nervenzellen aufgenommen
werden. Opiat-Peptide – wie z. B. Beta-Endorphin – stimmen euphorisch; Serotonin ist für eine entspannte Stimmungslage, für Gelassenheit und Schlafbereitschaft unerläßlich.
Auch die Weiterleitung des Nervenstoffs Dopamin in die Nervenzellen kann gestört sein. Dopamin sorgt für ein angenehmes Lebensgefühl, aus ihm geht der eigentliche Happy-Macher Noradrenalin her-
vor. Je unerreichbarer solche Stoffe werden, desto dumpfer, düsterer
und damit nervöser, unruhiger wird die Stimmung.

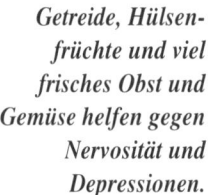

*Getreide, Hülsen-
früchte und viel
frisches Obst und
Gemüse helfen gegen
Nervosität und
Depressionen.*

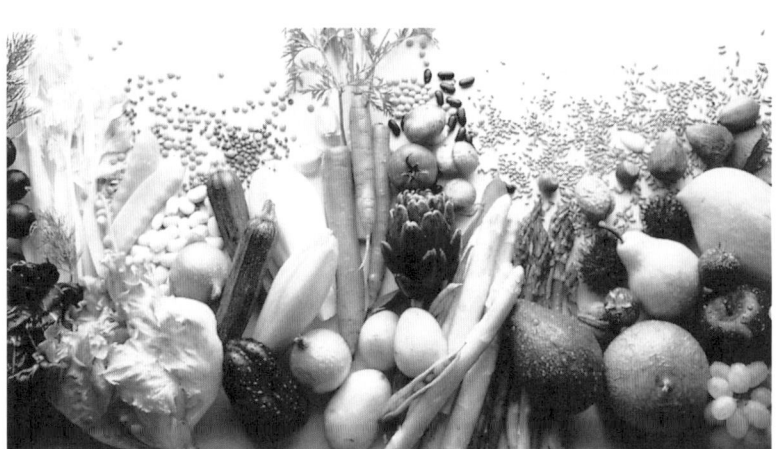

Was gereizt und unruhig macht

● Eine zu dünnflüssige Myelinschicht führt zu schweren Nervenattacken selbst bei geringfügigem Streß.

● Eine zu dickflüssige, zäh-klebrige Myelinschicht verhindert die Aufnahme und Weiterleitung aller Signalreize, die für Entspannung, Ruhe, Gelassenheit, Schlafbereitschaft und eine positive Stimmungslage nötig sind.

● Der Flüssigkeitsgrad der Myelinschicht verändert sich Tag und Nacht unablässig. Eine Abweichung von plus 10 oder minus 10 Prozent vom normalen Wert ist dabei unbedenklich. Bei vielen Menschen aber sind diese Werte um 40 oder 50 Prozent verschoben. Alltag und Schlaf werden dann von massiven nervlichen Störungen begleitet.

Richtige Ernährung sorgt für Ausgeglichenheit. Cholesterin, Lecithin, Cholin und fettähnliches B-Vitamin, z.B. Inositol, sind die Geheimzutaten aus der Bioküche.

Die Nerven müssen biochemisch intakt sein

Ausgeglichenheit, Seelenruhe, ein inneres Gleichgewicht sind nichts anderes als reine Nervenbiochemie. Diese wundervollen Eigenschaften haben ihren Sitz in der Myelinschicht der vielen Milliarden Nervenzellen. Aber was soll man nun essen, um Unruhe und nervöse Gereiztheit zu verjagen?

Im Grunde ist alles ganz einfach, auch wenn es manchmal ein wenig wissenschaftlich erscheint: Es dreht sich alles um das Cholesterin und um die aktiven Lipide wie Lecithin, Cholin und ganz speziell um die phosphatenthaltende Form Phosphatidyl-Cholin, ein fettähnliches B-Vitamin.

Um Fett geht es also vorwiegend bei der Versorgung der Nerven. Die Fettsäuren in der ölig feuchten Myelinschicht werden von Freien Radikalen schnell zerstört. Das geschieht z. B., wenn der Stoffwechsel gestört ist, der Darm aufgrund fataler Ernährung fast nur Gift-, Fäulnis- oder Gärungsstoffe produziert oder wenn das Immunsystem die Freien Radikale nicht mehr vertreiben kann. Dann zerstören sie Cholesterin und andere Fettstoffe in der Nervenmembran. Das Fett wird ranzig, dick, die aus Eiweiß bestehenden Rezeptoren und andere Proteine sterben ab, und alles zusammen bildet eine tote Masse aus Zellmüll. Die Nervenzelle ist weitgehend verklebt und damit für die Biostoffe zur Versorgung verschlossen.

Cholin und Inositol werden im körpereigenen Stoffwechsel hergestellt. Unterstützen Sie die Produktion durch viel Käse, Eier, Quark, Joghurt, Fisch oder etwas Fleisch.

Aber ganz ohne Freie Radikale kann der Cholesterinhaushalt der Nervenzellen auch entgleisen. Dies geschieht vor allem bei einem Mangel an Phosphatidyl-Cholin. Nicht nur in den Nervenzellen, sondern überall im Körper sorgt dieses B-Vitamin für transportfähiges und gut verwertbares Cholesterin. Es bewahrt vor Arteriosklerose, Altersflecken oder trockener Haut.

Ein weiteres wichtiges Beruhigungsmittel für die Nerven ist Inositol, das – ähnlich wie Cholin – ebenfalls den B-Vitaminen zugeordnet wird. Inositol ist sehr stark im Gehirn konzentriert, in allen Nervenzellen und in der Augenlinse. Inositol und Cholin sind so etwas wie Bruder und Schwester im Stoffwechsel, sie wirken zusammen und ergänzen sich in ihrer Wirkung. Beide zusammen sind Hauptbestandteil von Lecithin.

Der Mensch stellt Cholin und Inositol im eigenen Stoffwechsel her – aber nur, wenn er wirklich gesund ißt. Cholin entsteht aus der Aminosäure Serin mit tatkräftiger Unterstützung der Aminosäure Methionin. Beide Eiweißstoffe sind hauptsächlich in Fleisch, Käse und Eiern enthalten. Inositol wird aus einem Glukose-Phosphat-Stoff gewonnen. Wer also viel Käse, Eier, auch Quark, Joghurt, Fisch oder Fleisch ißt, braucht mit der Nahrung nicht soviel Cholin aufzunehmen, um die Nerven zu beruhigen.

Dr. Carl C. Pfeiffer vom Brain Bio Center in New Jersey gibt Patienten, die bereits süchtig nach beruhigenden Tranquilizern sind, morgens und abends je 1 Gramm Inositol. „Die entspannende, angstlösende Wirkung ist ähnlich wie bei den rosa Pillen", sagt er. „Inositol beruhigt, löst Schlaf- und Angstprobleme und kann streßbedingten hohen Blutdruck senken."

Aus zittrigen Nerven werden Energiebündel

Genau wie jedes Auto, jede Quarzuhr oder jeder Walkman müssen auch die Nerven mit Energie gespeist werden. Zwar nicht mit Benzin oder Elektrizität, aber doch mit einer Energie, die beiden ähnelt.

Während die Körperzellen nachts schlafen und wenig Energie benötigen, haben die Nervenzellen Tag und Nacht etwa denselben Energiebedarf.

Energie für die Nerven

Die Nervenzellen akzeptieren als Energiebrennstoff ausschließlich Glukose: Blutzucker – die kleinste Einheit der Kohlenhydrate.

Dies hat natürlich seinen Grund, auf Zufälle verläßt sich die Natur nicht. Glukose ist ein flinkes Molekül, das schnell aus dem Darm ins Blut und zu den Zellen versandt wird. Vom Vitamin C abgesehen, gibt es keine Substanz, die ein solches Stoffwechseltempo besitzt wie Glukose.

Als Energie für die Nerven muß Glukose so schnell sein. Bei jähem Streß, z. B. einer plötzlichen Gefahrensituation, müssen die Nerven hellwach reagieren: Von einer Hundertstelsekunde auf die nächste sind sie hochkonzentriert gefordert. Dabei verbrennen sie spontan sehr viel Energie, die auch als Nachschub wieder unverzüglich zur Verfügung stehen muß. Das ermöglicht nur Glukose. Eiweiß oder Fett als Energiebrennstoffe brennen zwar lange, sind aber nur langsamer zu beschaffen und aufzubereiten. Wenn sich Nervenzellen mit Fettmolekülen füttern ließen, brauchten Sie eine halbe Stunde, um zwei zweistellige Zahlen im Kopf zu multiplizieren, z. B. 17 x 29.

Zittrige Nerven und fieberhafte Unruhe sind ein Zeichen dafür, daß die Nerven unterversorgt sind. Die Zufuhr von energiebringender Glukose in die Nervenzellen ist gestört.

Wenn die Nerven unterversorgt sind

Glukose wird in der Zelle nicht gespeichert, sie muß über das Blut unablässig in die Nervenzellen fließen. Andernfalls stirbt die mikroskopisch winzige Zelle ab oder arbeitet nur noch mit halber Kraft. Dann kann die Nervenzelle ihre vielfältigen Aufgaben nicht mehr erfüllen, z. B. bei der Reizübertragung. Die Folgen sind nervöse Störungen aller Art, von Schlafstörungen bis hin zu Gemüts- und Geisteskrankheiten. Wenn sich zu wenig Glukose im Blut befindet, quellen die Nervenzellen im verzweifelten Bemühen auf, über mehr Oberfläche mehr Nährstoffe aus den anliegenden Blutkapillaren zu saugen. Das macht die Nervenzellen verletzlich, und es kann zu Nervenentzündungen kommen.

Frauen müssen stärker als Männer auf eine ausreichende Glukoseversorgung achten, weil sie weniger gut gefüllte Glukosespeicher (Glykogen) in Leber und Muskeln haben. Sie reagieren deshalb schneller nervös oder gereizt.

Vielen Menschen mangelt es nur deshalb an Lebensfreude, weil ihre Nerven- und Gehirnzellen tagaus, tagein unzureichend mit Blutzucker versorgt sind. Die Energieerzeugung der Nervenzelle liegt dann vielleicht nur bei 70 Prozent. Da schaltet der Organismus auf Antriebsarmut, ängstliches Zurückweichen und Müdigkeit. Alle positiven und optimistischen Stimmungen werden gedrosselt, weil sie Streß bedeuten und die Nervenzellen zu höherem Energieaufwand antreiben. Jetzt besteht das Risiko, daß der Körper bei Überbelastung zusammenbricht. Die häufigste Ursache von Nervenzusammenbrüchen ist eine zu starke nervliche Beanspruchung bei zu wenig Blutzucker.

Leider blättern dann viele Ärzte in der Roten Liste oder in anderen Arzneimittelverzeichnissen und verschreiben dem Patienten Psychopharmaka oder sogar noch stärker wirkende Psychoanaleptika, die oft unbarmherzig in den Hirn- und Nervenstoffwechsel eingreifen und dem Patienten den Rest seiner Nerven auch noch rauben. Dr. Natur würde raten: Gebt der bemitleidenswerten Person mehr Glukose, dann blüht sie auf und ist vielleicht der glücklichste Mensch der Welt ...

Schützen Sie sich vor einem Nervenzusammenbruch durch eiweißreiches Frühstück mit kaltem Braten und essen Sie komplexe Kohlenhydrate wie z.B. Kartoffeln und Obst.

Energie für die Nerven

● Verboten sind ab sofort Zucker, Süßes, süße Getränke sowie alle Lebensmittel aus hellem Mehl wie Nudeln und Brot.

● Ersetzt werden sie durch komplexe Kohlenhydrate in Obst, Salat, Rohkost, Gemüse, Kartoffeln, Naturreis und allen Vollkornprodukten.

● Ideal ist zweimal täglich ein kleines Müsli aus möglichst selbstgemahlenem Getreideschrot (jeweils 1/4 Tasse).

● Morgens zum Frühstück gibt es etwas mehr Eiweiß: 1 Scheibe Putenfleisch, etwas kalter Braten, 100 Gramm Magerkäse oder Tofu. Wer keine Probleme mit dem Einschlafen hat, darf spätabends nochmal einen kleinen Mini-Protein-Snack zu sich nehmen: Nüsse, Sojaknabbereien, 30 Gramm Hähnchenfleisch, 1/2 geräuchertes Forellenfilet, drei Eßlöffel Krabbensalat.

Gut versorgte Nerven spenden Zufriedenheit und Glück

Wenn euphorische Empfindungen durch den Körper strömen, öffnen Nervenzellen ihr Schatzkästchen. Dann demonstrieren sie, daß sie etwas beherrschen, was außer ihnen nur die Gehirnzellen können: das kunstvolle Spiel mit den Gefühlen. Dabei sind die Nervenzellen Träger und Leiter der Reize, also so etwas wie die Hardware von Spaß und Heiterkeit. Die Software, der eigentliche Produktionsort ist das Gehirn, das aus einem einzigen Sinnessignal, einem Blick, einer Berührung, einem Wort oder Duft, eine wahre Sintflut unterschiedlichster Empfindungen auslösen kann.

Glück geht durch den Magen. Durch Genuß u.a. von Fisch und Käse nehmen Sie den Rohstoff Phenylalanin zu sich, der den Happy-Macher Noradrenalin herstellt.

Der Weg des Glücks

Interessant ist, wie Empfindungen – Glück oder auch Angst – über das Nervensystem weitergeleitet werden. Dabei spielen Biostoffe die Hauptrolle.

In der Myelinschicht, der Membran der Nervenzellen, sitzen zahlreiche winzige Vesikel, das sind Speichersäckchen, die mit Nährstoffen angefüllt sind. Aus diesen Depots können die Nervenzellen in atemberaubendem Tempo Massen von Trägerstoffen, den Neurotransmittern, herstellen. Eine Sonderrolle spielt dabei die positiv erregende Aminosäure Phenylalanin, die hauptsächlich in Fleisch, Fisch, Geflügel, Käse und Tofu enthalten ist. Angenommen, Sie erhalten eine äußerst frohe Botschaft, dann befiehlt das Gehirn den Nervenzellen: „Euphorie Signale weiterleiten!" Im Nu werden in den Vesikeln aus dem Rohstoff Phenylalanin Billionen Moleküle des Glückshormons Noradrenalin hergestellt. Sie springen über ein ausgeklügeltes System von Verbindungsstellen zwischen den Nervenzellen und leiten so den Jubel körperlich spürbar weiter.

Schlecht versorgte Nerven blockieren Glücksgefühle

Wenn in den Vesikeln nicht ausreichend Phenylalanin aufgrund von Fehlernährung und Eiweißmangel gelagert ist, kann man sich nicht richtig oder überhaupt nicht mehr freuen. Dann befiehlt zwar das Gehirn: „Freude weiterleiten!", aber in den kümmerlichen Phenylalanin-Depots bilden sich nur wenige Noradrenalin-Moleküle – sie reichen nicht aus, um das Glück durch die Nervenbahnen strömen zu lassen.

Menschen mit einem solchen Defizit können sich schwer begeistern oder verlieben; sie entwickeln kaum faszinierende Ideen, können immer nur kurz lachen und besitzen keine innere Heiterkeit. Sie leben in dem Gefühl, aus einem dunkeln Winkel heraus zu beobachten, wie das heitere Leben an ihnen vorüberzieht.

Schuld ist nichts anderes als ein Nährstoffmangel im Nervenstoffwechsel, der sich allerdings relativ leicht beheben läßt. Dafür ist freilich mehr nötig als nur ein erhöhter Eiweißkonsum.

Freude und Glück wollen produziert sein

Die Verarbeitung des Happy-Machers Noradrenalin aus dem Eiweißrohstoff Phenylalanin vollzieht sich blitzschnell über fünf Stoffwechselstufen: Phenylalanin, Tyrosin, L-Dopa, Dopamin, Noradrenalin. Für die Herstellung jedes einzelnen dieser Stoffe werden spezielle Biostoffe benötigt. Es sind vor allem die Vitamine B6 und C, die Mineralstoffe Eisen, Mangan, Kupfer und Magnesium sowie die Aminosäure Methionin.

Diese Biostoffe sind immer dann gefragt, wenn positive Gefühle und Stimmungen entstehen sollen. Denn Glück und Freude sind aktive Schöpfungen unseres Nervensystems. Kummer, Trübsal, Angst und Depressionen hingegen sind passive Folgen von Nährstoffmangel in den Nervenzellen. Sie stellen sich von selbst ein, während Euphorie dynamisch produziert werden muß.

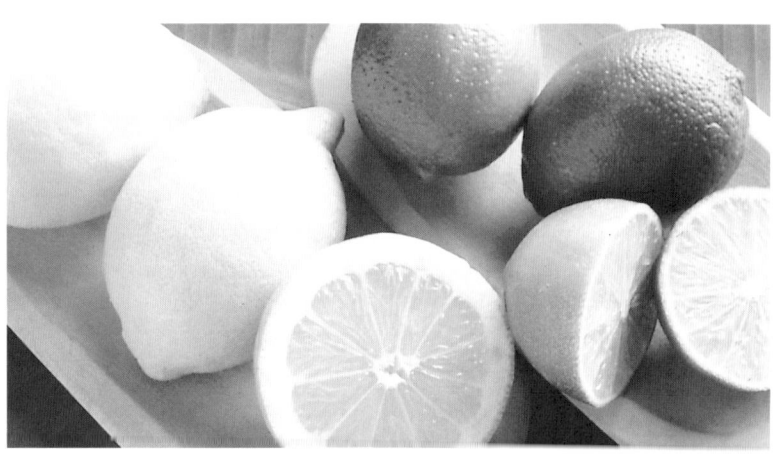

Sauer macht lustig! Die Vitamine B6 und C regen die Produktion des Glückshormons Noradrenalin an.

Schmieden Sie Ihr Glück selbst!

● Kaufen und essen Sie grundsätzlich nur Vollwertlebensmittel; nur sie liefern ausreichend Eiweiß.

● Damit das Eiweiß auch im Darm verdaut und zu den Nervenzellen geschickt wird, nehmen Sie am besten 4 Wochen lang ein Pankreatin-Präparat aus der Apotheke ein; es enthält eiweißverwertende Bauchspeicheldrüsenenzyme.

● Wem es an der rechten Lebensfreude mangelt, sollte seinen Vitamin-C-Konsum möglicherweise verzehnfachen. Ein Glas Orangensaft zum Frühstück ist viel zu wenig. Der Saft von 5 Zitronen entspricht etwa dem Tagesbedarf.

● Absolutes Muß ist die Umstellung von Mehl- auf Vollkornprodukte. Getreide sollten Sie nach Möglichkeit selbst schroten; erst dann wird der Nervenstoffwechsel mit ausreichend Mangan und Kupfer versorgt.

● Bringen Sie täglich grünes Blattgemüse oder grünen Blattsalat auf den Tisch. Je grüner und dunkler, desto besser. Sie nehmen dann ausreichend Magnesium zu sich, und auch die Eisenversorgung stimmt.

● Drei- bis viermal pro Woche ca. 100 Gramm Fleisch, Fisch oder Geflügel decken den Methionin- und Vitamin-B6-Bedarf. Oder essen Sie jeden zweiten Tag ein Ei.

Essen Sie täglich Ihr Glück: Saft von fünf Zitronen, Vollkornprodukte, grünes Blattgemüse, dreimal pro Woche 100 Gramm Geflügel oder Fisch und eine Eiweißkur mit Pankreatin aus der Apotheke.

Streß aktiviert Freude oder Angst

Man hat festgestellt, daß Menschen mit optimaler Biostoffversorgung ganz anders auf Streß reagieren als Menschen, die ihr Mittagessen am Imbißstand einnehmen und die fehlenden Kalorien durch Kuchen und Süßes ersetzen.

Streß ist die ganz natürliche unablässige Herausforderung für alle Pflanzen, Tiere und Menschen. In jedem hat die Schöpfung die Fähigkeit einprogrammiert, bei Streß positiv und euphorisch zu reagieren; man könnte auch sagen: angriffslustig. Dafür hat die Natur das Streßhormon Noradrenalin erfunden.

Ein Beispiel: Die Gefahr auf der Autobahn, Sie reagieren innerhalb einer Hundertstelsekunde hellwach, aufgeschreckt, in einer Art euphorischem Rauschzustand. Die Euphorie hält danach noch eine Weile an. Ein anderes Beispiel: Am Arbeitsplatz muß ganz unvermutet in kürzester Zeit noch eine entscheidende Aufgabe bewältigt werden, die einen enormen zusätzlichen Arbeitsaufwand bedeutet. Sie stöhnen verzweifelt auf, nehmen die Herausforderung aber schließlich in einem Gefühl siegreicher Euphorie an.

In beiden Fällen produzieren die Nerven große Mengen Noradrenalin, das positiven Siegeswillen und beflügelten Ideenreichtum durch den Körper fließen läßt.

Grünes Blattgemüse und grüne Salate stecken voller Magnesium und Eisen – wichtige Bausteine für Ihr Nervengerüst.

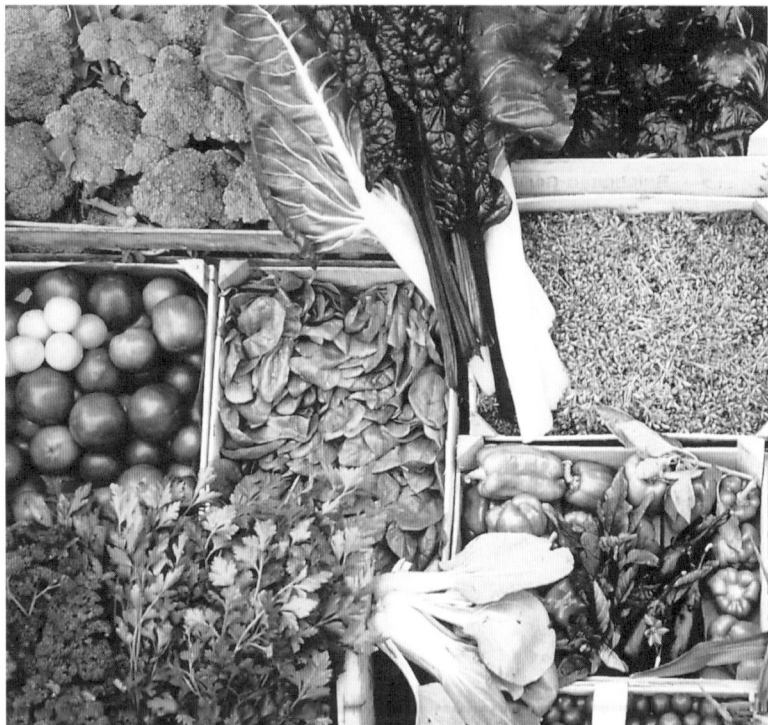

Nun hat sich aber die Natur gefragt: Was geschieht, wenn Tier und Menschen nicht genügend Phenylalanin in ihren Nerven haben? Oder zuwenig Kupfer, Mangan, Eisen oder Vitamin C? Dann wären sie nicht in der Lage, auf Streß zu reagieren. So kam die Natur auf eine Idee, die beweist, wie das Leben auf der Erde erst ermöglicht wird: Wenn Noradrenalin fehlt, produziert der Mensch selbst ein anderes Streßhormon, nämlich Adrenalin – und zwar nicht im Nervengewebe, sondern im Nebennierenmark. Beide Hormone erregen, putschen auf und ermöglichen es, eine Herausforderung anzunehmen. Doch ein Unterschied ist entscheidend: Adrenalin, das übrigens auch aus Noradrenalin entstehen kann, fehlt die Euphorie, der Funke, der den Spaß am Streß erst erlaubt.

Interessantes über Streßverarbeitung

● Menschen, denen Streß Vergnügen bereitet und die meist froh und heiter sind, produzieren ausreichend Noradrenalin in ihren Nervenzellen.

● Menschen, die Streß gegenüber ängstlich und zögernd reagieren, produzieren wenig Noradrenalin, dafür viel Adrenalin.

● Beide bewältigen schließlich ihren Alltagsstreß – aber auf grundsätzlich verschiedene Weise. Die einen mit den überlegenen Mitteln ihres Nerven- und Hormonsystems, die anderen mit dem im Körper selbst hergestellten Adrenalin, das nicht über die schnellen Nerven, sondern über träge Blutgefäße weitergeleitet wird.

Glück ist ein schnellebiges Gefühl. Genauso flüchtig ist das Euphorie verursachende Beta-Endorphin, welches ohne Noradrenalin nur sehr kurze Zeit überleben kann.

Schaffen Sie sich dauerhaftes Glück!

Die moderne Biochemie weist heute den Weg in ein neues, verheißungsvolles Leben. Man muß nicht sein ganzes Dasein als unglücklicher Adrenalin-Typ verbringen, während die Noradrenalin-Typen ihre Erfolge verbuchen können.

Die Antwort auf die spannende Frage: Wieso erzeugt der Ausstoß von Adrenalin keine Euphorie? ist gefunden: Es gibt im menschlichen Organismus ein Nerven-Peptid, ein sogenanntes Opiat-Peptid, mit der Bezeichnung Beta-Endorphin. Bei jeder Glücksbotschaft wird es im

Um glücklich zu sein, brauchen Sie gesunde Nervenzellen. Aktivieren Sie Ihr körpereigenes Rauschgift durch eiweißreiche Kost, Vitamin C und Vollkorn.

Nervengewebe hergestellt. Dieses Peptid wirkt auf spezielle Rezeptoren der Myelinschichten – interessanterweise auf dieselben Rezeptoren wie Rauschgift. Und es wirkt euphorisierend.

Beta-Endorphin entsteht auch bei Dauersport, beim Joggen, Radfahren oder Langstreckenschwimmen. Wenn Zugvögel vor dem Winter Tausende Kilometer weit zu ihren im Süden gelegenen Brutplätzen fliegen, sind sie vollgepumpt mit Beta-Endorphin. Jeder Flügelschlag erfüllt sie mit ungeheurem Glück und Euphorie – davon sind jedenfalls biochemisch geschulte Biologen überzeugt.

Beta-Endorphin wird aber schnell wieder abgebaut, das Molekül entsteht im Nervengewebe und stirbt dort rasch. Noradrenalin ist die Substanz, die das Euphoriemolekül am Leben hält. Wenn Noradrenalin fehlt, bleiben alle Beta-Endorphine im vegetativen Nervensystem nur sehr kurze Zeit am Leben. Die Folge: Man kann sich immer nur kurz freuen, die Begeisterung hält nicht an, die Kreativität erlischt rasch, Verliebtheit und Liebe bleiben kurzlebige Gefühle.

Ein Fazit: Jugendlichkeit ist viel weniger ein körperliches Erscheinungsbild als die Bestätigung kerngesunder Nervenzellen.

Euphorie durch Beta-Endorphin

● Das Peptid wird von der Hirnanhangdrüse frühmorgens zusammen mit dem Wach-Hormon ACTH ins Blut geschüttet. Es stimmt alle Tiere in freier Natur mit der Morgendämmerung euphorisch.

● Es ist Teil eines gemeinsamen Pro-Hormons, dem Pro-Opiomelanocortin, und damit an ACTH gekoppelt.

● Bei Dauerstreß, kreativer Tätigkeit, Langstreckensport usw. wird es im Nervengewebe hergestellt. Es ist das Nerven-Peptid, dem die Genialität großer Künstler, Denker, Wissenschaftler zu verdanken ist.

● Es ist nichts anderes als körpereigenes Rauschgift.

● Um es herzustellen, brauchen Sie eine eiweißreiche Kost: Fisch, Käse, Tofu usw., außerdem viel Vitamin C aus frischem Obst und Vitamin B6 aus Leber, Vollkorn, Käse.

Neueste Tips für starke Nerven

● Kaufen Sie sich Soja-Lecithin (aus der Apotheke oder dem Reformhaus). Es ist besonders reich an Phosphatidyl-Cholin, der wichtigsten Nervensubstanz. Außerdem enthält es Inositol, das bei der Entspannung von Nervenzellen sehr eng mit Cholin zusammenwirkt. Schon nach einer Woche spürt man, daß streßbedingte Symptome wie Magenbrennen, Durchfall oder Herzjagen nachlassen.

Ein festes Nervenkostüm braucht Cholin, z.B. in Soja-Lecithin aus der Apotheke, Cholesterin, 5 Eier die Woche, Obst, Gemüse, Rohkost und täglich 100 Gramm Käse.

● Etwa die Hälfte der ölig-feuchten Myelinschicht besteht aus Cholesterin. Der wichtige Fettstoff wird zwar auch in der Leber hergestellt, trotzdem müssen Sie reichlich Cholesterin mit der täglichen Nahrung zu sich nehmen. Ideal sind ca. 5 Eier pro Woche, sie enthalten zusammen gut 1 Gramm hochwertiges Cholesterin. Wer viel Obst, Salat, Rohkost, Gemüse ißt, braucht sich vor Cholesterin in der Nahrung nicht zu fürchten.

● Jeden Tag sollten Sie wenigstens 100 Gramm Käse essen, noch besser sind 200 Gramm Magerkäse. Er enthält das biologische Sedativum Calcium in ideal verwertbarer, löslicher Form.

Calcium beruhigt

Das vielleicht beste natürliche Beruhigungsmittel ist Calcium. Biologen fragen sich schon lange, warum Tiere in freier Natur nach einer Streßphase, wenn sie z. B. auf der Jagd gehetzt wurden, instinktiv nach Futterkräutern suchen, die viel Calcium enthalten: Thymian, Rosmarin, Dill, Salbei oder Majoran – sie bestehen bis zu 2 1/2 Prozent aus Calcium.

Die Erklärung: Über positiv und negativ geladene Calcium-Ionen in und außerhalb der Nervenzellen laufen Reizsignale, die beruhigend und entspannend auf das gesamte vegetative Nervensystem einwirken. Nervöse Menschen leiden häufig unter einem niedrigen Calciumspiegel.

DAS GEHIRN: EIN MEISTERWERK DER NATUR

Das menschliche Gehirn wiegt nur etwa 1 300 Gramm und beansprucht doch 25 Prozent der gesamten Nährstoffmenge, die man mit den Mahlzeiten einnimmt. Die rund 100 Milliarden Nervenzellen im Gehirn haben einen unersättlichen Bedarf an Eiweiß, Vitaminen, Spurenelementen usw.

Wie entstehen Gefühle?

Bei einem Kuß regen bestimmte Liebes-Peptide das Zwischenhirn (Hypothalamus) an, Hormone auszuschütten. Sie versetzen die Eierstöcke und Hoden in freudige Erregung.

Die faszinierendste, bislang ungelöste Frage lautet: Wie kann der Anblick eines Gegenstands oder eines lebendigen Wesens Furcht einjagen oder Freude schenken? Auf welche Weise ein optischer Reiz über das Auge bestimmte Hirnregionen erreicht, ist erforscht. Aber wie kann ein Lichtsignal Emotionen auslösen?

Auf welche Weise stimmt Sie Musik traurig oder fröhlich? Wie kann der Gedanke an die zu erwartende Reparaturrechnung für das Hausdach die Knie zittern lassen? Wie kommt es, daß Sie beim Flirten, einem Blick, einem zärtlichen Wort erotisch reagieren?

Empfindungen und Gefühle entstehen im Zwischenhirn, einem recht kleinen Gehirnteil. Dort, um den nur etwa kirschgroßen Hypothalamus herum, sind in hoher Konzentration rund 130 verschiedene Neuro-Peptide angesiedelt. Bei einer Liebkosung oder einem Kuß erreicht der Berührungsreiz das Gehirn, und bestimmte Liebes-Peptide sagen dem Hypothalamus: „Da bahnt sich etwas an. Wir müssen reagieren." Der Hypothalamus schickt dann in mikroskopisch winzigen Mengen sogenannte Auslöserhormone ins Blut. Sie wandern über ein reich durchblutetes Adersystem schnell zwei Zentimeter weiter zur Hirnanhangdrüse, die den sogenannten gonadalen Regelkreis aktiviert und Hormone ausschickt, die die Eierstöcke und Hoden in erwartungsvolle Aufregung versetzen und zu besonderer Tätigkeit anregen.

Nicht anders setzen sich Sinneswahrnehmungen in körperliche Reaktionen um, wenn Sie Ehrgeiz verspüren, Mißtrauen empfinden, jemanden sympathisch finden, sich beim Anblick einer Blume freuen, wenn Sie entzückt sind, vor Begeisterung jubeln oder aber untröstlich, enttäuscht, schwermütig sind. Stets werden Gedanken oder Sinneseindrücke durch Hormone bzw. Nerven-Peptide in körperliche Reaktionen umgesetzt.

Die Gefühlswelt wird in den ersten Jahren festgelegt

Wenn Babys zur Welt kommen, ist ihr Gehirn noch reich an feinsten Nervenfortsätzen. Wenn sie dann durch Berührung, Worte, Liebkosungen, Geruchswahrnehmungen, sichtbare Eindrücke und Geschmack früh trainiert werden, bleibt dieses Verbindungsnetz weitgehend erhalten.

Erhalten die Kleinen aber keine Zuwendung, dann verkümmert dieses Netz im Gehirn. Am schlimmsten wirkt sich Liebesentzug aus, wenn also Säuglinge erst Liebe spüren, die ihnen dann wieder entzogen wird. Das Gefühl, alleingelassen, von der Mutter verlassen zu sein, führt zu einer seelischen Folter, die für viele Erwachsene unerträglich wäre. Der Streß und die Angstempfindungen während der Einsamkeit führen zu Schreikrämpfen mit einem krankhaft erhöhten Ausstoß von Streßhormonen – vor allem Cortisol und Adrenalin. Auf diese Weise prägt sich der ein Leben lang erhöhte Liebesbedarf ein, den viele Menschen haben, die als Babys zuwenig Zuwendung erhalten haben. Aggression wird da meist zum Mittel, sich diese Zuwendung auf irgendeine Weise später zu sichern.

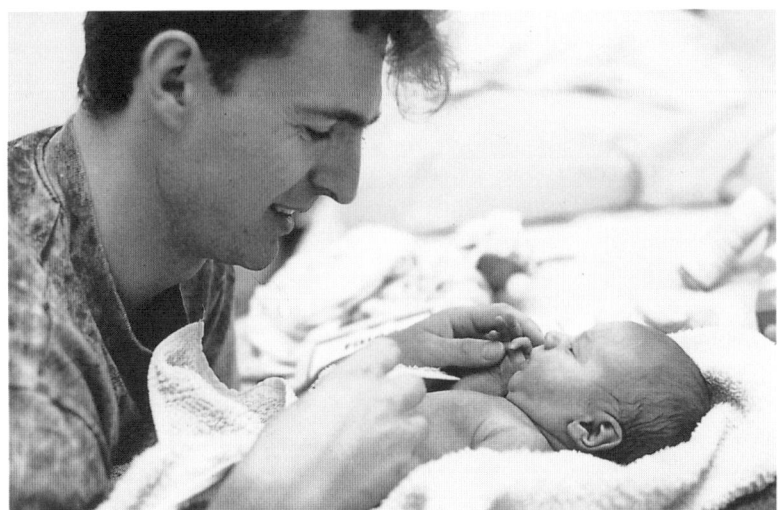

Bekommt ein Baby zuwenig Liebe, hat es Angst und fängt an zu schreien. Erhöhter Adrenalinausschuß führt zu späteren Aggressionen und erhöhtem Liebesbedarf.

Diese Mechanismen sind inzwischen biochemisch geklärt. Es gibt neuerdings Möglichkeiten, bestimmte Hormon- und Nährstoffdefizite im Gehirn von ängstlichen, verzweifelten Menschen auszugleichen und sie auf diese Weise glücklich zu machen.

Gefühle wollen genährt sein

Jung sein bedeutet nicht nur, eine glatte Haut zu haben. Es heißt auch, flexibel zu bleiben, positiv zu reagieren, voller Elan und Neugierde zu sein und Gedächtnisstärke zu haben.

Wenn man älter bzw. alt wird, sterben viele Nervenfortsätze ab, die die Nervenzellen untereinander verbinden, das Gehirn verarmt dadurch. Bestürzend ist die Tatsache, daß viele relativ junge Menschen ab 35 Jahren bereits stark verkümmerte Nervennetze aufweisen – das ist eine Folge von Streß und schlechter Ernährung. Viele Frauen und Männer haben mit 40 Jahren bereits das Gehirn eines 70jährigen.

Jung sein bedeutet, positiv zu reagieren, voller Elan und Erwartung zu sein. Alt sein bedeutet, ängstlich zu reagieren, voller Zweifel und Verzagtheit zu sein. Beides hat seinen Ursprung in der Qualität der Neuro-Peptide und Hormone, die körperliche Reaktionen auslösen, bzw. im Zusammenspiel dieser Biostoffe. Meist – oder fast immer – ist es ein Mangel an Neuro-Peptiden und Hormonen, der einen „alt" reagieren läßt. Nur in seltenen Fällen führt ein Zuviel an Hormonstoffen zu einer negativen Antwort.

Glück ist ein biochemischer Vorgang, nichts anderes als reiner Stoffwechsel im Gehirn. Glück und Optimismus kann man also essen. Während die Nerven Glückssignale übermitteln, entstehen die Auslöser aller Euphorie im Gehirn, genauer im Zwischenhirn, dem Sitz der Gefühlswelt.

Auch der Geist braucht Nahrung

Ganz anders sieht es bei Konzentration, Intellekt, Gedächtnis, geistiger Brillanz und Speicherfähigkeit aus. Das hat mit Gefühlen und Empfindungen überhaupt nichts zu tun. Im Gegenteil: Hier entwickelt das Gehirn eine Qualität, die einen Gegensatz zur Qualität positiver Gefühlsreaktionen bildet.

Trotzdem: In beiden Fällen muß das Gehirn gesund funktionieren. Sonst werden Sie entweder gefühlsarm und zaudernd oder aber unfähig, sich auf irgend etwas zu konzentrieren oder sich an irgend etwas zu erinnern.

Was Sie einem jungen Gehirn verdanken

● Warme, positive Gefühlsreaktionen wie Liebe, Zärtlichkeit, Zuversicht, Mut, Freude, Entzücken.

● Scharfsinn, Gedächtnisstärke, Konzentrationsfähigkeit, Schlagfertigkeit.

Das Gehirn braucht Biostoffe!

Der Hypothalamus ist die Keimzelle im Gehirn, die Tag und Nacht maßgeblich alle Funktionen des Körpers aktiviert. Aber nur, wenn sie gut genährt ist. So klein sie ist, hat die Drüse – und die Region um sie herum – einen enormen Eiweißbedarf für die Herstellung der Auslöserhormone und Peptide. Außerdem benötigt sie in hoher Konzentration Hilfsstoffe wie Vitamine und Spurenelemente. Theoretisch wäre es kein Problem, das Eiweiß und die anderen Stoffe zu beschaffen, ein Wiener Schnitzel mit Mischgemüse und Kartoffeln würde schon für ein paar Wochen ausreichen. Doch der Hypothalamus reagiert äußerst fein auf den Nährstoffzustand des Körpers. Er meldet die Anzahl seiner Hormone und Peptide über ein System, das Neurobiochemiker Feedback nennen, zu deutsch: Rückkopplung oder Rückantwort. Wenn in Blut und Gewebe zuwenig Biostoffe gelagert sind, ist dies für den Hypothalamus das Signal für das Altern und Sterben. Er nimmt weniger Nährstoffe auf und schrumpft seine Produktion dann ebenso ein wie die benachbarte Hirnanhangdrüse.

Zeichen von Unterversorgung des Hypothalamus sind Motivationslosigkeit, das Gefühl, das Leben sei schon vorbei, und innere Mutlosigkeit.

Altern bedeutet, nicht ausreichend versorgt zu sein

Unterversorgung und eingeschränkte Leistung des Hypothalamus wie auch anderer Teile des Gehirns sind nichts anderes als Zeichen eines typischen Altersprozesses, der heute allerdings nicht selten um 30 oder 40 Jahre zu früh eintritt. Bezeichnend für die Betroffenen ist, daß sie etwa vom 35. Lebensjahr an zunehmend das Gefühl haben, daß das eigentliche Leben schon vorbei sei.

Es fehlen die Impulse. Wo andere aktiv werden, diskutieren, Pläne schmieden, sind diese Menschen innerlich erloschen.

Auch wenn jetzt jede Menge Neurotransmitter für den Nerventransport von Glücksbotschaften vorhanden wären – es gibt nichts mehr zu transportieren. Hypothalamus und Hirnanhangdrüse arbeiten nur noch mit 70 Prozent. Das reicht lediglich, um die allernötigsten Lebensfunktionen der Organe und des Kreislaufs am Leben zu erhalten.

Hirnanhangdrüse und Hypothalamus werden nur wieder über das schon erwähnte Feedback zu neuem Leben erweckt. Wenn die Blut- und Gewebekonzentrationen an Biostoffen erheblich steigen, merkt das das Zwischenhirn und nimmt wieder mehr Nährstoffe auf. Bei gesunder Ernährung wirken Biofeedback und Direkternährung dieser Glücksdrüsen zu neuem Leben unmittelbar zusammen. Die Folge ist eine Leistungssteigerung des Gehirns und ein verbessertes Allgemeinbefinden.

Halten Sie Ihr Gehirn jung: Essen Sie eiweißhaltige und Vitamin-C-reiche Kost, d.h. viel Obst und Gemüse, Fisch und mageres Fleisch.

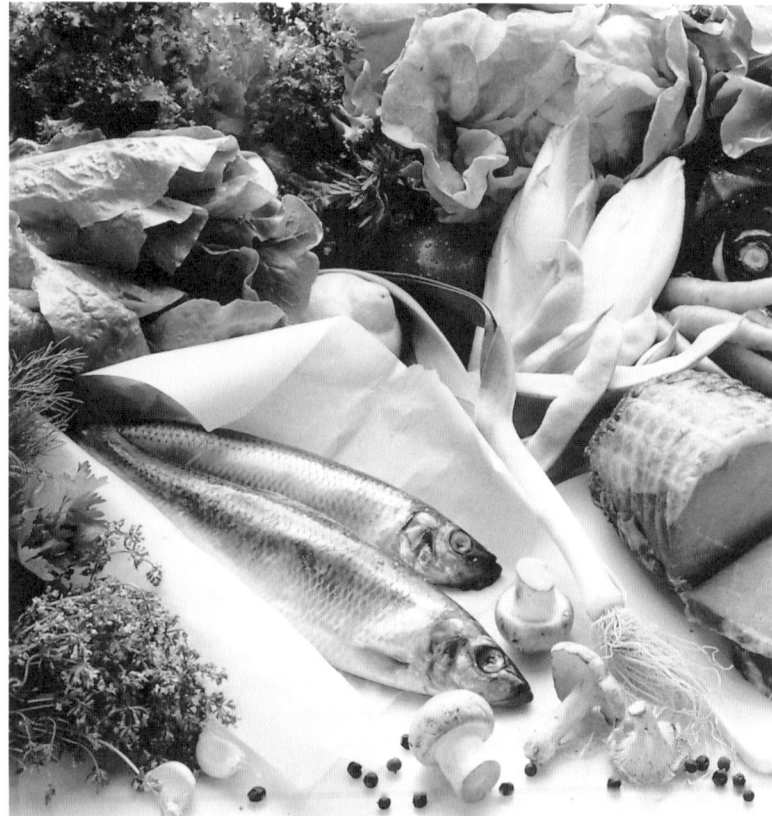

So bringen Sie Ihr Gehirn wieder in Schwung

● Erste Voraussetzung: Essen Sie Vollwertkost. Meiden Sie „leere" Lebensmittel.

● Einmal am Tag kommt Rohkost mit Fleisch (ca. 70 Gramm genügen), Fisch, Geflügel, Eiern oder Sojaprodukten (Tofu) auf den Tisch. Bereiten Sie große Salatteller oder Rohkostplatten zu.

● Vormittags und nachmittags sind eiweißreiche Zwischengerichte gesund: 1 Scheibe Knäckebrot mit kaltem Braten, 1 Hähnchenschlegel mit etwas Vollkornbrot, 1 kleiner Krabben-Cocktail mit Toast.

● Spätabends vorm Schlafengehen nehmen Sie ein Häppchen Eiweiß pur: Schinken, Putenfleisch oder geräucherten Fisch (ca. 30 Gramm). Das schafft Eiweiß ins Zwischenhirn.

● Die Vitamin-C-Zufuhr sollten Sie möglichst verzehnfachen, essen Sie also viel mehr Obst. Ideal sind Kiwi, Zitronen, Orangen, Äpfel, saure Beeren.

● Soja-Lecithin (aus der Apotheke oder dem Reformhaus) als Nahrungsergänzung aktiviert mit dem darin enthaltenen Phosphatidyl-Cholin (ein B-Vitamin) den Vagusnerv im vegetativen Nervensystem zur Stimulierung von mehr Magensäure. Dadurch wird wesentlich mehr Eiweiß zu Aminosäuren abgebaut, also verwertet.

● Nehmen Sie ein Pankreatin-Präparat (aus der Apotheke) zusätzlich ein. Es enthält neben anderen Enzymen vor allem eiweißzersetzende Enzyme wie Trypsin, Pepsin, Chymotrypsin, die für einen dynamischen Eiweißschub im Stoffwechsel sorgen.

Um Ihr Gehirn jung zu halten, müssen Sie Ihren Hypothalamus mit Biostoffen verwöhnen. Er hat einen großen Bedarf an Eiweiß, Vitaminen und Spurenelementen.

Mineralien für das Zwischenhirn

Magnesium ist ein weiterer Glücksbringer. Ohne Magnesium im Körper kann Calcium nicht verwertet werden. Folge: Unlust und Stimmungstief.

Wer die Jungkur für das Zwischenhirn befolgt, spürt die belebende Wirkung schon nach zehn Tagen. Am tatsächlichen Alter ändert sich zwar nichts, aber das Zwischenhirn verjüngt sich rapide.

Die Hirnanhangdrüse muß in ihrem Vorderlappen immerhin acht Hormone produzieren, ins Blut pumpen oder speichern. Für diese Arbeit braucht sie neben dem Hormonrohstoff Eiweiß enorm viele Helfer wie Vitamin C, Vitamin B6, Zink und Mangan. Vor allem in den sehr frühen Morgenstunden steigert die winzige Drüse ihre ACTH-Produktion um 4 000 Prozent und aktiviert so die Weckhormone; gleichzeitig sorgt sie für eine euphorische Stimmung beim Aufwachen.

Das Glücksmineral Magnesium

● Es spielt im Hormonstoffwechsel eine Sonderrolle, weil es Neurotransmitter, die Glücksübermittler, an Rezeptoren auf der Myelinschicht der Nerven- und Gehirnzellen bindet.

● Außerdem erfüllt Magnesium mindestens ein Dutzend weiterer wichtiger Funktionen im Stoffwechsel und beim Transport von Hormonen und Nerven-Peptiden, Calcium und anderen Biostoffen.

● Ohne ausreichendes Magnesium drosseln die hormonellen und peptidergen Regelkreise ihre Leistung. Man fühlt sich dann blockiert, unfrei. Der Magnesiumanteil in allen Lebensmitteln ist heute um ca. 40 Prozent niedriger als vor 90 Jahren. Deshalb leiden viele Menschen an einem Mangel.

● Magnesium ist sehr reich in grünem Gemüse und Salat, Vollkorn, Nüssen, Samen und Kakao enthalten. Menschen mit einem Defizit an Lebensfreude sollten im Rahmen einer Kurzkur von wenigen Wochen ein Magnesiumpräparat (aus dem Reformhaus oder der Apotheke) einnehmen. Ideal ist Magnesium plus Vitamin E, weil beide Biostoffe im Stoffwechsel eng zusammenwirken.

An der University of Southern California in San Diego haben Neurophysiologen eine Entdeckung gemacht: Sie entzogen 60 äußerst vergnügten Hamstern und Meerschweinchen das Magnesium im Futter. Nach vier Tagen zeigten die Tiere ein typisches Erscheinungsbild vieler moderner Großstadtmenschen: Sie mieden die Gesellschaft, gifteten sich an, fanden keinen Spaß mehr an Gruppenspielen, verloren den Appetit und offensichtlich einen großen Teil ihrer Lebensfreude. Nach vier Wochen zeigten die Versuchstiere ernste neurologische Symptome: mangelnde Muskelkontrolle bis hin zu Muskelkrämpfen. Und dies alles, obwohl reichlich Eiweiß und andere Biostoffe im Futter enthalten waren. Nachdem die Tiere wieder Magnesium im Futter erhielten, fanden sie innerhalb von Stunden zu ihrem gewohnten fröhlichen Temperament zurück.

Die Ursache war Calciummangel als Folge des anhaltenden Magnesiummangels. Ohne Magnesium kann Calcium nicht verwertet werden! Und da Nervenreize von Zelle zu Zelle über Calcium-Ionen-Kanäle verlaufen, kam es zum Muskelversagen.

Calcium spielt aber ebenso bei der Reizübertragung von Neurotransmittern eine Rolle, also beim Aufbau einer positiven Stimmungs- und Gefühlslage. Lebensfreude ist nichts anderes als gesunde Biochemie in Gehirn und Nerven. Sie läßt sich durch eine gezielte Zufuhr von Biostoffen stimulieren.

Zufriedenheit und Glück sind eßbar

Eine junge, glückliche Psyche läßt sich leicht aufbauen und am Leben erhalten. Monoamine kann man essen, es gibt sie in jedem Lebensmittelgeschäft und Bio-Markt reichlich zu kaufen. Die für den inneren Sonnenschein wichtigen biogenen oder vasoaktiven Amine sind Tyramin, Dopamin und Noradrenalin, Serotonin und Histamin.

Bei Magnesiummangel machen Sie eine Kurzkur mit einem Magnesiumpräparat plus Vitamin C. Essen Sie u.a. reifen Käse, Vollwertnudeln, Huhn und Thunfisch.

● Tyramin, Dopamin und Noradrenalin sind vor allem in reifem Käse enthalten: Pro Gramm Hüttenkäse oder Emmentaler sind es ca. 800 Mikrogramm, im reifen Camembert sind es sogar 2000 Mikrogramm.
● Serotonin nimmt man in ähnlichen Konzentrationen zu sich, wenn man tagsüber eine reine Kohlenhydratmahlzeit einlegt: z. B. Vollwertnudeln mit Tomatensoße.
● Das Eiweiß-Tryptophan aus Fleisch oder Hühnchen ist ganz zart und hat nicht soviel Konkurrenz durch die weitaus stärkeren und rücksichtsloseren Aminosäuren. Ohne Konkurrenz schlüpft es rasch

durch die Blut-Hirn-Schranke und kann zu Serotonin umgebaut werden.

● Histamin ist vor allem in Fisch enthalten, der nicht absolut frisch ist: z. B. Thunfisch und anderer Dosenfisch. Auch Rotwein – speziell Chianti –, Hühnerleber und die dickfleischigen, flachen, großen Saubohnen sind außerordentlich reich an diesen Glücksstoffen.

Psychopharmaka: Der grausame Verrat an der Natur

● Tranquilizer besetzen wie Eindringlinge dieselben Rezeptoren an den Gehirnzellen wie die natürlichen körpereigenen Endorphine und andere Opiat-Peptide. Dabei dringen sie selbst durch stark verklebte Myelinschichten der Nervenzellen, deren Rezeptoren von körpereigenen Opiaten nicht mehr erreicht werden. Sie täuschen diese Rezeptoren, gaukeln ihnen natürliche Biostoffe vor, bis es zu spät ist: Die Myelinschicht ist geschlossen, die Rezeptoren sterben ab, das Glück hat keine Vermittler mehr.

Vermeiden Sie Psychopharmaka! Tranquilizer bzw. alle chemischen Psychomedikamente täuschen natürliche Biostoffe vor, Rezeptoren fallen aus, das eigene Glück stirbt.

● Ein noch weit schlimmeres Verbrechen an der Psyche sind die sogenannten Monoamino-Oxidase-Hemmer. Sie bremsen den biochemischen Abbau der Monoamine, das sind natürliche Neurotransmitter wie Noradrenalin oder Serotonin, die jeweils nur aus einer einzigen Aminosäure hervorgehen. Die Folge: Gehirn und Nervenzellen stoppen die Produktion der Happy-Macher, weil noch genügend Monoamine vorhanden sind. Nach geraumer Zeit bricht die körpereigene Glücksproduktion zusammen …

● Alle chemisch hergestellten Psychomedikamente lügen den Gehirn- und Nervenzellen nur etwas vor, um sie zu tyrannisieren und schließlich umzubringen.

Steigern Sie Ihre Konzentrationsfähigkeit um 100 Prozent!

Die Leistung des Gehirns ist noch enorm ausbaubar. Dieses Versprechen geben amerikanische Neurobiochemiker allen Frauen und Männern, deren Gehirn aufgrund falscher Ernährung schon seit langem eingerostet ist.

Der Code für das Reich des scharfen Intellekts heißt Acetylcholin. Es ist ein Neurotransmitter, ein Übertragungsstoff von Nervenimpulsen. So wie Noradrenalin Glück übermittelt und einen euphorischen Zustand länger erhält oder wie Dopamin jeden mit Harmonie, Gefühlswärme und Ausgeglichenheit erfüllt, so verhilft Acetylcholin zu einem brillanten, hochkonzentrierten, jungen und scharfsinnigen Gehirn.

Haben Sie von zwanzig Telephonnummern nurmehr drei im Kopf, ist Ihr Gehirn angegriffen. Acetylcholin ist der Schlüssel zu einem scharfen Intellekt.

Der Konzentrationstest

● Können Sie aus dem Gedächtnis 20 Telefon- oder Autonummern von Freunden, Verwandten, Geschäftspartnern nennen? Dann ist Ihr Gehirn bestens versorgt.

● Erinnern Sie sich nur an 12 Nummern? Dann erreicht Ihr Gehirn noch 85 Prozent des normalen Leistungspotentials. Ihrem Gehirn fehlen ganz bestimmte Biostoffe!

● Wenn Ihnen trotz hinlänglichem Grübeln nur 7 Nummern einfallen, ist es um Ihre Konzentrationsfähigkeit schlecht bestellt. Die winzigen Nervenzellen in Ihrem Gehirn sind bereits in Massen abgestorben.

● Wenn Sie nur auf 3 oder noch weniger Auto- oder Telefonnummern kommen, ist Ihr Gehirn ziemlich angegriffen. Jetzt ist es allerhöchste Zeit, etwas zu unternehmen. Sie haben die Chance, durch gezielte Gehirn-Bio-Kost Ihre Konzentrationsfähigkeit und Ihr Gedächtnis in ganz verblüffender Weise aufzufrischen.

Wie funktioniert das Gehirn?

Einer der ersten wissenschaftlichen Meßwerte für die Konzentrationsfähigkeit ist die Anzahl und Beschaffenheit der sogenannten cholinergen Neuronen im Gehirn. Wenn Sie blitzschnell Zusammenhänge
erfassen müssen oder auch wenn Sie rechnen, verlaufen Gedanken-
signale über cholinerge Nerven bzw. springen in Lichtgeschwindigkeit über Synapsen, das sind Brückenköpfe zwischen den einzelnen
Gehirnzellen. Diese Brückenköpfe sind mit Acetylcholin aufgeladen,
sie übermitteln den elektrischen Reiz der reinen, abstrakten Gedanken. Albert Einstein hatte sicherlich ganz phantastische cholinerge
Neuronen und viel Acetylcholin in seinen Synapsen. Sonst wäre er
unfähig gewesen, das geniale Netzwerk seiner Gedanken zur Einheit
der Relativitätstheorie zusammenzuschweißen.

Ein fittes Gehirn braucht Lecithin, welches das B-Vit-amin Cholin enthält. Kaufen Sie Soja-Lecithin, und essen Sie Fleisch, Eigelb, Vollkorn und Hülsen-früchte. So bleiben Sie bis ins Alter geistig mobil.

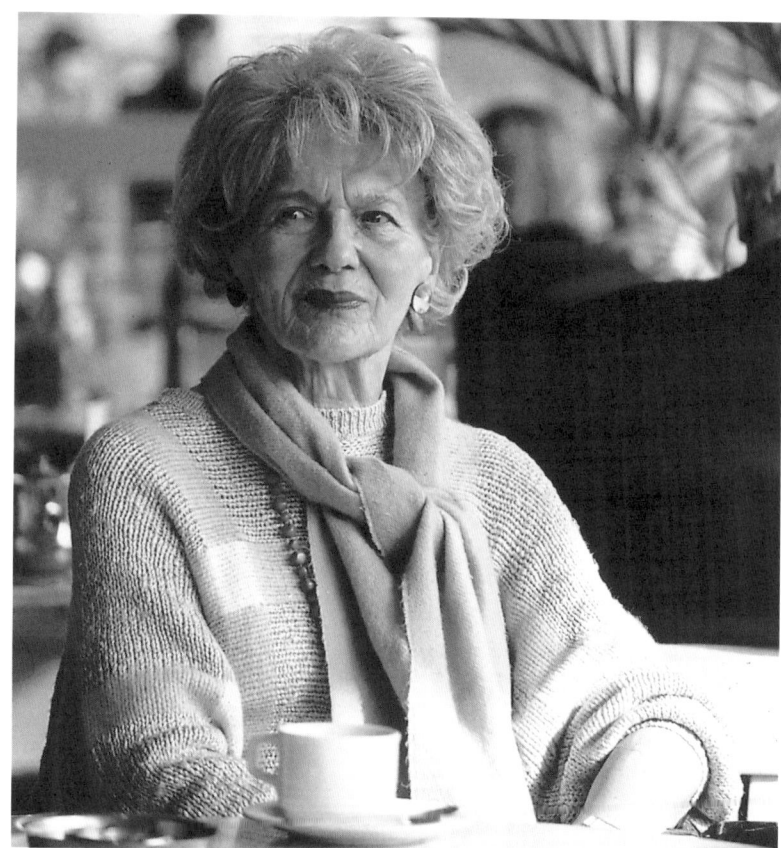

Intelligenz ist – biochemisch gesehen – nichts anderes als die Fähigkeit, gleichzeitig aus Dutzenden oder Hunderten Teilen des Gehirns Gedanken über cholinerge Bahnen zusammeneilen zu lassen, damit daraus eine Idee, ein Plan, ein geistiges Gefüge entsteht. Ein Beispiel: Wenn beim Anblick des Rasens hinter dem Haus ganz plötzlich der Plan entsteht, einen überreichen Blumen- und Gemüsegarten mit Obstbäumen anzulegen, wenn die Vision davon innerhalb einer Sekunde entsteht, dann ist Acetylcholin im Spiel. Je mehr Acetylcholin, desto deutlicher ist das Zukunftsbild. Der Grad an plastischer Vorstellungskraft und Konzentrationsfähigkeit entspricht fast immer der Konzentration von Acetylcholin im Gehirn.

Dementsprechend altert ein Gehirn immer dann, wenn Acetylcholin fehlt. Die Gehirne junger Menschen strotzen von diesem Neurotransmitter, die Alzheimersche Krankheit, eine Verfallskrankheit des Gehirns, zeigt hingegen den Punkt, an dem kaum noch Acetylcholin vorhanden ist. Viele Menschen ab 30 Jahren leiden bereits, wenn auch unmerklich, an dieser beginnenden Degeneration ihrer Gehirnzellen.

Warum macht Acetylcholin das Gehirn jung?

● Der Konzentrationsstoff entsteht im Gehirn aus dem B-Vitamin Cholin.

● Viel Cholin in der Nahrung erhöht die Cholinwerte im Blut. Schon Stunden später steigen die Cholinkonzentration im Gehirn sowie die Produktion von Acetylcholin sprunghaft an.

● Acetylcholin überträgt alle abstrakten Gedanken von Gehirnzelle zu Gehirnzelle.

● Wenn alle Nervenzellen mit Acetylcholin gesättigt sind, entwickelt das menschliche Gehirn seine optimale Gestaltungskraft. Es ist dann jung und bleibt ein Leben lang wie neugeboren.

Acetylcholin wird im Gehirn durch das B-Vitamin Cholin produziert. Der Konzentrationsstoff übermittelt abstrakte Gedanken zwischen den Gehirnzellen. Folge: ein wacher Kopf!

Biostoffe und Training steigern die Konzentration

Das B-Vitamin Cholin ist ein wesentlicher Bestandteil von Lecithin; empfehlenswert ist Soja-Lecithin. Es ist außerdem in hoher Konzentration in Eigelb, Vollkorn, Hülsenfrüchten und Fleisch enthalten.

Im Gehirn wird Cholin bzw. seine aktive Form Phosphatidyl-Cholin zuerst in der Membranschicht der Gehirnzellen gelagert, es kann also gespeichert werden. Bei Bedarf, wenn das Gehirn gefordert ist, wenn Konzentration verlangt wird, stellen die Gehirnzellen Acetylcholin daraus her.

Je konzentrierter, wacher und aufmerksamer Sie leben oder denken, desto mehr Cholin wird in Acetylcholin umgewandelt. Wer dumpf dahinlebt, wenig Neugierde und Interessen entwickelt und jedem Denkproblem ausweicht, produziert kaum Acetylcholin. Als Folge davon sterben cholinerge Neuronen, die Leitbahnen der blitzschnellen Acetylcholin-Reize, in Massen ab.

Um gedächtnisstark zu bleiben, helfen außer Cholin Konzentrationsübungen, wie z.B. Schach und Kreuzworträtsel.

Ein junges Gehirn braucht zweierlei

● Ausreichend eingelagertes Cholin in der Membranschicht aller Gehirnzellen.

● Konzentrationstraining: z. B. Kreuzworträtsel lösen, Schachspielen oder andere Denkspiele, die Kombinationsfähigkeit voraussetzen, ein Hobby, das Konzentration verlangt.

Zellabbau im Gehirn hat fatale Folgen

Der Abbau von cholinergen Nervenzellen im Gehirn vollzieht sich bei ungesunder Ernährung stetig und konsequent – und dies bereits bei vielen jungen Menschen. Das Dilemma dabei ist noch nicht einmal, daß nun die Gedanken immer schwerfälliger durch das Gehirn fließen. Entscheidend ist das Problem der Entsorgung, denn Millionen abgestorbener Gehirnnervenzellen sind nur noch Abfall. Und der Abtransport im Gehirn funktioniert nur sehr begrenzt.

Die Massen von totem, hartem Eiweiß, ranzigem Cholesterin und anderen Substanzen, die beim Zelltod entstehen, bilden Verklumpungen, sogenannte Amyloide bzw. neuritische Plaque. Mit ihnen gehen auch viele andere Hormone und Peptide verloren, die das Gehirn lebendig machen.

Wo junge Gefühle und optimistische Empfindungen zu Hause sind, nämlich im und um den Hypothalamus, wirkt sich der Zellabbau besonders verhängnisvoll aus. Als erstes trennt sich der Hirnstoffwechsel von Hormonen, die aktiv machen: Beta-Endorphin (das Euphorie-Peptid), Beta-Lipotropin (ein Wach-Hormon), Vasopressin (das Gedächtnis-Hormon) sowie VIP, also Vasoactive Intestinal Polypeptide, das für Libido und Potenz unerläßlich ist. Warum sich das Gehirn bei Unterversorgung zuerst von aktiven, stimulierenden Hormonen und Peptiden trennt, ist bislang noch nicht erforscht.

Die Bio-Kur für mehr Konzentration

● Nehmen Sie täglich Soja-Lecithin (aus dem Reformhaus oder der Apotheke) als Nahrungsergänzung ein. Es enthält viel Phosphatidyl-Cholin und baut das Verbindungsnetz im Gehirn neu auf. Schon nach einer Woche sind Sie viel weniger vergeßlich.

● Was das Gehirn frisch hält, sind Durchblutung und Sauerstoff. Sie hängen von der Qualität der Blutzuckerversorgung ab, die den Brennstoff für die Energieerzeugung liefert. Wichtig ist daher eine Umstellung der Kost auf Vollkornprodukte. Ideal ist zweimal täglich ein Müsli aus möglichst selbstgemahlenem Getreide (jeweils 1/4 Tasse); morgens zum Frühstück und abends etwas mehr Eiweiß: z. B. 1 Scheibe kalter Braten oder Putenfleisch, etwas Fisch oder Krabben, Magerkäse oder Tofu.

Ein junges Gehirn braucht eine gute Durchblutung und Sauerstoff. Die Qualität Ihres Blutzuckerspiegels verbessern Sie durch Vollwertkost: z..B. zweimal täglich Müsli!

Die Leistung hängt von der Versorgung ab

Das Gehirn braucht pro Tag ungefähr 1 000 Liter Blut oder 15 bis 20 Prozent der vom Herzen ausgestoßenen Blutmenge, um mit 70 Liter Sauerstoff und 100 Gramm Glukose ausreichend versorgt zu sein. Eine mangelhafte Durchblutung ist ein typisches Alterszeichen, trotzdem leiden bereits viele jüngere Menschen darunter.

Das Gehirn wird zwangsläufig mit weniger Nährstoffen versorgt. Wenn dann die Nährstoffkonzentrationen auch zu niedrig sind, kommt es zum Verlust von Gehirnzellen, und die Alterssymptome verstärken sich. Sie können aber durch eine gezielte gesunde Kost wieder aufgebaut werden.

Schlafen wie im Traum

Abends nicht einschlafen oder die Nacht nicht durchschlafen zu können ist eine furchtbare Qual. Das ist übrigens im Stoffwechsel nicht vorgesehen. Tiere in freier Natur schlafen innerhalb von drei Sekunden ein und wachen innerhalb einer Sekunde hellwach und euphorisch auf. Psychobiologen gehen davon aus, daß das Programm immer noch im Menschen enthalten ist. Er muß es nur wieder zum Leben erwecken.

Schlaf wächst in der Zirbeldrüse, die direkt an der Gehirnbasis liegt. Dort entsteht aus dem Stoffwechsel von Tryptophan und Serotonin das Schlafhormon Melatonin.

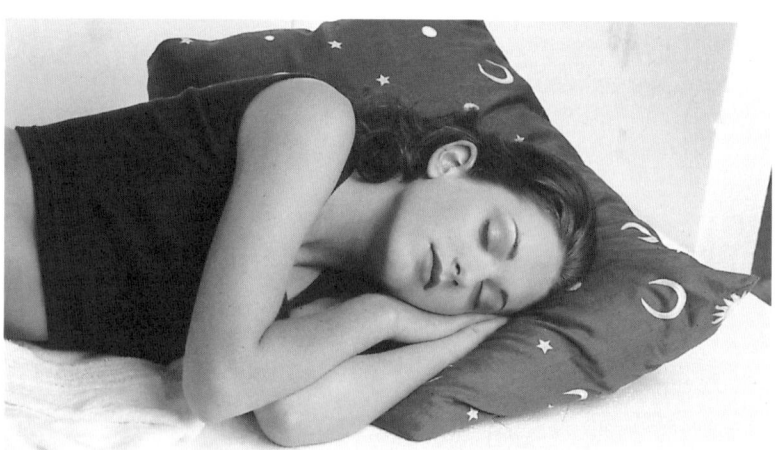

Was ist Schlaf?

Schlaf ist für die gesamte Natur etwas enorm Wichtiges. Und weil Schlaf durch den Tag-Nacht-Wechsel seit Jahrmilliarden in alle Lebewesen, auch in die Pflanzen, einprogrammiert ist, zählt er zu den simpelsten biochemischen Stoffwechselvorgängen. Es ist deshalb auch relativ einfach, eine verlorengegangene oder aus der Balance geratene Wach-Schlaf-Situation wieder zu korrigieren.

Es gibt ein Organ, in dem der Schlaf entsteht: die Zirbeldrüse, die sich an die Gehirnbasis anschmiegt. Bei schwindendem Lichtreiz, wenn sich abends die Dunkelheit ausbreitet, erreichen entsprechende optische Signale spezielle Hirnzentren, die Raphe-Kerne im Hirnstamm. Dort lösen sie einen Stoffwechselvorgang aus: Aus der Aminosäure Tryptophan entsteht der Nervenreizstoff Serotonin. Über Nervenbahnen senken sich Millionen Serotonin-Moleküle in die kleine Zirbeldrüse. Sie macht aus jedem dieser Moleküle ein Melatonin-

Molekül, das eigentliche Schlafhormon, während gleichzeitig die Produktion der muntermachenden Wachhormone versiegt. Für diesen Einschlafprozeß muß sich der Hirnstoffwechsel nicht sonderlich anstrengen. Die Moleküle von Tryptophan, Serotonin und Melatonin ähneln einander. Wenn genügend Tryptophan und die speziellen Hilfsstoffe im Gehirn eingelagert sind, ist das Einschlafen keine Schwierigkeit.

Der Schlaf braucht einen Helfer: Tryptophan

Von allen acht essentiellen Aminosäuren ist ausgerechnet das Tryptophan für den Schlaf am geringsten in Lebensmitteln enthalten. In eiweißreichen Nahrungsmitteln wie Eiern, Rindfleisch, Huhn, Sojabohnen, schwarzen Bohnen, Linsen oder Milch sind Aminosäuren wie Lysin, Leucin, Methionin oder Threonin in bis zu neunfach höherer Konzentration als das für den Schlaf so wichtige Tryptophan enthalten. Während tierisches Bindegewebe, z. B. in der Geflügelhaut, insgesamt reich an Eiweiß ist, ist darin kein einziges Molekül Tryptophan enthalten.

Mit anderen Worten: Wer ein Jägerschnitzel mit Pommes frites, Salat und würziger Soße ißt, füllt sich bald darauf den Darm mit jeder Menge Aminosäuren. Tryptophan-Moleküle, die den Schlaf ins Gehirn tragen sollen, sind jedoch rar. Die Blutkonzentrationen liefern den Beweis: Das Verhältnis von Tryptophan zu den anderen Aminosäuren hat sich dramatisch verschlechtert. Sie erreichen jetzt bereits 40- oder gar 70fach höhere Werte, während die Raphe-Kerne im Gehirn und die Zirbeldrüse schon ungeduldig auf Schlafsignale warten …

Der Schlafhelfer Tryptophan ist in Lebensmitteln kaum enthalten. Ein abendliches Schnitzel mit Pommes frites aktiviert Aminosäuren, die eine schlaflose Nacht bescheren.

Nun ist es 24 Uhr, und die aktuelle Schlafsituation sieht so aus: Noch immer passieren die Blut-Hirn-Schranke, wo Nährstoffe vom Blut ins Gehirn überwechseln, massenweise Aminosäuren. Die Tryptophan-Moleküle in hoffnungsloser Unterzahl versuchen verzweifelt, sich in den für sie bestimmten Schleusen in das Gehirn hineinzuquetschen. Doch hier warten schon fünf andere Aminosäuren. Diese haben zusammen eine tausendfache Übermacht gegenüber Tryptophan.

So wird das Gehirn noch spätnachts von sogenannten sympathomimetischen Aminosäuren, z. B. Phenylalanin und Tyrosin, bestimmt. Sympathomimetisch heißt, daß sie das sympathische vegetative Nervensystem in Schwung bringen. Das ist ausgerechnet jene Hälfte des Gehirns, das Sympathikusreize auslöst: Herztätigkeit und Kreislauf

Gegen Schlaflosigkeit helfen keine Barbiturate, sondern eine reine Kohlenhydratmahlzeit, wie z.B. Vollwertpfannkuchen mit Honig. Tryptophan wird frei.

werden beschleunigt, die Pupillen erweitert, die Adrenalinproduktion aus den Nebennieren wird angekurbelt – das putscht auf. Zu allem Übel wird auch noch die Schilddrüse, dieser Motor aller Lebendigkeit, zu erhöhter Tätigkeit angeregt.

Wer soll jetzt einschlafen? Da wälzt sich der Betroffene im Bett, gleichzeitig grübelt er über seine Probleme. Dieser Teufelskreis regt das sympathische vegetative Nervensystem noch zusätzlich an. Jeder einzelne Gedanke verjagt schon wieder ein paar schlafbringende Melatonin-Moleküle.

Die richtige Hilfe ist entscheidend

Viele Frauen und Männer erklären sich in solchen Fällen zum Patienten, in der Hoffnung, der Arzt könne ihnen helfen. Doch was macht er? Weil er nicht die Erkenntnisse der Biochemie seit Beginn der 90er Jahr besitzt, verschreibt er – etwas übertrieben gesprochen –, was seine Vorgänger auch immer verordnet haben: chemisch hergestellte Schlafmittel, wie Barbiturate, Chloralhydrat, Benzodiazepine, Antihistaminika oder andere mehr oder weniger giftige Beruhigungsmittel. Damit zerschlägt er den Rest der Schlaffähigkeit seines Patienten. Die Nebenwirkungen dieser Schlafmittel sind entsetzlich, sie reichen von schweren nervösen Störungen bis zu Magen-Darm-Störungen, Sehstörungen, Mundtrockenheit, Beschwerden beim Wasserlassen usw.

Dabei macht es die Natur so leicht einzuschlafen. Man legt sich wohlig ins Bett, träumt noch ein bißchen vor sich hin – und ist eingeschlummert. Wenn Sie abends eine reine Kohlenhydratmahlzeit zu sich nehmen, also z. B. einen Vollwertpfannkuchen mit Honig oder einen leckeren Naturreisauflauf mit Tomaten, mit viel Käse knusprig überbacken, passiert etwas Überraschendes:

Die Bauchspeicheldrüse schüttet wie gewohnt viel von ihrem Hormon Insulin aus. Dieses Hormon schickt alle sogenannten verzweigtkettigen Aminosäuren, nämlich das Muskeleiweiß Leucin, Valin und Isoleucin in die Muskeln. Plötzlich ist die Blut-Hirn-Schranke frei. Schon nach kurzer Zeit erreichen unzählige Tryptophan-Moleküle das Gehirn, genauer gesagt die Raphe-Kerne im Hirnstamm. Sie verarbeiten Tryptophan zu Serotonin und schicken diesen Rohstoff in die Zirbeldrüse. Endlich kann Melatonin produziert werden – und der Schlaf stellt sich sehr schnell ein.

Das Glück des schnellen Einschlafens

● Auch hier gilt wieder: Die Ernährung muß unbedingt auf vollwertige Kost umgestellt werden. Das ist übrigens ganz einfach: Gehen Sie in den Bio-Laden zum Einkaufen. Alles, was dort verkauft wird, ist vollwertig.

● Wer Einschlafprobleme hat, sollte mittags zum letzten Mal an diesem Tag Fleisch, Fisch oder Geflügel essen.

● Abends gibt es Kohlenhydrate: Vollkorn, Kartoffeln, Naturreis, Gemüse.

● Süßes erleichtert den Tryptophan-Molekülen den Transfer durch die Blut-Hirn-Schranke. Süßes ist nämlich besonders reich an schnell löslichen Kohlenhydraten.

● Als Hilfsstoffe werden B-Vitamine benötigt: Vitamin B6 steckt in Leber, Soja, Keimen, Nüssen und wird für den Eiweißumbau benötigt, und Vitamin B2 hilft dabei.

Schnelles Einschlafen leicht gemacht durch Vollwertkost aus dem Bio-Laden! Bei Einschlafproblemen: mittags Eiweißkost, abends Kohlenhydrate und 30 Gramm Zucker.

Ein Schlafräuber im Körper: Niacin

Eine kleine, aber wichtige Sonderrolle bei der Schlafproduktion spielt ein weiteres B-Vitamin: Niacin, das Vitamin B3. Es wird für viele Funktionen im Körper dringend gebraucht: z. B. für den Kreislauf, die Zellatmung, Herztätigkeit, Cholesterinkontrolle. Es wird auch für den Bau von 200 verschiedenen Enzymen benötigt und ist deshalb so lebensnotwendig, daß sich die Natur nicht darauf verläßt, daß es jeden Tag mit der Nahrung aufgenommen wird. Enthalten ist es vorwiegend in Nüssen, Leber, Herz, Fisch, Geflügel, Vollkorn. Es ist daher das einzige Vitamin, das der Stoffwechsel aus einer Aminosäure herstellen kann – aus Tryptophan.

Für den Bau von 1 Milligramm Niacin werden 60 Milligramm Tryptophan benötigt. In der Schwangerschaft, während der Menstruation oder wenn Frauen die Pille nehmen, stimuliert Östrogen die sogenannte Tryptophan-Oxygenase, den Enzymabbau. Dadurch verzögert sich der Umbau in Niacin, und es werden sogar 180 Milligramm Tryptophan gebraucht, um 1 Milligramm Niacin herzustellen.

Tryptophan produziert das lebensnotwendige Niacin, das Vitamin B3. Bei Niacinmangel wird der Schlafhelfer in das B-Vitamin umgebaut, und er wird zum Schlafräuber.

Dies hat bei Nährstoffmangel ganz verheerende Folgen, und so ist es kein Wunder, wenn Frauen oft schlecht einschlafen und durchschlafen. Die meisten Menschen leben ja von Kantinenkost, Mikrowellen-Spezialitäten, Teigwaren, Wurst, Dosengerichten oder Schlemmer-Menüs aus der Tiefkühltruhe, in denen oft nicht mehr als 1,2 Gramm Tryptophan als Tagesration enthalten ist. Vegetarier nehmen ca. 15 Prozent weniger Tryptophan zu sich als Fleischesser.

Bei Niacin-Mangel wird oft ein erheblicher Teil von Tryptophan für den Umbau in das wertvolle B-Vitamin benötigt. Die Tryptophane scheitern dann womöglich noch an der Blut-Hirn-Schranke, an Schlaf ist in einer solchen Situation kaum zu denken. Eine gesunde Nährstoffsituation mit guten Blut- und Gewebewerten ist deshalb eine unerläßliche Voraussetzung für das schnelle Einschlafen. Wenn jemand nur von Junk-Food, Fast-Food, Kuchen, Süßigkeiten, Kaffee und Zigaretten lebt, braucht er sich nicht zu wundern, wenn abends das Sandmännchen nicht kommt.

Der Bio-Tip zum Einschlafen:

● Essen Sie abends kein Eiweiß, kein Fleisch, Fisch, Geflügel und keine Wurst mehr.

● Etwa 1 Stunde vor dem Zubettgehen sollten Sie 30 Gramm Zucker (ca. 2 1/2 Eßlöffel) zu sich nehmen. Übergewichtige brauchen etwas mehr!

● Der Zuckerschub hilft Tryptophan, die Blut-Hirn-Schranke zu passieren und hebt die Serotoninkonzentration im Gehirn an. Die Zirbeldrüse kann daraufhin ihr Schlafhormon Melatonin produzieren.

BIOSTOFFE FÜR DIE LIEBE

Nirgendwo anders manifestieren sich Jugend und Jugendlichkeit so sehr wie in Libido, Potenz und Orgasmusfähigkeit. Ein Nachlassen dieser seelisch-körperlichen Eigenschaften bedeutet Altern. Die Fortpflanzung aller Lebewesen ist der Natur sehr wichtig, deshalb hat sie die Mechanismen für Liebe und Sexualität auch so gefügt, daß jeder zu seinem Recht kommt. Und weil der Natur keine anderen Hilfsmittel zur Verfügung stehen als die Biostoffe, sind auch Liebeslust und Orgasmus nichts anderes als reinste Biochemie. Die Natur hat ganz spezielle Nähr- oder Eiweißstoffe damit beauftragt, die Fortpflanzung aller Arten zu sichern. Bei der Sexualität spielen zwei ganz unterschiedliche Mechanismen zusammen: ein körperlicher, z. B. der Bluteinstrom in die Geschlechtsorgane, und ein hormoneller, nämlich der Signalreiz aus dem Gehirn zu den Geschlechtsteilen. Beide müssen funktionieren, damit Liebe Spaß macht und jeder seine Erfüllung findet.

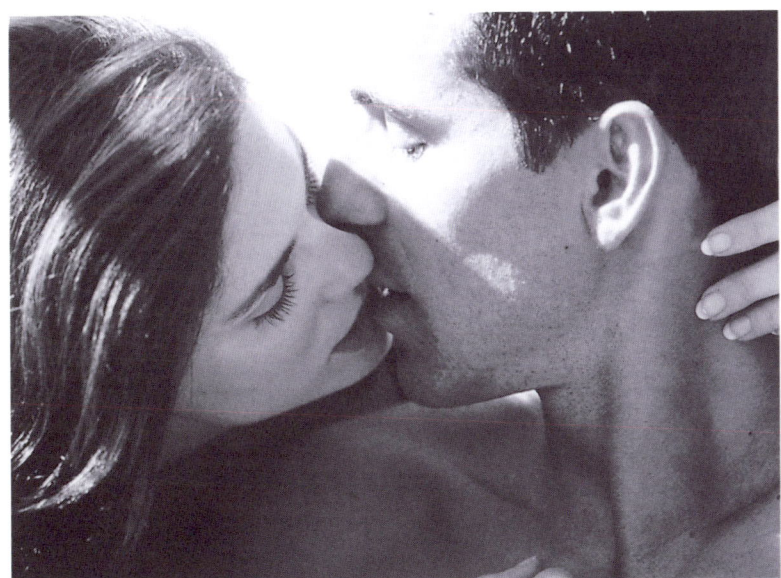

Liebe und Sex halten Ihren Körper jung. Durch die richtigen Biostoffe im Körper und im Gehirn können Sie Ihre Liebesfähigkeit steigern.

Die Libido entsteht im Gehirn

Nicht anders als bei den Tieren steht am Beginn der menschlichen Fortpflanzung die Begegnung zwischen Mann und Frau. Sie begegnen sich als Fremde ständig – und nichts passiert. Doch hin und wieder regt sich Interesse zwischen einem Mann und einer Frau. Sie lernen sich kennen, und aus Blicken, Worten, Berührungen, Liebkosungen, einem Flirt entsteht Libido, die Begierde.

Liebeslust ist reine Biochemie

Begierde ist nicht Sache des Bauches, sondern des Gehirns. Die Aminosäureverbindung VIP ist der Auslöser für Libido und Orgasmus.

Erste Voraussetzung für Libido, Potenz und Orgasmus ist ausreichend VIP in Gehirn und dem zentralen sowie peripheren Nervensystem. Biochemisch heißt das, daß um den Hypothalamus in hoher Konzentration das Neuro-Peptid VIP (Vasoactive Intestinal Polypeptide) eingelagert wird. Die Bezeichnung Vasoactive sagt schon, daß es auf die Blutgefäße wirkt, und zwar vasodilatorisch, d. h. gefäßerweiternd. Dadurch kann sehr viel Blut in den Schwellkörper des Penis oder in die Pudendal-Arterien in der weiblichen Klitoris einschießen.

VIP besteht aus 28 Aminosäuren, es wirkt eng mit den Hormonen Secretin, das die Zelldrüsen stimuliert, Glukagon, das den Blutzuckerspiegel steigert, und Corticotropin Releasing Factor, das hellwach macht, zusammen. Es ist sehr rar; in Penis und Klitoris sind 16 billionstel Gramm pro Gramm Gewebe eingelagert, das ist bereits die höchste Konzentration dieses Stoffes. Die Natur hat VIP nicht nur als Neuro-Peptid oder Hormon ausgestattet, sondern es wirkt auch als Nervenübertragungsstoff.

Dadurch kann VIP sich ganz allein und ohne fremde Hilfe über die Nervenbahnen bewegen. Das hat einen großen Vorteil: Bei einer sexuellen Stimulanz, einem Flirt oder einem Kuß, springt der Reiz von den Gehirn-VIP-Peptiden innerhalb von Sekundenbruchteilen zu den VIP-Peptiden in den Geschlechtsteilen. Dort öffnen die versammelten Peptide sofort die Schleusen der Blutgefäße – die Voraussetzung für Libido und Orgasmus.

Über das Blut würde ein sexueller Reiz etwa zehn Sekunden vom Gehirn bis zu den Geschlechtsdrüsen brauchen. Das dauert der Natur viel zu lange, denn da bestünde die Gefahr, daß sich Mann und Frau – oder Weibchen und Männchen – aus lauter Langeweile schon wieder getrennt haben, weil sie dachten, es hätte zwischen ihnen nicht gefunkt.

Wie entsteht ein Orgasmus?

Das zweite Problem für die Natur lautet: Wie erzeuge ich einen Or- *Die Produktion*
gasmus, auf den junge weibliche und männliche Tiere und auch die *des Lusthormons*
Menschen ganz verrückt sind? Was müßte es geben, das sie immer *Histamin wird*
wieder dazu veranlaßt, für ihre Fortpflanzung zu sorgen? *durch die Aufnahme*
Mit diesem Problem beauftragte die Natur eine spezielle Aminosäure *von Vitamin B6*
mit der Bezeichnung Histidin. Ab der Pubertät können die Menschen *gefördert.*
diesen Eiweißbaustein im Stoffwechsel selbst herstellen. Wenn die
Säuregruppe vom Molekül entfernt wird, entsteht seine aktive, biogene Form Histamin.

Histamin wird vom Stoffwechsel unter Beteiligung von Vitamin B6
in sogenannte Mastzellen eingelagert, das sind weiße Blutkörperchen,
die in äußerst hoher Konzentration in den Wänden der Blutgefäße
sitzen. Der Stoff spielt auch bei Entzündungen eine Rolle: Wenn ein
Insekt zusticht, schütten die Mastzellen an der betroffenen Stelle
Milliarden Histamin-Moleküle ins Blut. Sie aktivieren eine Fülle von
Immunkörpern, und so kommt es zu Schwellungen, Rötungen, Entzündungen oder nervlichen Symptomen wie Juckreiz und Schmerz.
In der Liebe wirkt Histamin nicht viel anders: Nachdem VIP die Blutgefäße im Schambereich erweitert und mit Blut gefüllt hat, stoßen die
Mastzellen nach und nach und je nach Stimulation immer mehr Histamin aus den vielen hundert Histamin-Säckchen, über die sie verfügen.
Es kommt zu dem bekannten ansteigenden Wollustgefühl, schließlich
zum Orgasmus. Damit haben sich die Histamin-Depots erschöpft, und
es dauert eine Weile, bis sich dieser erotische Vorgang wiederholen
kann.

Wenn Sexualität zum Problem wird

Jungen und Mädchen in und nach der Pubertät entwickeln eine extrem hohe Histamin-Produktion, sie haben mehr Mastzellen in der
Vagina und im Penis. Sie sind prall gefüllt und füllen sich auch sehr
schnell wieder auf. Vorschnelle Orgasmen und Samenentleerungen
sind eine Folge dieser vollen Speicher.
Normalerweise bleibt die Histamin-Produktion bis ins Alter erhalten.
Bis Anfang der 90er Jahre gingen Wissenschaftler davon aus, daß der

Mensch ausreichend Histidin mit der täglichen Nahrung zu sich nimmt. Dr. Carl C. Pfeiffer vom Brain Bio Center in Princeton, New Jersey, hat die interessante Feststellung gemacht, daß bei vielen Frauen etwa ab dem 30. Lebensjahr der Histamin-Spiegel im Blut sinkt und sie deshalb nur noch schwer zum Orgasmus kommen. Das liegt daran, daß diese Frauen die Fähigkeit, Histidin selbst im Stoffwechsel herzustellen, mit der Zeit verlieren, obwohl ihr Körper die Hilfsstoffe besitzt, um aus Histidin die sexuell aktive Form Histamin zu machen. Während bei der männlichen Impotenz meist ein Mangel an VIP-Peptiden vorliegt, ist für den fehlenden Trieb und die Orgasmusunfähigkeit der Frau ein Mangel an Histamin in den Pudendal-Arterien der Vagina verantwortlich.

Lust, Potenz und Orgasmen durch Biostoffe

Steigern Sie Ihre sexuelle Lust: Pankreatin-Enzyme aus der Apotheke fördern die VIP-Depots. Histamin entsteht durch Abbau von Histidin in Muskelfleisch, Fisch und Käse.

● Bei besserer Eiweißversorgung reichern sich automatisch VIP-Depots im Gehirn und Schambereich an. Entscheidend dabei ist nicht der Verzehr von mehr Eiweiß, sondern seine bessere Verwertung. Ideal sind Pankreatin-Enzyme (aus der Apotheke). Sie zersetzen das gesamte Nahrungseiweiß in Aminosäuren und reichern das Blut mit diesen kostbaren Rohstoffen an.

● Auch die Sexdrüsen-Hormone LH, das luteinisierende Hormon, und FSH, das follikelstimulierende Hormon, werden durch einen Eiweißschub angereichert.

● Histamin entsteht durch natürlichen Abbau von Histidin in Fleisch, Fisch, Käse. Rotes Muskelfleisch ist reich an Carnosin, einer Substanz, die nur aus zwei Aminosäuren besteht: Alanin und Histidin. Auch Blutwurst und roter Wein enthalten viel Histidin.

Ohne ausreichende Mineralstoffe kein Orgasmus

Der eigentliche Grund für Orgasmusschwierigkeiten ist nicht selten ein Mangel an dem Spurenelement Zink. Dies hat einen ganz speziellen Grund: Menschen, die stets unerklärlich nervös sind, haben oft zuviel Kupfer in ihren Gehirnzellen eingelagert. Kupfer ist der Gegenspieler von Zink im Stoffwechsel. Solange beide Mineralstoffe in einer gesunden Balance konzentriert sind, ist alles gut. Bei Zinkmangel aber entgleist die Balance, dann siedelt sich zuviel Kupfer in den Gehirnzellen an. Dies führt zu nervösen Symptomen. Histamin ist der Schutzstoff im Körper, der überschüssiges Kupfer bindet und aus dem Körper ausscheidet.

Viele Menschen opfern ihr Histamin für diesen Prozeß, der Eiweißstoff fehlt dann in den Mastzellen im Schambereich. Orgasmen werden so zur Rarität. In solchen Fällen kann eine erhöhte Zinkzufuhr die Histamin-Konzentration ansteigen lassen. Zink ist vor allem in Vollkornprodukten enthalten. Eine therapeutische Wirkung zeigt sich aber erst nach etwa zehn Wochen.

Mineralstoffmangel, vor allem Zink- und Kupfermangel, führt zum Abbau von Histamin und damit zur Lustlosigkeit. Schützen Sie sich vor Zinkmangel durch Vollkornprodukte!

Ein interessantes Beispiel für diese erstaunliche Wirkung des Histamin ist ein erstes Sonnenbad im Frühling oder im frühen Sommer. Warum fühlt man sich am Abend nach einer ersten Sonnenbräune oft so phantastisch frisch, fit und auch erotisch stimuliert? Beim Bräunen bildet das überschüssige Kupfer im Gehirn mit dem Eiweißbaustein Tyrosin das Farbpigment. Damit wird gewissermaßen die Nervosität aus dem Gehirn in die Haut transportiert. Die Zink-Kupfer-Relation ist wieder normal. Und es wird viel Histamin frei für die Libido.

Nur ein intakter Stoffwechsel fördert die Sexualität

Eine typische Alterserscheinung ist ein Abbau der blutgefäßerweiternden VIP-Depots im Zwischenhirn und in den sehr feinen Muskelpolstern der Pudendal-Arterien im Schambereich. Begünstigt wird dieser Abbau auch durch fettarme Kost bzw. durch eine mangelnde Fettverwertung. Im Zwölffingerdarm wird immer nur dann VIP gebildet, wenn Fett im Nahrungsbrei enthalten ist. VIP kurbelt dann die Produktion der Verdauungssäfte an, und die Neuronen im Großhirn steigern gleichzeitig ihre VIP-Produktion. Eine Erregung wird wieder möglich.

Eine bessere Fettverwertung ist auch wichtig, wenn es um die Produktion von Sexualhormonen wie Östrogen, Progesteron oder Testosteron geht. Diese Hormone entstehen aus Cholesterin, das selbst keine Hormonwirkung hat. Enzyme verändern die Cholesterin-Moleküle, vorwiegend durch den Einbau von Sauerstoffatomen. Dies funktioniert aber nur, wenn das Cholesterin transportfähig und verwertbar, sprich

211

dünnflüssig gehalten wird. Und da hapert es bei vielen Menschen, die entsetzt wären, wenn sie wüßten, welche Tragödien sich in ihrem Cholesterin-Haushalt abspielen.

Was bei Libidomangel helfen kann

● Zink-Tabletten (aus der Apotheke) erhöhen die Produktion von Testosteron in den Leydig-Zellen der Hoden und bauen dieses Hormon in seine aktive Form Dihydrotestosteron um.

● Soja-Lecithin (aus dem Reformhaus oder der Apotheke) enthält die B-Vitamine Cholin und Inositol, die Cholesterin im gesamten Stoffwechsel optimal verwertbar machen.

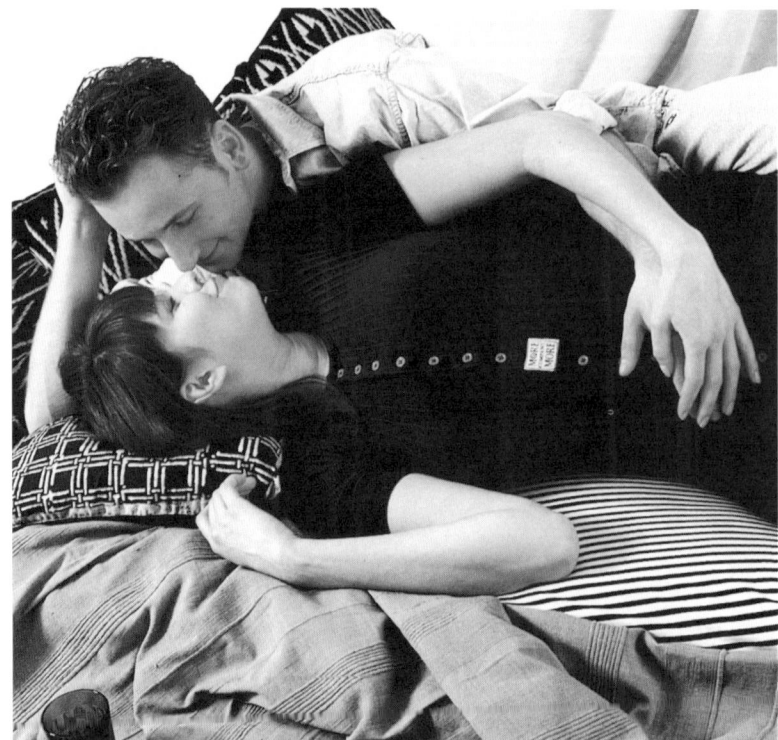

Nur wenn Ihr Körper richtig ernährt ist, werden genügend Lusthormone produziert. Sie fühlen sich rundum wohl und können die Zärtlichkeiten Ihres Partners voll genießen.

REGISTER

Bildnachweis

Bavaria Bildagentur:
15 (Stock Imagery)
John Gettings (für Sibylle): 69
IFA-Bilderteam: 43 (Michler)
image plus/Michael Nischke,
Oberhaching: 118, 127, 135
Ulrich Kerth, München: 9, 21,
27, 36, 38, 49, 56, 59, 70, 76, 86,
92, 103, 107, 110, 115, 129, 132,
137, 146, 148, 156, 161, 167,
175, 176, 182, 184, 192
Anne Menke, Paris: 53
Lissy Mitterwallner,
München: 189
Hans Seidenabel, München: 80,
153, 202, 212
Tony Stone: 50 (Peter Correz),
207 (Bruce Ryres)
Visum (Gerd Ludwig): 198

2. Auflage 1994

© 1994 by Südwest Verlag
GmbH & Co. KG, München
Alle Rechte vorbehalten

Redaktion: Dr. Elisabeth Veit
Bildredaktion: Ulrike Kühnel
Umschlaggestaltung:
Heinz Kraxenberger, München
Layout, Satz:
Kraxenberger DTP, München
Titelfoto: Bavaria Bildagentur
Druck und Bindung:
Legoprint, Trento
Printed in Italy

Gedruckt auf chlor-
und säurefreiem Papier

ISBN 3-517-01559-8

Der Mond bestimmt den Rhythmus unseres Lebens.

Jede monatliche Mond-
phase hat ihre Bedeutung
im Alltag. Für das seelische
Befinden, für die Gesund-
heit, für die Natur. Wann
ein klärendes Gespräch
führen? Am besten bei
Dreiviertelmond.
Eine Diät sollte bei Neu-
mond begonnen werden.
Und Blumen gedeihen
besser, wenn man sie
bei zunehmendem
Mond pflanzt.

Das große Kapitel:
Ihr Mond-Horoskop.
Genau nach dem
Stand des Mondes
zum Zeitpunkt der
Geburt. 80 Jahre
Daten, für jedes
Geburtsdatum.
Und das sagt das
Mond-Horoskop aus:

● Liebe und
  Partnerschaft
● Talente und
  Berufswahl
● Lebens-
  einstellung
  und Wesen
● Prägung und
  Mutter-Beziehung
● Gesundheit und Therapien

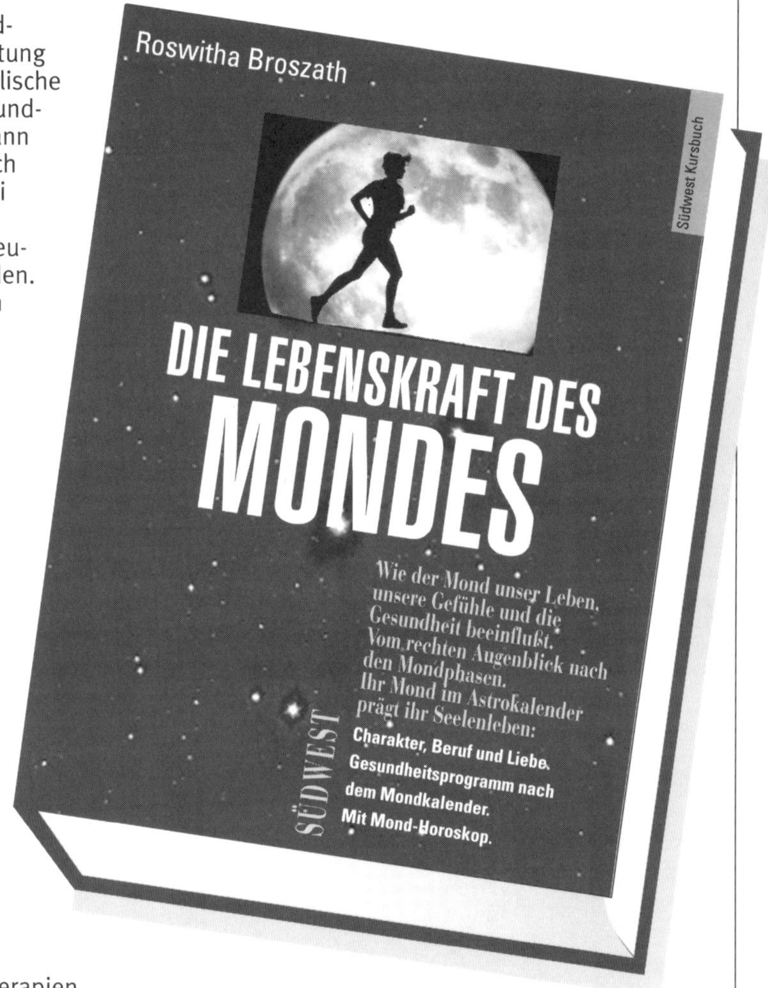

Mit Mondstand-Kalender für drei Jahre und 80 Jahrgängen
Tabellen für das persönliche Mond-Horoskop.

240 Seiten, durchgehend 2-farbig, mit zahlreichen Illustrationen und
Grafiken. Broschur mit Klappe.

Roswitha Broszath

Südwest Kursbuch

DIE LEBENSKRAFT DES
MONDES

Wie der Mond unser Leben,
unsere Gefühle und die
Gesundheit beeinflußt.
Vom rechten Augenblick nach
den Mondphasen.
Ihr Mond im Astrokalender
prägt ihr Seelenleben:
Charakter, Beruf und Liebe.
Gesundheitsprogramm nach
dem Mondkalender.
Mit Mond-Horoskop.

SÜDWEST

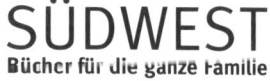

SÜDWEST
Bücher für die ganze Familie